THERAPY WORLD Tokyo

日本最大規模の“セラピスト”の祭典!

セラピーライフスタイル総合展

セラピーワールド東京2025

第7回 発見! アロマ&ハーブEXPO

第4回 セラピー&ビューティーEXPO
フォーチュンセラピーEXPO
フードセラピーEXPO

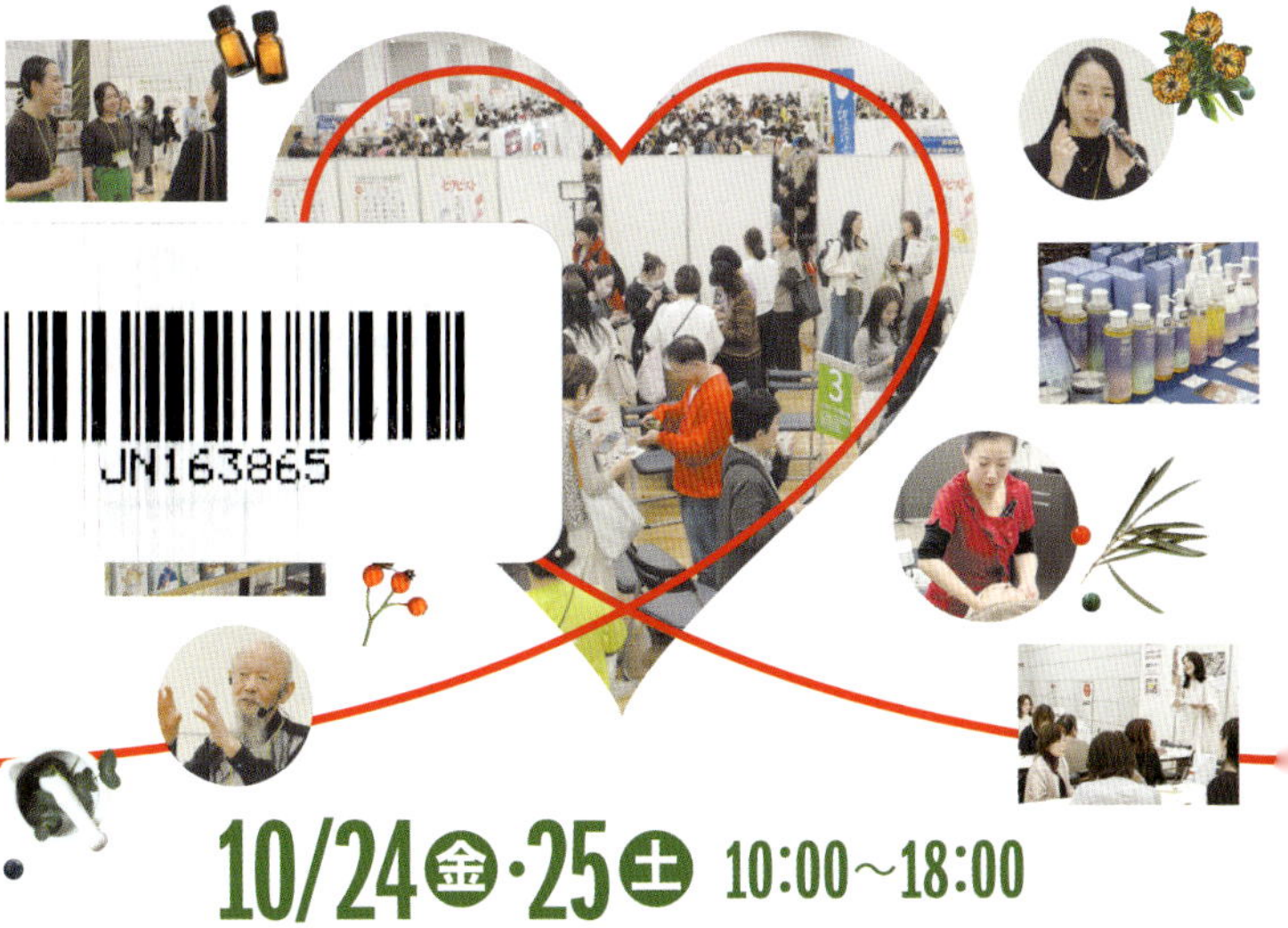

10/24㊎・25㊏ 10:00〜18:00

●会場 東京都立産業貿易センター浜松町館

「アーユルヴェーダ」「セラピストの資格」などの新ゾーン、
マッチングエリア、コンテストなどの新企画を予定。会場規模を150%拡大して開催!
さらに進化した「セラピーライフスタイル総合展」です!

「入場事前登録」5月開始!

入場料 1,000円(税込)
事前登録で入場無料&特典付き

スキルアップ、ビジネスコラボから、
新たな出会いと発見ができ

学ぶ！成長する！

特設ステージを増やし、セミナー、特別講演にトークショーも開催！

スキルアップセミナー、特別講演、ワークショップに加え、特設ステージを増やし、「アロマ業界予測」「和精油の活用法」「サロン開業ノウハウ」「国家資格の活かし方」など、トークショーやパネルディスカッションを予定！

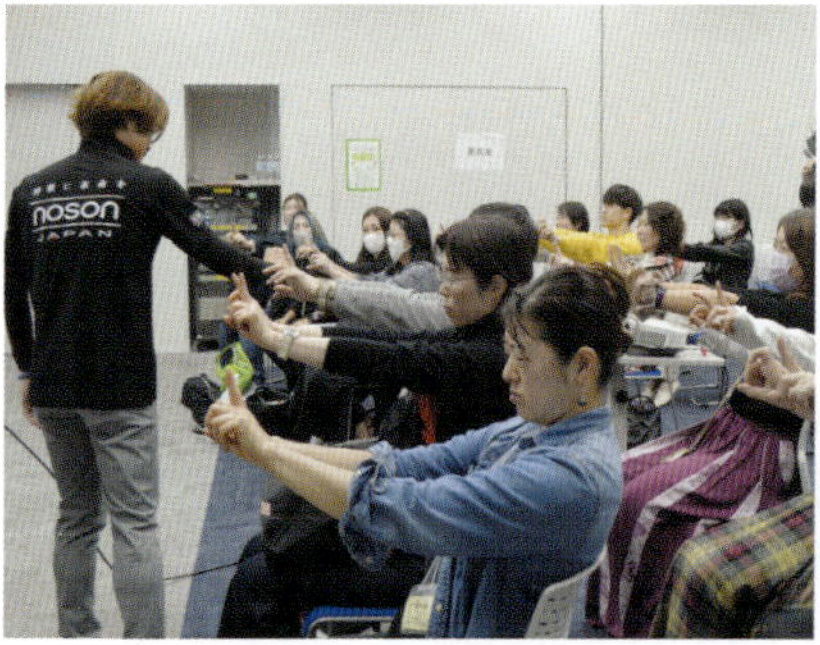

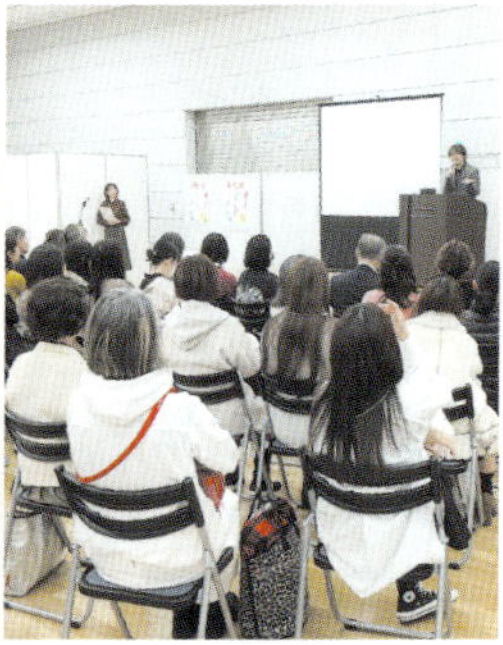

出会う！広がる！

セラピスト、講師、出展社、愛好家…ビジネス・マッチングが実現

セラピスト同士、出展社とセラピスト、サロンとセラピスト、サロンとお客さま、講師と生徒などなど、B to B、B to C、C to Cといった、あらゆる出会いの場をご提供します。毎年人気の「セラピスト大交流会」もスケールアップして開催！

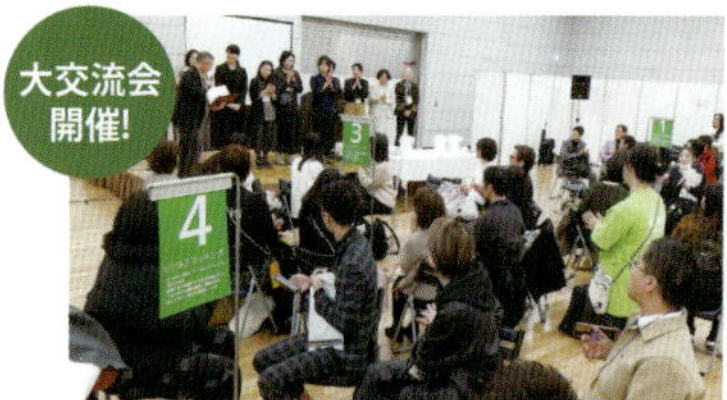

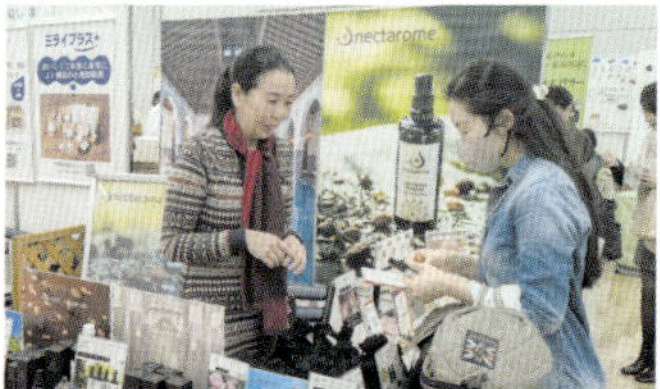

マッチング、癒しの体験まで
る、セラピーライフスタイル総合展

買う!
体験する!

資格ゾーンやアーユルヴェーダ、ヨガなど アジアのセラピーゾーンが誕生!

NEW

「和精油コーナー」「オーガニックナーレ」「フェムケアゾーン」「占いコーナー」に加え、アーユルヴェーダ、ヨガなどの「アジアセラピーゾーン」や、自然療法・ボディワーク・心理療法・国家資格などの「資格ゾーン」など、新企画を予定!

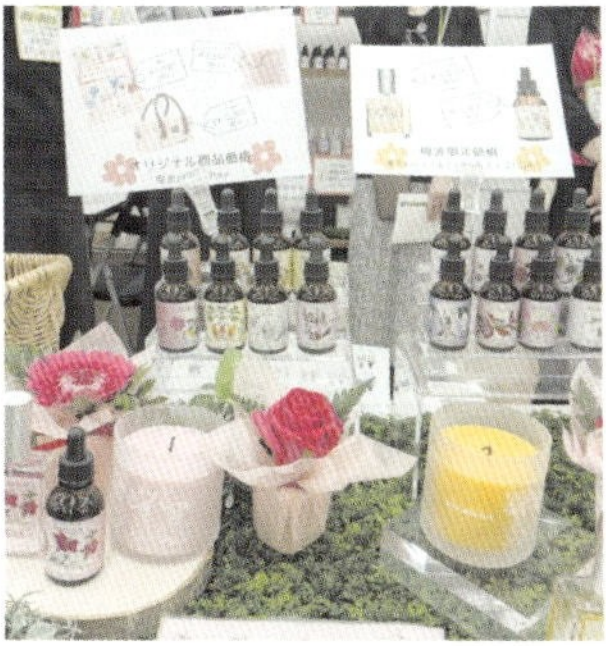

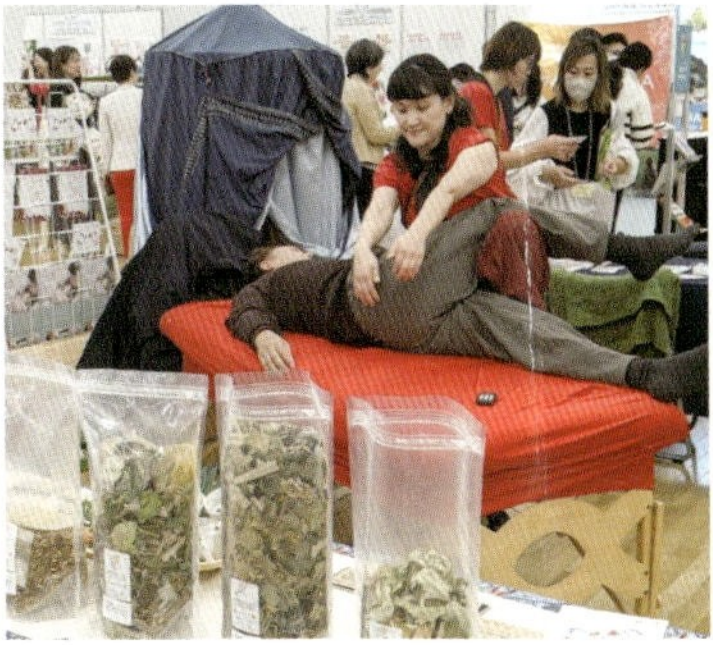

観る!
参加する!

「クラフト&ブレンドコンテスト」や、スキルアップにつながるコンテストを開催!

「第5回アロマ&ハーブ クラフトコンテスト」「精油ブレンドコンテスト」「技術コンテスト」など、見て、参加して、楽しめる大会を開催予定です。

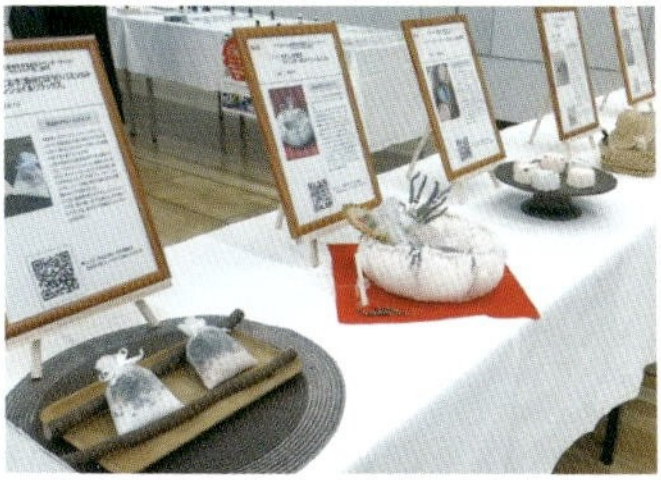

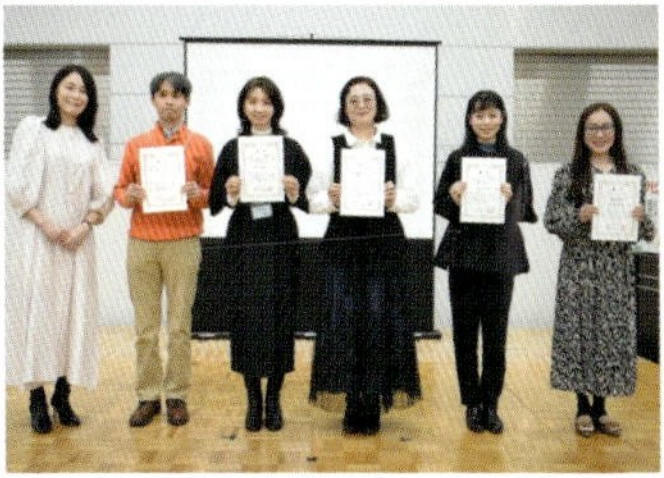

セラピーワールド東京2025

会場 **東京都立産業貿易センター浜松町館**
東京都港区海岸1-7-1　東京ポートシティ竹芝

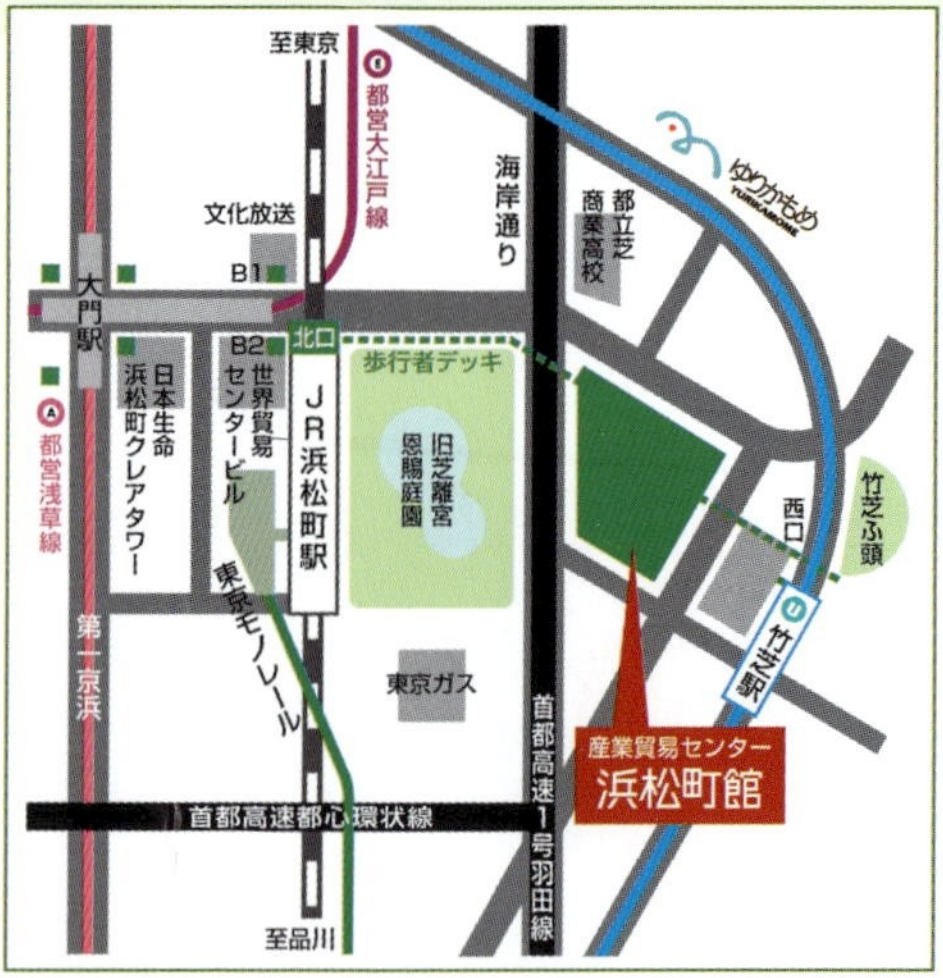

展示会情報は
公式SNSで随時更新中!

お友達登録は
コチラから
告知やお得情報を配信!

各種SNS
最新情報を発信

アクセス
- JR 浜松町駅北口から約350m（徒歩5分）
- 東京モノレール浜松町駅北口から約350m（徒歩5分）
- 新交通ゆりかもめ竹芝駅から約100m（徒歩2分）
- 都営浅草線・都営大江戸線大門駅から約450m（徒歩7分）
- 羽田空港から約30分

主催 **「セラピーワールド東京」EXPO事務局**
（株）BABジャパン『セラピスト』内
〒151-0073
東京都渋谷区笹塚1-30-11中村ビル
TEL **03-3469-0135**
MAIL **expo@bab.co.jp**

https://therapyworld.jp
セラピーワールド東京 検索

Produced by
セラピスト
bi-monthly
奇数月7日発売
隔月刊「セラピスト」

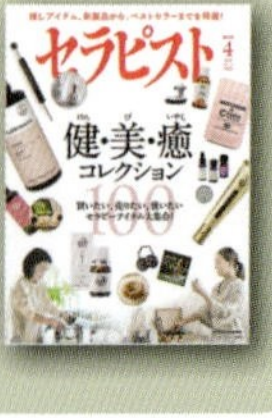

後援（50音順）
一般社団法人 エステティックグランプリ
JAA 日本アロマコーディネーター協会
特定非営利活動法人 ジャパンハーブソサエティー
一般社団法人 日本アロマセラピー学会
一般社団法人 日本オーガニックコスメ協会
特定非営利活動法人 日本スパ&ウェルネスツーリズム協会
特定非営利活動法人 日本ホリスティック医学協会
特定非営利活動法人 日本メディカルハーブ協会
一般社団法人 日本リラクゼーション業協会
特定非営利活動法人 ベジプロジェクトジャパン
一般社団法人 和ハーブ協会　（予定）

ヨガ秘法
〝ムドラ〟の不思議

〝手のカタチ〟で身体が変わる！

リシケシュ・ヨガ教師
福利協会認定ヨガ教師
類家俊明

BAB JAPAN

は・じ・め・に

体操を習慣にしている方、ヨガ愛好家、スポーツマンや俳優などの表現者、あるいは今は中断してしまったけれども「体操をまたやりたいなァ」という方、そして「どうせやるなら、もう少し美しく、楽に体を動かしたいなァ」と思っている方に、良い方法があります。それはムドラというヨガのテクニックです。

ムドラには全身を解剖学的につなげる働きがあります。ちょっと体を曲げるような動作でも、無理なく深くなり、かつ、美しくなります。そしてもう一つ、体を生理的に活性化させる作用もあります。

頭上で両手を組んで美しく歩くトレーニング・ウォーキングが一世を風靡しましたが、あの姿勢を正す手と腕のしぐさがいわばムドラです。**ムドラとは、元々は手の使い方の事を指しています。実はこれ、ほんのちょっとした事のようでいて、全身の使いようを変えてしまうほどの魔力をもつものなのです。**

踊りにおける語りの手のしぐさでもあります。座禅では膝に手を置きますが、その独特な形もムドラです。このムドラは神経サーキットを形成して電気的なエネルギーの流れを体と脳に及ぼす行為です。ポーズの発達に伴い、ムドラは手の形にとどまらずポーズにも拡大され、ムドラ名が付いたポーズが登場するようになるのですが、日本ではあまり知られていません。

ムドラはポーズを助けます。一般的にムドラは、右手指と左手指を組んだり、手指を足指や床や肩に置いたりして手足を拘束させます。そうすると骨格の可動域を広げ、無理なく美しくポーズを決め

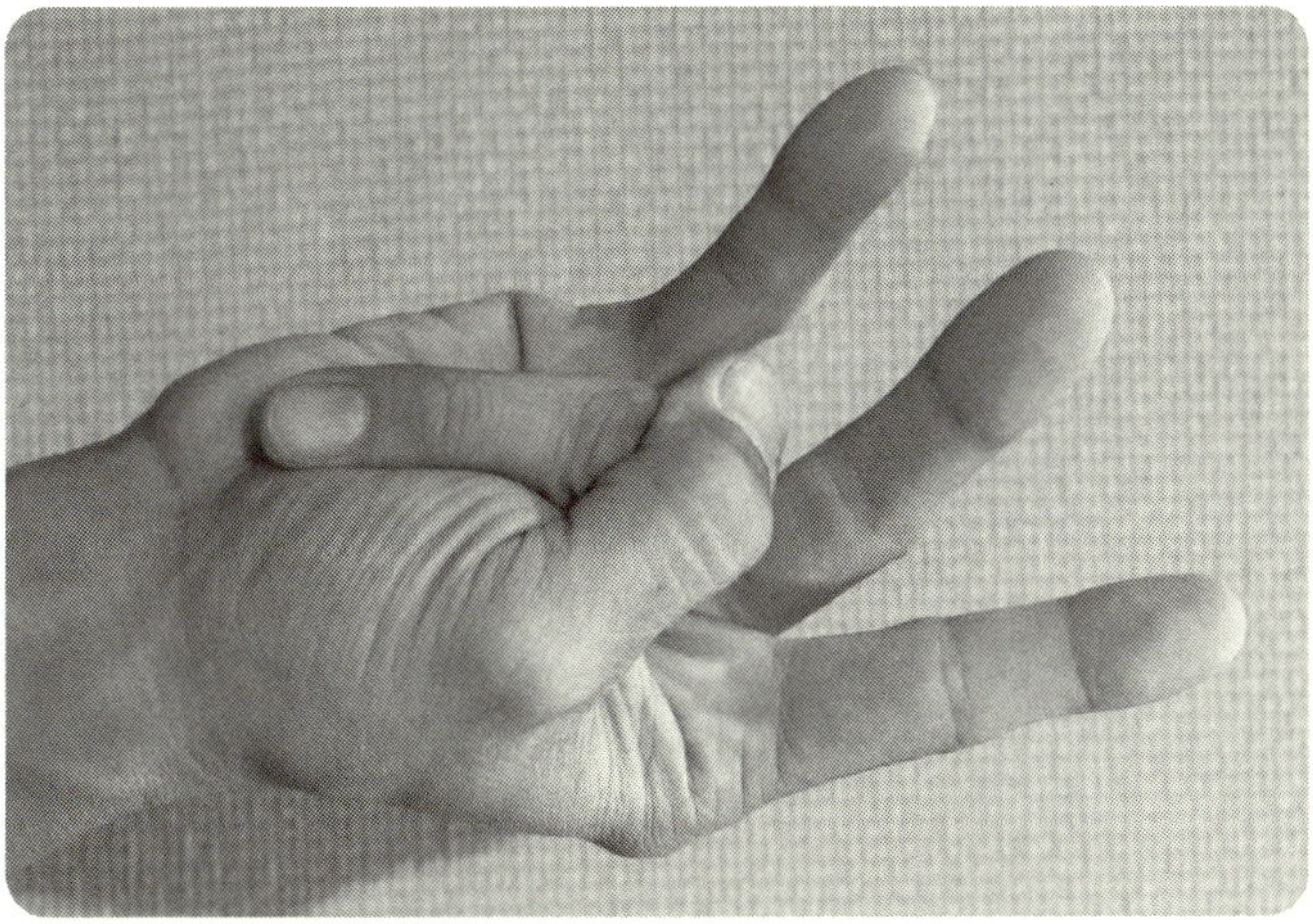

スリヤ・ムドラ。脳〜全身の神経回路を活性化させる。

る事ができます。ポーズを決めた時「会陰」を収縮させるとお腹に気を貯めます。その行為をムーラ・バンダと言います。奥深いのがムドラで、その機能はいろいろありますが、やることは簡単です。手指を組んだり、手を床に置いたり、足指を持ったりするだけの行為です。

私は本書をウクライナで執筆しています。ウクライナは寒いですからコートのポケットに手を入れる事が多いのですが、漫然と歩いていたら凍結した道路で転んで怪我をしてしまいます。そこで、ポケットの中でムドラを組むのです。そんな時に私が使うのがスリヤ・ムドラという手の形です。

神経の生理は電気的に興奮し、それを信号として情報を伝えるものです。ポケットの中で指を組むだけのムドラですが、指の先端には末端神経があり、手と手、指と指を触れると電気的信号で手指がつながり、電気的にサーキットが形成され、それが肉体と脳に良い影響を及ぼすと考えられています。また、東洋医学では、「手指と肉体はつながって反応するため手指に注意を向けると足下にも注意が行く」と考えますから、生理は似ています。ムドラを組んで外を散歩している間、手は足とつながり、脳にも作用し足下に用心します。ですから私は外で滑って転ぶことはありませんでした。

このように、手の使い方には姿勢や全身の働きに関わる骨格的な効力の他、生理的な効果もあり、手を使うムドラは動作や思考の能率を上げています。

著者はムドラが体の可動域を広げる点に着目し、姿勢を良くし美しく見せるためのムドラを掘り下げることから始めました。

インドで生まれた初期のヨガは座法とムドラが主役でしたが、ポーズが発達すると座法もムドラも縁の下の力持ち的存在になっていったように思います。

著者はあるきっかけでムドラの重要性を知ることになり、本来、主役であるべきムドラに光を当てようという本書の企画が持ち上がりました。

2009年、著者が南インド・ハイデラバードに滞在中、フィジオセラピー・クリニックで、いろんなポーズにムドラを用いた体操を先生が指導していた現場に居合わせています。

先生は床で下肢を拘束し、手を頭に置くムドラによって上肢を拘束し、次ページ写真のようなポーズを見せてくれました。このポーズをやってみるとわかりますが、頭の後ろに手を置くのと置かないのでは大違いで、このように手を使うと、全身から深く曲がるようになります。

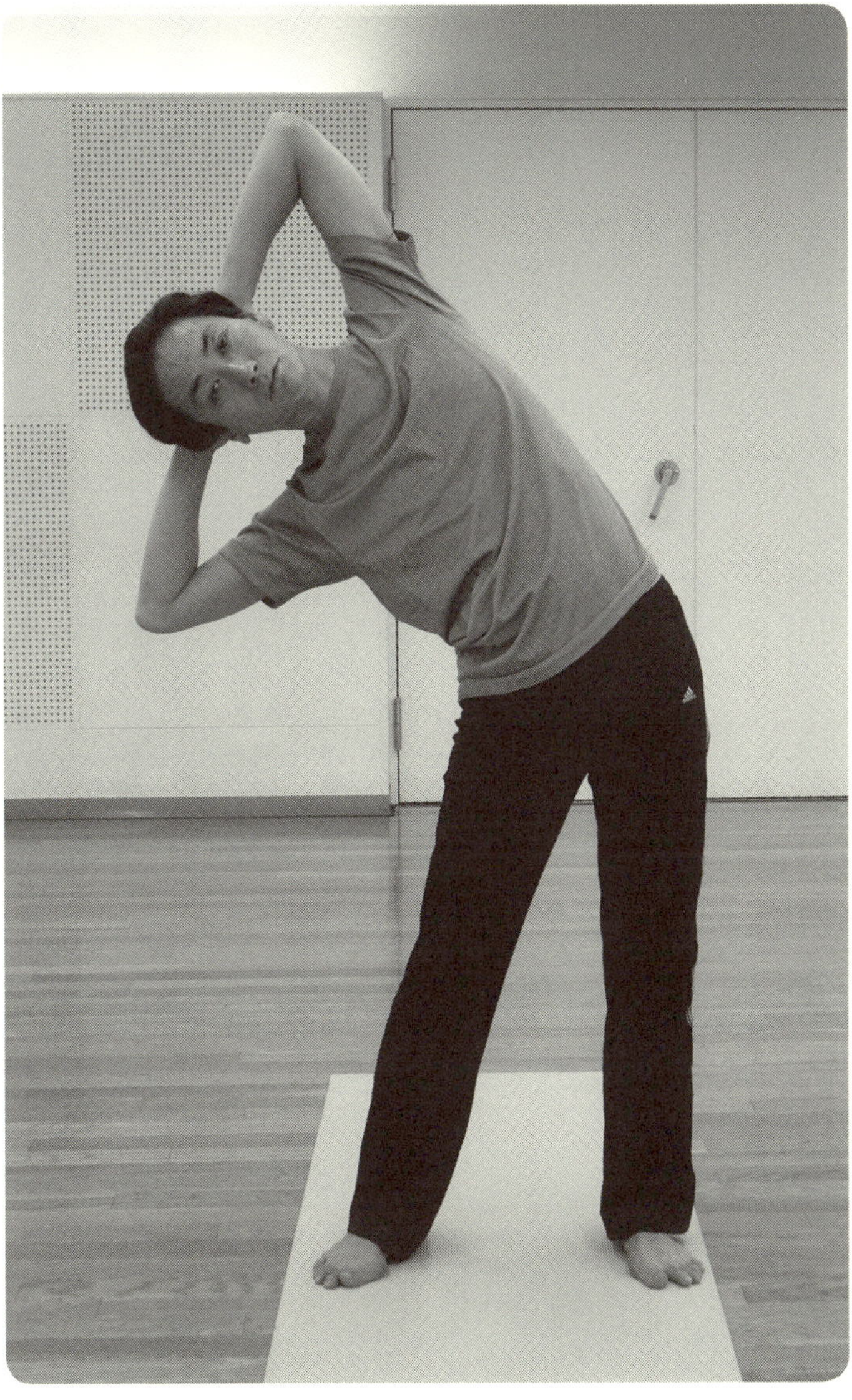

先生が示してくれた、手を頭に置くムドラ。手があるのとないのとでは、身体の曲がり方が変化する。

私は五十肩を治療するためにハイデラバードのクリニックに通院したことがあるのですが、それすらムドラを活用したものでした。その体験は第1章の「ムドラの医療への応用事例」の節でご紹介します。

クリニックの壁には、たくさんのポーズの写真が貼ってありました。

治療が終わると、先生に勧められるままに〝ヨガ体操〟をしました。通常のヨガほどにはじっくり行なわない〝体操〟です。

「壁のポーズを見ながら順番にやって、気持ちのいいポーズを探してください」

そう言われて立って行なうポーズに始まり、座って行なうポーズ、寝て行なうポーズ、最後のポーズまでサクサクと順番にやります。

クリニックでは一つのポーズの時間は15秒くらいでした。

「はてな？」でした。ヨガ体操は一般的に一つのポーズを1分維持します。それは血液が全身を一巡する時間です。神経や骨や筋肉を1分間、伸展あるいは圧迫している箇所に新鮮な血液がジンワリと確実に供給され、各器官はジンワリと情報交換をするものだ、と考えていましたから、この〝体操〟が不思議だったのです。

病院に来る人は共通して肥満体で体が固い人です。体が柔らかい人は血行が良く病気知らずですから、クリニックでも公園でも見たことがありません。

難しいポーズはちょっと形を真似て、自分で無理なくできるポーズを行ないます。骨格は簡単に柔軟になるものではありませんが、内臓はマッサージされホルモンの分泌が良くなります。血行が悪くなったところを圧迫したり、伸展させたり、ねじると、「これ、効くね〜！」と思うポーズに出会います。

〝ヨガ体操〟は自分の体に聴いて無理なくやるものですから、先生はいちいちポーズを解説しません。

先生は診察とマッサージが収入源なのですが次のように言います。

「マッサージをやってもらうと気持ちいいですね。それを自分でやるのが〝ヨガ体操〟ですよ〜　気持ちがいいことは続けられますよね。気持ちのいいポーズはありましたか？」

自分の体に聴きながら気持ちのいいポーズに出会うために体操をもくもくと続けます。ある程度、進むと自分が気に入ったポーズに5つくらいは出会うものです。

次に、大切な質問がなされます。

「これらの体操は姿勢を正し、骨格の可動域を広げ、ポーズを楽にやります。しかもきれいに決まります。そのための、あるテクニックを使っています。さてなんでしょうか？」

おわかりですね。先生の質問の答えは本書のテーマであるところの「ムドラ」です。ムドラを組むとストレッチ度合いやマッサージ効果が増して15秒でも気持ちがいいものなのです。

〝ヨガ体操〟は修行ではないので、我慢とか、練習とは無縁で、耐えることを要求しません。楽しむものです。でも医療の知識があった方がより楽しめますし継続力になります。そこで私は前書、『脳のヨガ』でヨガの生理学をわかりやすく解説しました。今回もわかりやすい事はもちろんのこと、〝ヨガ体操〟を楽しんでもらうためにムドラをお教えします。そして気持ちのいいポーズを発見してもらおう、と思っています。

ですから「鍛える、我慢する、練習する」の三つは捨ててください。必要なのは「①ヨガ体操の生理の知識と、②気持ちがいいポーズとの出会い、③自分の体が求めているから継続できる」の三つです。それがインドの庶民の〝ヨガ体操〟です。

人はいつも前かがみになって仕事をしているため背骨に収納されている脊髄や交感神経幹の通りが悪くなります。だから体調が悪くなるのです。ヨガのポーズを楽に短い時間でやることができるムドラがこういうケースに活用できます。

ムドラによって骨格の可動域が広がると脊髄と交感神経幹といった神経がよりよくストレッチされ機能が向上します。手指と足指がつながれば神経の気の流れが良くなります。さらにゆっくり呼吸を行ないますから脳神経に神経伝達物質が分泌され、電気的信号によって情報を伝えている脳神経の働きが良くなり全身が生き生きとします。

脳はさえわたり、全身をよくコントロールするようになりホルモンも分泌され体調が改善されます。そうすると、目が晴れやかに輝き、頑張れるようになるのです。

古代に発生した〝ヨガ体操〟は私たちが目標を持って生きている限り、平等にサポートしてくれ裏切りません。大きなプレゼントをくれるのです。〝ヨガ体操〟は体が固い人ほど効果が高い、古代から現代に吹く、みんなに吹く爽やかな風なのです。

生きる目標がない人が単にヨガの修行を目的としていたら、他にやるべき目標がなければ、プレゼントは少ないと感じるでしょう。プレゼントが欲しくてどんどん危険なポーズをやるようになります。生きる目的・目標を持って〝ヨガ体操〟をやるのです。すると大きなプレゼントがあります。自分の殻（さなぎ）に閉じこもるのもいいでしょう。それが一番癒されるからです。インド人は幼少期のさなぎを持って生き、故郷を忘れません。お祭りがあると故郷に帰り一族が集まり温めあいます。

一度、自分の殻の中に入り、あなたを見つめて目標を探してください。「人前で話ができるように」「仕事で多少無理がきくように体力（運動能力と免疫力）が欲しい」「カネを貯めて……がしたい」「集中力を得てT大学合格」「……の資格を取る」「風邪をひきやすいので体力があれば……」「痩せて、彼女を振り向かせたい」「世界記録を目指す」など、目的、目標を持って〝ヨガ体操〟を行なっていただきたいと思います。

西洋に〝知識はパワー〟という箴言があり、それと同意の「ギャーナ・ヨガ」というものがあります。適切な文献調査や常日ごろからの自己分析を通して精神的に高い人格を得るための知的アプローチを指します。私も知識というパワーによって閉塞した社会を打破したい、という元気じゃなければできないことに挑戦しています。食事も忘れて仕事に打ち込みますが実に元気です。これは目的効果、夢効果、情熱です。人にはそれぞれ心に秘めた情熱があります。情熱がないと、体操をやって健康を維持しようとは考えません。

「ムドラ体操で健康になります。健康になって何をしたいですか？」

２０１８年６月

類家俊明

目次

第1章 体操の要

第4章

M3体操（ムドラを用いた3分体操）――125

第5章

第1章

体操の要

1 怪我の功名：難解だと思っていたムドラだったが……

ムドラは実用的な技術です。踊りの分野では手で語り、舞の表情を作り、姿勢を整え美の表現を助けるもので非常にわかりやすいのですが、ヨガ体操では手の形、ある体位、ある意識の状態、あるバランスの状態などと定義しています。実のところ、ムドラを使うとなぜ体の動きが良くなるのか、そのメカニズムがよくわかりませんでしたし、実感がありませんでした。ムドラの一面しか理解していない私は、次ページの写真のようなムドラを用いたポーズを「体操の美学」で片づけていました。組んだ手指にそんなに深い意味があるとは考えていなかったのです。

ところが偶然、腕を怪我したことでムドラの持つ重要性を知り、私のヨガ体操の知識がすべてつながったのです。

私は出張先のウクライナのキエフで、父の危篤を知らされ帰国しました。父は頑張って待っていてくれ最期を看取ることができました。私は通夜の打ち合わせのために婦人用自転車で葬儀屋に向かっていました。言問通りの歩道で目の前をジグザグに歩くおじいさんがいました。

私は、「行くよ、気をつけてね」と声をかけました。

その直後のことです。犬を連れた男が後ろから私の自転車を引っ張り、「ここは歩道じゃねえか！」と私を一喝しました。私が横柄に見えたのでしょうか。私はそんな声を聞きながら、急停止した自転車か

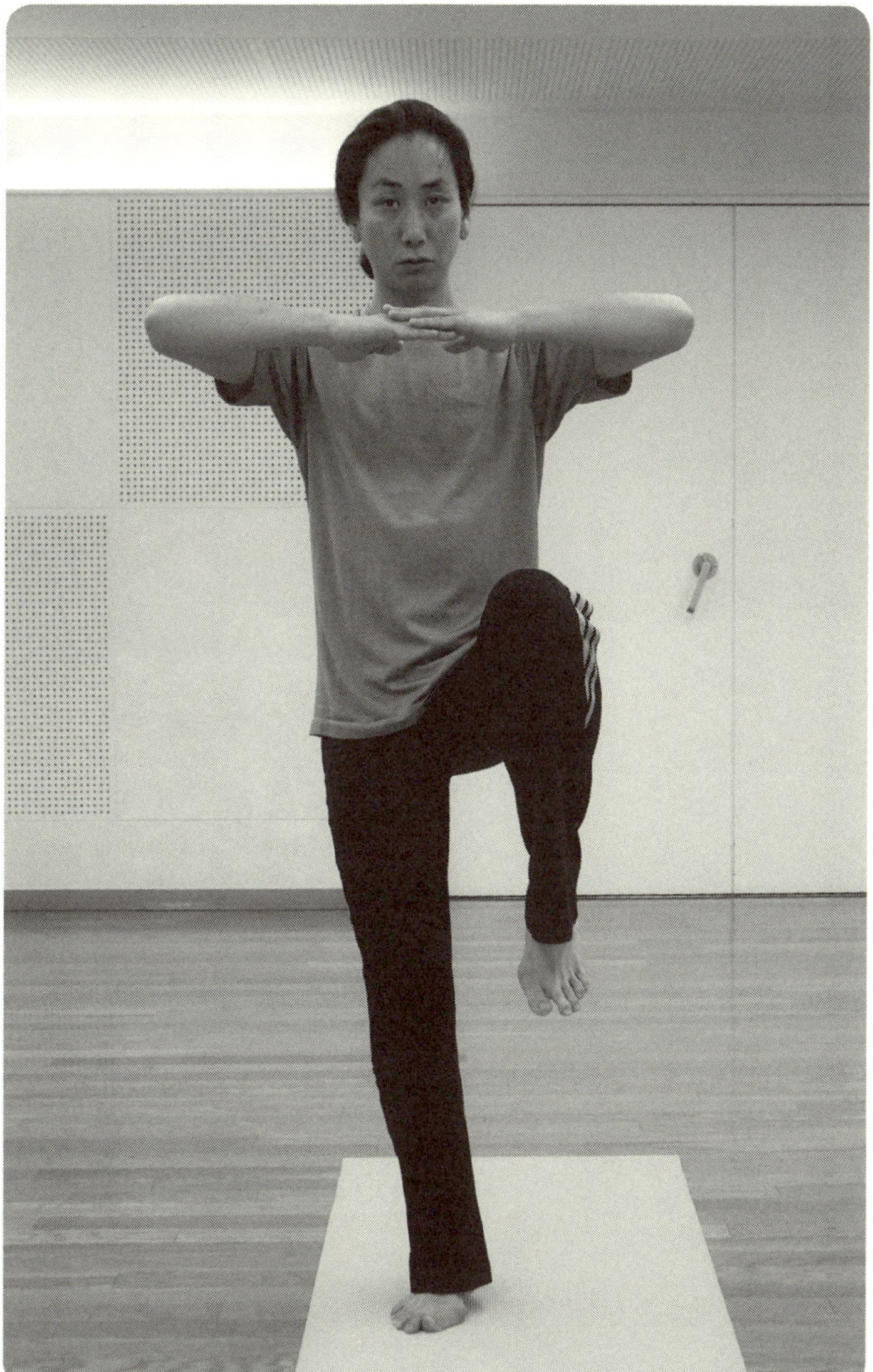

手を胸の前で組み合わせるムドラで片足立ちになるポーズ。ムドラをなくして同じことをやってみると、その重要性が実感できる。

ら慣性力によって投げ飛ばされ、広い歩道で柔道の受け身をして立ち上がりました。

おじいさんは「ごめんね」と私に謝りました。手のひらに擦り傷を負った程度の認識でしたから、危険な男から逃げるようにして葬儀屋に向かいました。

葬儀屋で打ち合わせが終わった頃、腕が腫れ始め、翌日の通夜では黒いタスキを巻いて喪主を務めることになります。翌日、整形外科医に行って腫れていた箇所を診断していただき、肘関節の骨折が判明したのです。治療をした後、交番で私が転倒した歩道は自転車の通行を禁止していないことを知り、男の行為があの界隈で増えている犯罪であることを知らされました。経過を見てもらいながらギブスを外し、被害届を出さずにウクライナに戻りました。

腫れが小さかった右手首もヨガの体操をすると痛みを感じるようになりました。手首も骨折していた可能性があります。

完治したのですが、骨折した関節部にカルシウムが集積して骨が太くなっているようで、骨が邪魔して肘関節の可動域が狭いままで、元通りになりません。

ムドラは体の可動域を広げることは経験的に知っていましたから、胴体をねじる運動を行ない、肋骨の影になっている非常に重要な臓器である腎臓や肝臓をマッサージしようと思いました。肩に指を触れて体幹をねじろうと思ったのですが、肩に指を触るだけの簡単なムドラができません。

次ページの写真を見てください。両肩に指先を置くムドラを行なおうとしているのですが、右手が肩につきません。

左の柱の垂直線と体の正中線を比べると、眉間から下ろした垂直線が右かかとに落ちています。このように右指が右肩を触るムドラができない、というだけで体はバランスを失っています。

正しいムドラができなければ体が微妙に傾いてしまうのです。体が歪んだ状態で運動をやると、傾斜した道路を歩くのと同様、片足が疲れるだけではなく、体の歪みが進行しますし、肩の置く手指が肩に固定しないことには関節がよく動きません。ちなみに、立った状態で胴体をゆっくり左右にねじる運動をする場合、ムドラをやると手と肩が一体となってひねりを誘導しますから胴体のねじる角度が大きくなります。

ムドラを用いるとストレッチ効果が非常に高くなるのです。

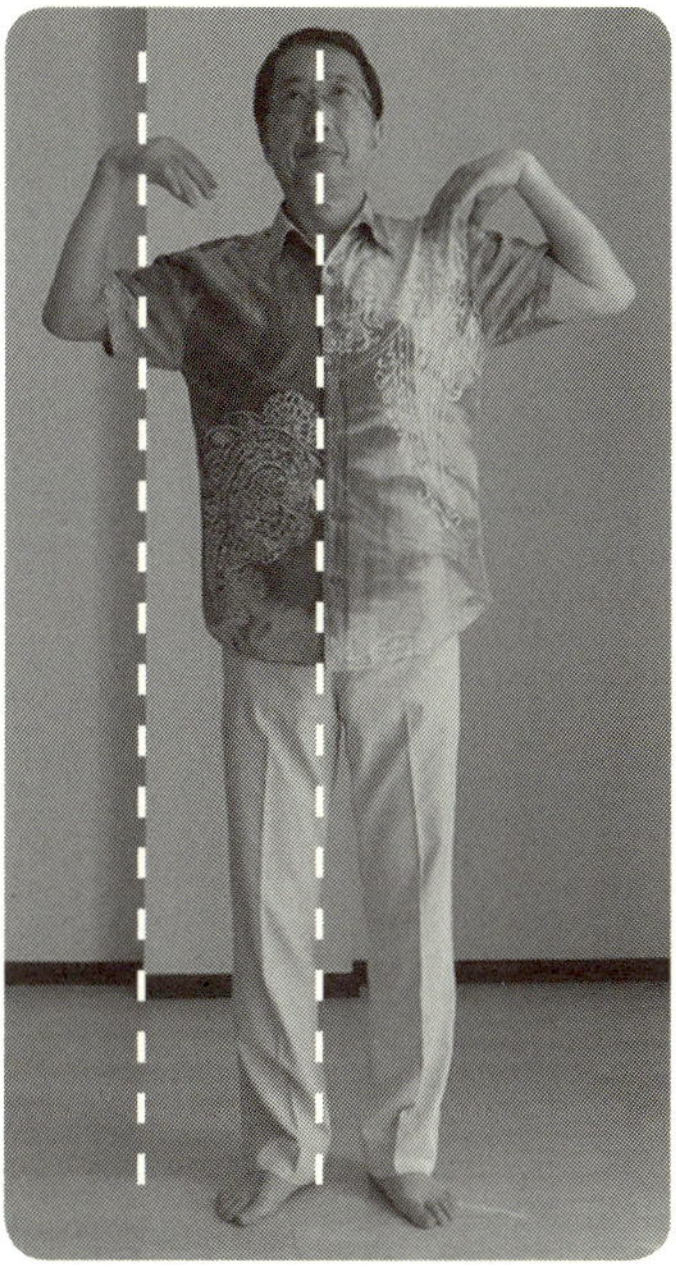

右腕を怪我し、右肩を触るムドラができなくなっただけで、体のバランスが崩れてしまいました。

ところが、ラジオ体操や太極拳の準備運動では、多くの人は手をぶらぶら左右に振りながらその反動で体をねじろうとしてしまいます。でも、ねじるのは一瞬ですからストレッチになりませんし、ねじる角度も小さいのです。

もし怪我をしていなかったら、両手指を両肩に置くことができ、両足に均等に荷重が乗り、体の重心はブレません。頭頂から背骨を通る線が垂直になり正しい姿勢がで

反動で…

身体をねじる運動をしようとする時、多くの人は腕の反動を使ってやろうとしてしまうが、実はその効力はあまりなく、ねじりも部分的で浅い。

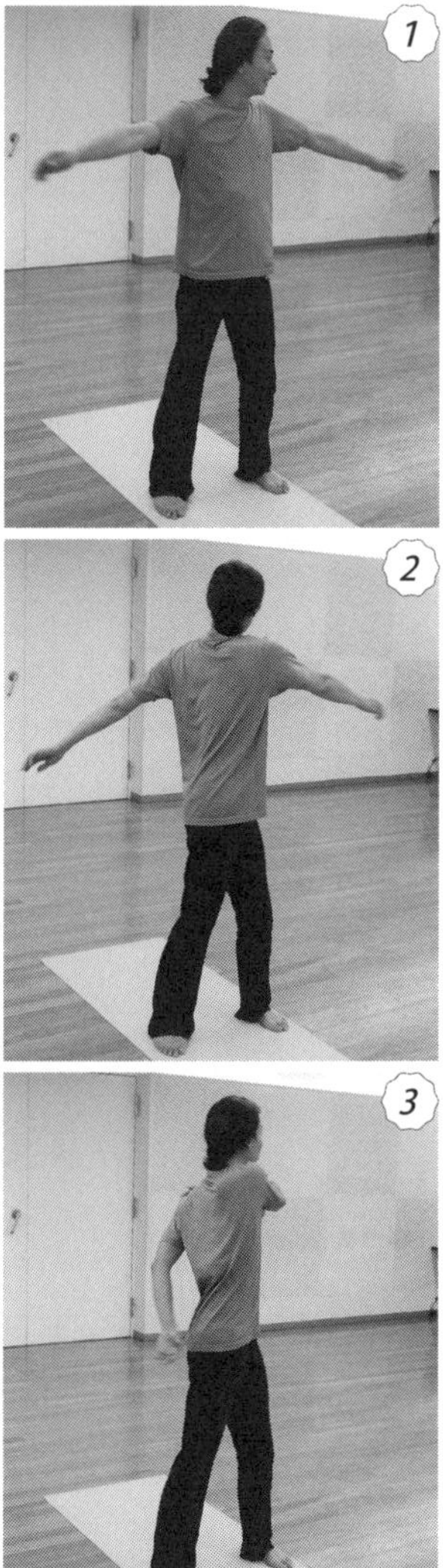

肩ムドラで…

両肩に指先を置くムドラを用いて行なうと、一見ねじりとは関係なさそうな手（ムドラ）が大きな効力を発揮し、全身からの深いねじりが生まれる。

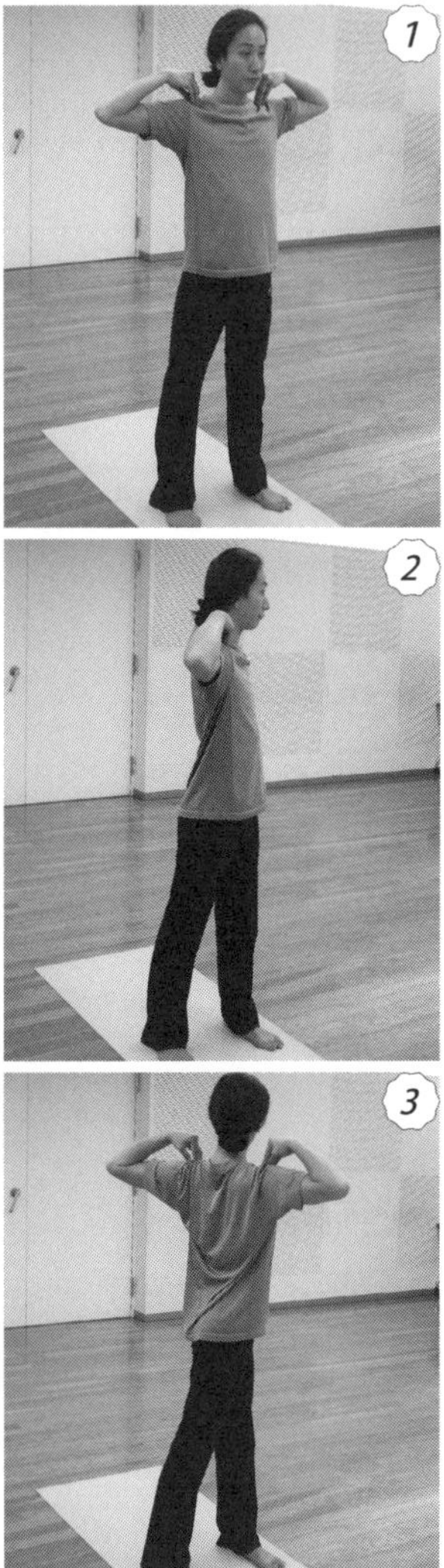

きますから運動能力も増したはずなのですが、私は関節の骨が変形して簡単なムドラができないのです。

私はかつて日本のヨガ教師にムドラについて質問したことがあります。すると、

「ムドラは瞑想の時の膝の上に置く手の形よね、知っているわよ」

この程度の反応はありましたが、あまり重要性を感じていないようで、今では「ムドラ」は、ほとんど聞かれなくなりました。

そういう私も2009年にハイデラバードのクリニックでムドラを多用した体操に出会った時、ムドラの重要性を全く理解していませんでした。それもそのはず、ムドラは秘伝のものとされ、師から個人的に学ぶものであるため、あまり知られていないのが現状なのです。

あれから8年、私はリハビリ中でした。肩回しはできないのですが両手を組む体操はできました。両手指を組んだムドラを使うと後屈がきれいに決まりました。骨格の可動域が広がり、体をよくねじることができました。でもそれはなぜなんだろう？　と自問してきました。そして、肩回しのムドラができない事が気になってムドラが骨格に与える影響を調べるために自分を写真に撮りました。そして前述の通り、ムドラは姿勢を安定させ、骨格の可動域を広げることを改めて確認し、ムドラの重要性に気付かされたのです。

私は怪我をしたために、期せずしてムドラの重要性を知りました。これが、怪我の功名です。私は未だに右掌を床について体重を載せることも、両肩に指を置くこともできず、ヨガ体操に制限を受けることになりましたが、世の中には素晴らしいヨガ教師がおります。今回本書の制作にあたっては星さんに

コラム

目標のパワーと友達という資産に恵まれた人

今回、ポーズをしていただくのは世界で活躍している星祐介さんです。音楽家でありヨガ教師でもあります。世界各国の音楽のイベントに向け、ヨガ体操をやり心身を整え、音楽家としてベストコンディションで臨んでいます。

星さんはポーズを上手に操る方ですから、ポーズの写真を見るだけで動きのイメージがストレートに頭に入ってきます。余計な解説が必要ありません。いうなれば名優です。著者にとってありがたい存在です。理屈抜きに、星さんのポーズを見て実践し、体に聴いてご自分で効果を感じて下さい。

星さんは目標と情熱を持ち、最も価値ある資産「友達」をたくさんお持ちの方です。彼にとって「友達こそパワー」であり、イベントに招待されて、イギリス、スイス、カナダ、などの国々で演奏旅行をします。

彼はイベントが終われば、かの国で音楽とヨガを組み合わせた「星ヨガ」を披露し、生徒さんを指導しています。彼はひょうひょうとしてヨガに関しては寡黙ですが、ヨガの歴史と現状を見聞し学び、ヨガの限界を自覚し、ヨガ教室の参加者や疾患に苦しむ人々に何を提供することができるかをいつも考え、悩んでいる、本物のヨガ教師です。

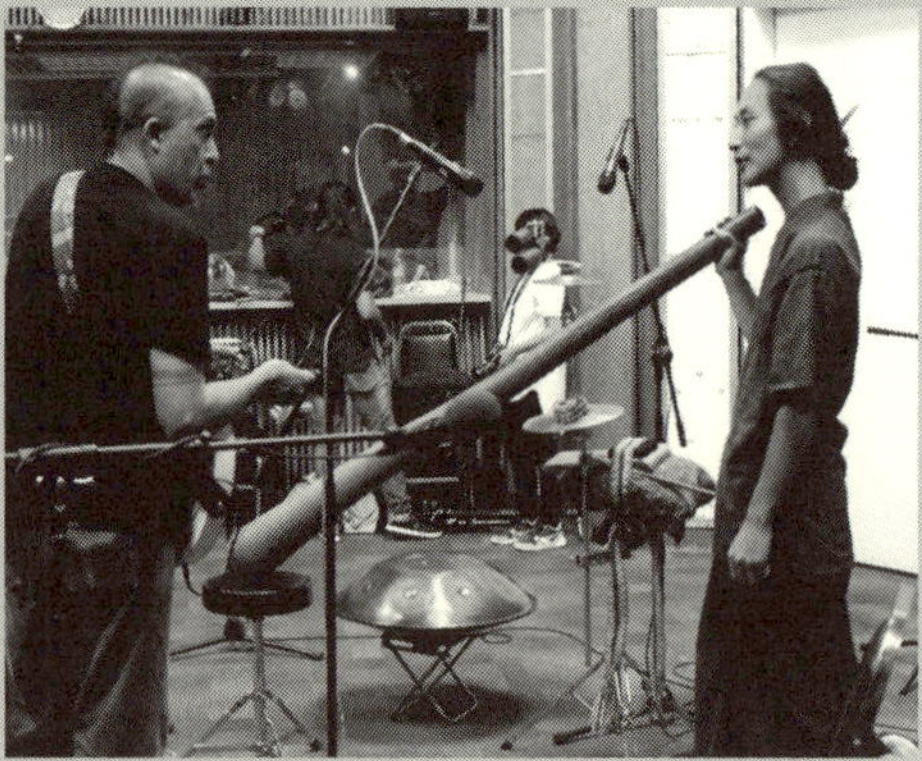

民族楽器〝ディジュリドゥ〟を手に、メキシコシティでのレコーディング・セッション中の１コマ

モデルをお願いしてムドラを使った体操をお見せすることができました。ですから、人生で起きたことを私は悪くは考えていません。

❷ 1分でできるムドラ体操

ムドラをうまく使えば、自分一人でできる体操が、十分な効果を得られるものになります。ポーズも美しいものになります。本書でご紹介するムドラは柔軟性のレベルの次元を上げる術です。

後屈（後ろに体を反らせる動き）をやってみましょう。

私は右手首と右肘関節を骨折してリハビリ中でも、次ページ写真のように親指と親指を組むことは可能でした。

脚は大地で拘束され、万歳した両手の親指によって上肢は肩に拘束されます。この上肢を拘束するために組んだ手指をムドラと呼びます。

そして後屈を10秒から5秒行ないます。

この時、親指同士が引っ張り合います。その状態で後屈し、腰を前方に突き出すだけでこの写真のように、体がしなやかにカーブします。脚は大地に拘束され、四肢と体幹は緊密につながり、ポーズを美しく見せてくれたのです。橋の設計に用いる「トラス」という強固な構造形式と同じ状況が四肢と体幹で形成されています。

私は15歳の時、間違ったトレーニング方法によって脊椎分離症を患い、運動ができなくなり、腰痛に

ムドラを組むだけできれいなアーチに！

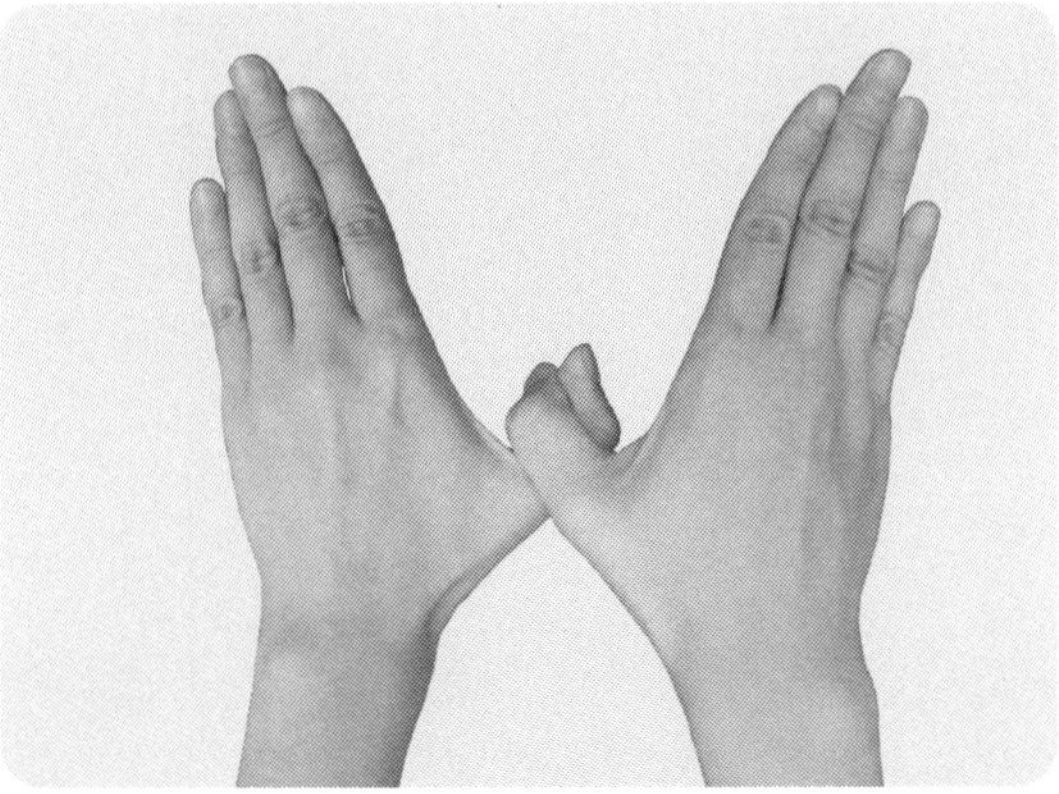

親指で組むムドラ。親指同士をカギのように組み左右に引っ張る事で全体のフレームが緊密になる。

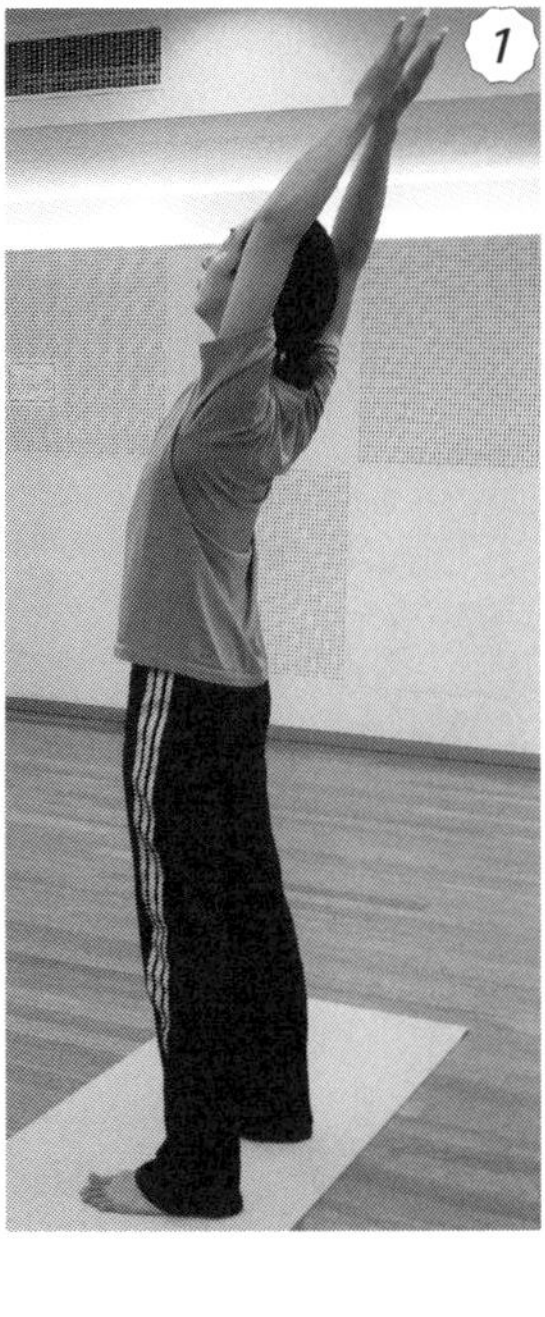

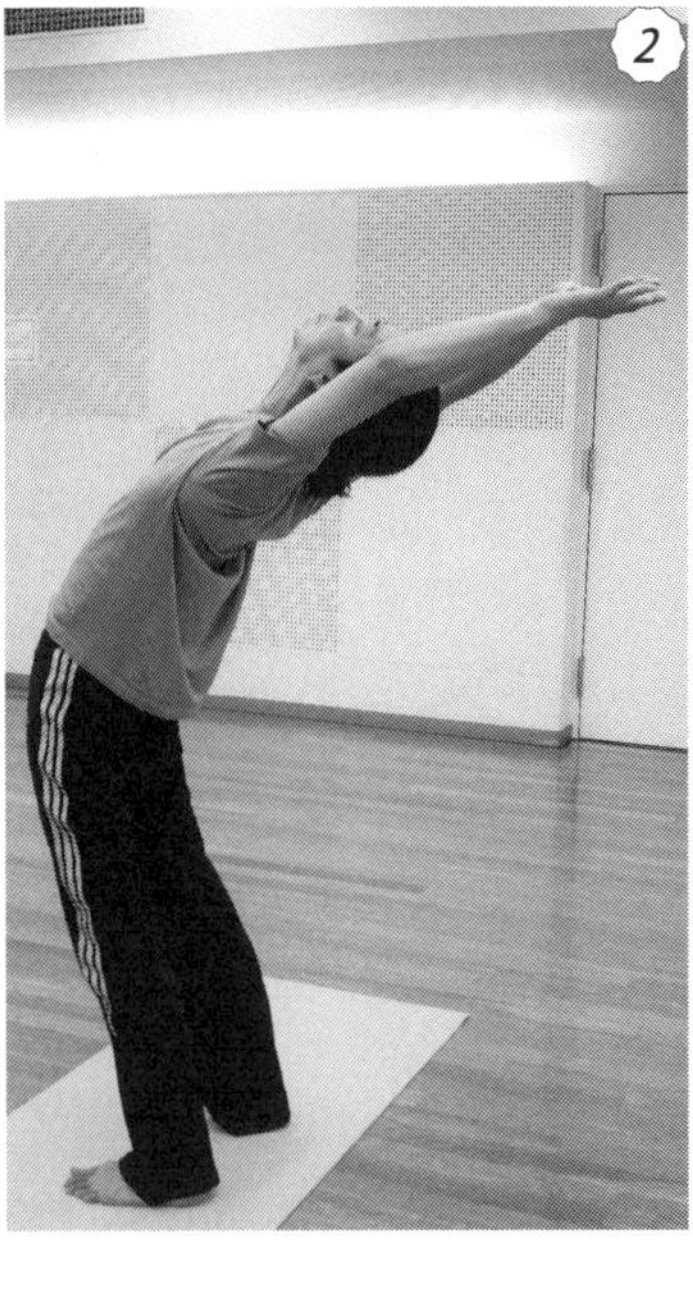

両腕を差し上げて、親指で組むムドラを作る。その状態から腰を前方に突き出すようにするだけで全体が一様に深くカーブし、きれいなアーチとなる。

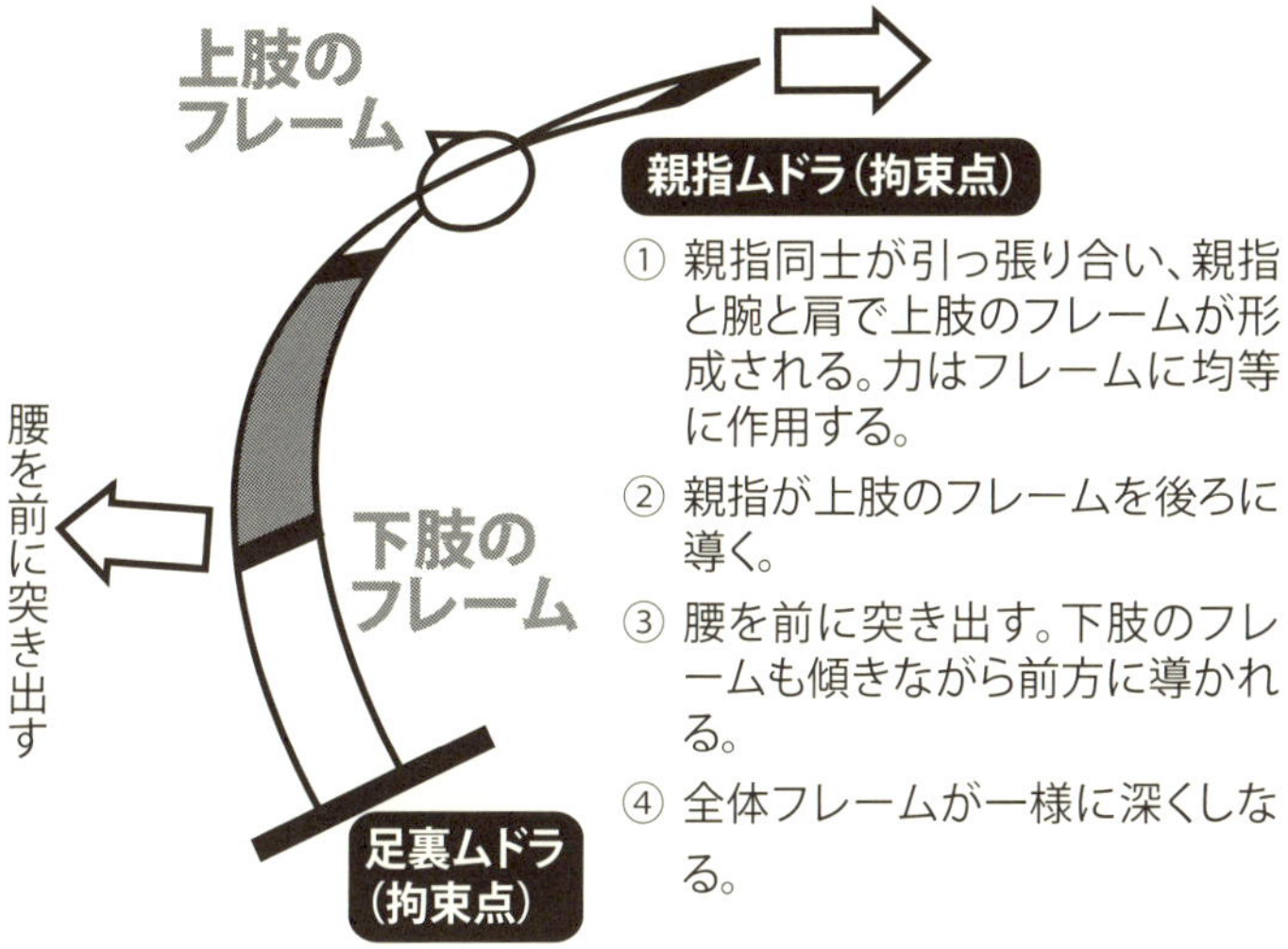
上肢の
フレーム
親指ムドラ（拘束点）
① 親指同士が引っ張り合い、親指と腕と肩で上肢のフレームが形成される。力はフレームに均等に作用する。
② 親指が上肢のフレームを後ろに導く。
③ 腰を前に突き出す。下肢のフレームも傾きながら前方に導かれる。
④ 全体フレームが一様に深くしなる。
腰を前に突き出す
下肢の
フレーム
足裏ムドラ
（拘束点）

悩まされて脊椎が固まってしまいました。そんな私でも、ムドラで簡単にきれいにポーズを行なう事ができるのです。私は、腰椎は動きますが胸椎（胸の背骨）はカーブしません。整体師に言わせれば「胸椎が完全に固まってしまっているから、ここを反るのは不可能」という事でした。同様に、どんな方法を使おうとも猫背が治らないという人も少なくありません。それでも、〝全体〟が動こうとしてくれる、そんな動きを生み出してくれるのがムドラです。固まってしまっているから、とあきらめてしまってはいけません。

　私はヨガ体操のお陰で会陰を中心にして動く習慣を身に着け、全体として姿勢が良くなったので、腰痛の地獄に逆戻りすることがなくなりました。

　最も短いヨガ体操が前述の後屈です。私は朝や仕事中の体操として後屈をお勧めしています。

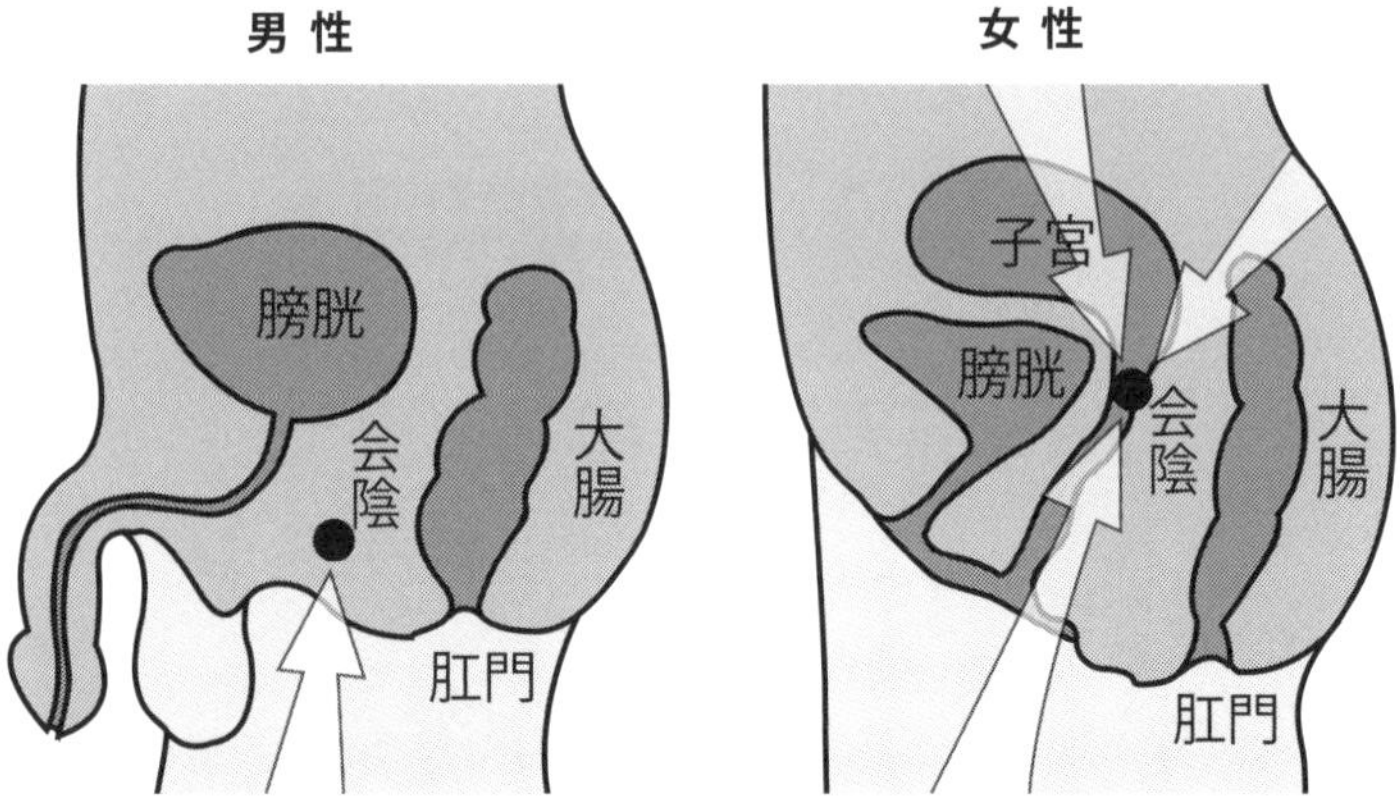

息を吐いて会陰を収縮させた時、上に向かって収縮する。

息を吐いて会陰を収縮させた時、3方向から収縮する。

手順は次の通りです。後屈だけですと数秒ですが、深呼吸を入れて1分です。

①まずゆっくり深呼吸を3回、吐く息を丁寧に。そうすれば吸気の時、空気は自然に勢いよく入ってきます。

②丁寧に息を吐いたら、親指を組んでムドラを作ります。

③息を吸いながら後屈をします。

④後屈の形をキープします。自然と呼吸が止まります。(吸気から息が止まり、元に戻るまで約5秒※)

※この時会陰を収縮すると効果的です。会陰は肛門と尿道の間にあります。会陰は本書で何度も登場しますので、その位置を頭に入れておいてください。会陰は肛門の少し前にあって、ここに手を当てて力を入れると動きがわかります。

ここぞというとき、こんな事を言いますよね。

「お尻の穴に力を込めて!」

でも、これは大きな間違いです。

正しくは「会陰を収縮させて！」です。

お尻に手を当ててもらえばわかる通り、肛門を収縮するつもりで力を入れると、収縮しているのは肛門ではなく、肛門と尿道の中間です。そこが会陰です。女性の場合は陰部（膣）の事。息を吐いた時にお腹に力を入れるとこの会陰が収縮します。会陰は東洋医学のツボです。インドではベースチャクラと呼んでいます。


後屈をやってみていかがですか？ 脳が覚醒する感じがしませんでしたか。

脳の二酸化窒素が微増し、脳神経に神経伝達物質が分泌されますから、爽快感というか、脳が覚醒する感じがします。その感じが非常にいいのでお勧めしています。

立って行なう体操では足は大地に拘束され、ムドラによって上肢は肩と親指により拘束されます。これによって骨格が強化され、体がよくしなり美しく見えるのです。その結果として姿勢が良くなるのです。血行も神経の通りも良くなり元気になり、運動能力も向上します。

なによりも背骨に収納された脳神経の束（脊髄）がよくストレッチされますから、気の通りも情報伝達も良くなって眠気を飛ばします。後屈はどこでもできて世界最短のスーパーポーズだと思っております。

覚醒感というものは脳神経の情報の伝わりが良くなった状態のことで、発想が沸くようになります。ですから朝の脳の目覚めに最高の体操なのです。この覚醒感をスピリチュアルにとらえる人がいますが、

コラム＊

表現者やスポーツマンのムドラと呼吸と会陰の活用

人は「ここぞ」というときに会陰を収縮させ気が体を引き締めます。ゆっくり呼吸を行なうと気を補充します。そして、また「ここぞ」というときに気を活用します。この繰り返しです。

人は息を吐く時と息を止めた時に気のパワーが出ることを知っています。演説者は手でムドラを巧みに使い表現し、深く強く吐いた言葉に説得力・パワーがあることを知っています。強い表現の時には会陰に力を込めます。歌手もムドラで表情を作り、深くて太い発声、つまり吐く息によって観衆に感動を与えます。芸術家は腰で絵を描きます。筆を握る手（ムドラ）で腰を誘導して気を吐きながら絵に気を入れます。人は気と会陰を収縮させて重いものを持ちます。

投手が投げる一番威力があるボールは、手からボールが離れる瞬間に息を吐いて会陰を収縮している時のものでしょう。バッターもボールにミートする瞬間、息を吐いて会陰を収縮させた時、手、腕、腰が一体となってパワーを引き出していると考えていいでしょう。

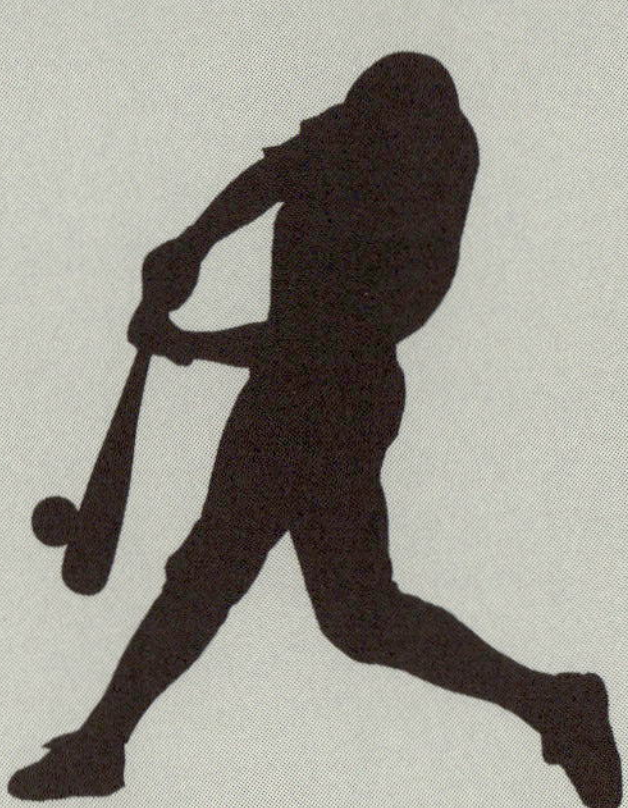

実は不思議でもなんでもない、誰でも体感できる私たちの体に備わった生理なのです。

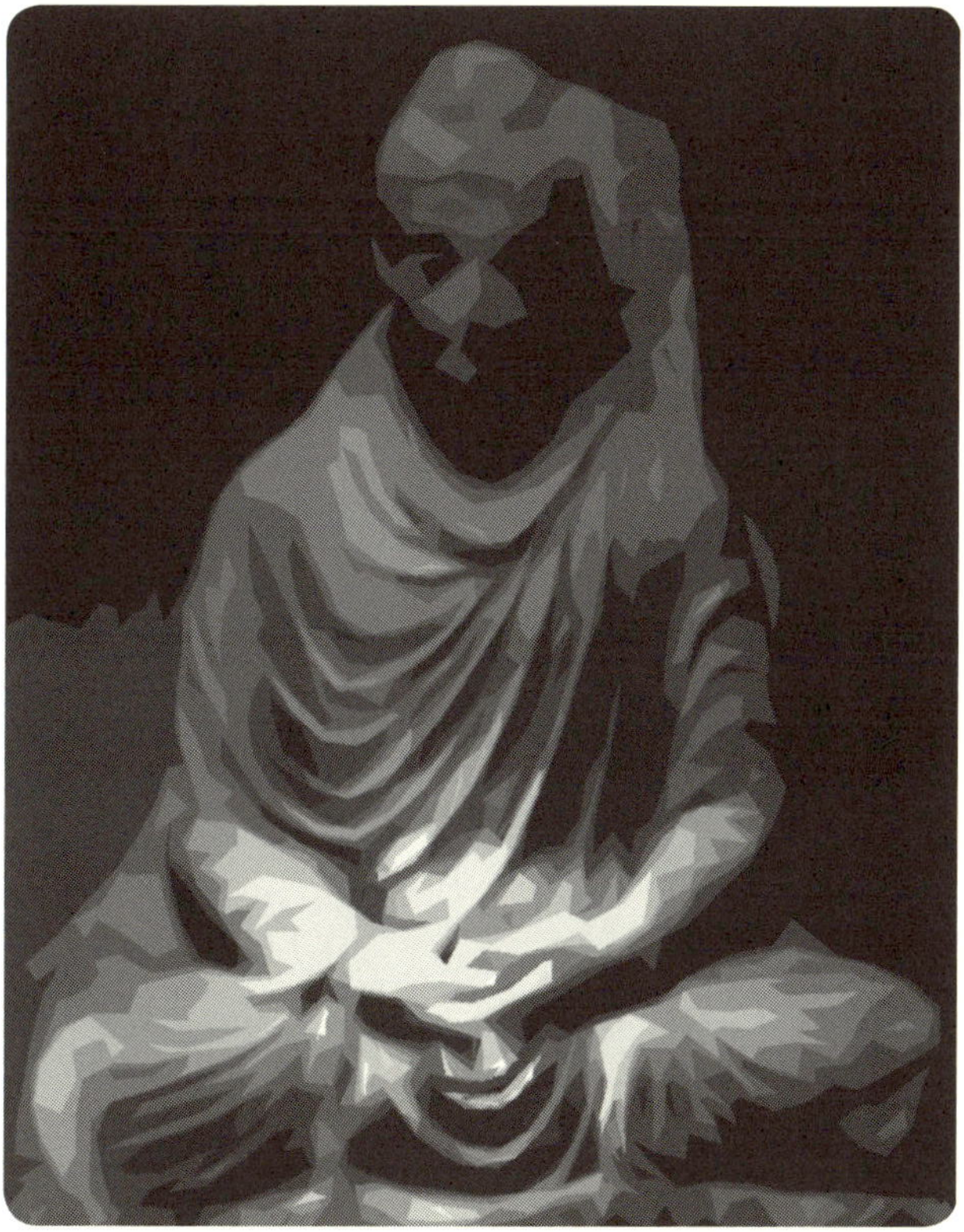

③ ムドラとは何か

ムドラとはサンスクリット語で「手や指でつくるしぐさ、ジェスチャーあるいは姿勢」を指し、私たちは体を動かす時、知らず知らずのうちにムドラを組んでいます。

ムドラは手指の使い方であり、ヨガ体操における大切なテクニックなのですが、たくさんあるためすべてには

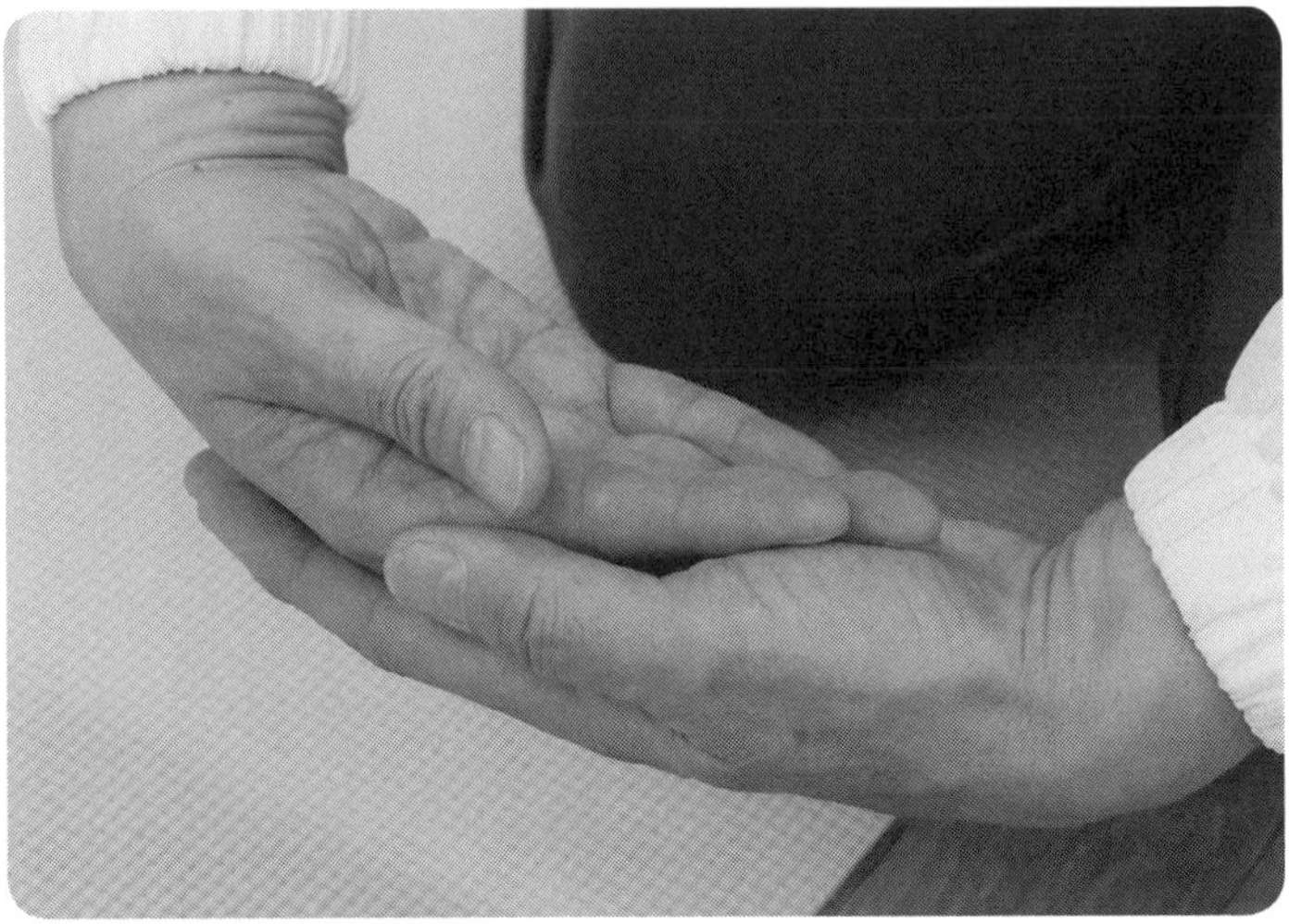

バイラバ・ムドラ

名前がついていません。

名前がついている座禅の手指の組み方だけをムドラだと思っている方が多く、ムドラを十分に活用しているとはいえません。

座禅の時の手の置き方をひとつご説明します。

上掲写真はバイラバ・ムドラという古代のムドラです。手がばらけると力のバランスがくずれ、頭と背骨が正しい位置に保持できないと言われます。ですから、手に片方の手を重ねます。どんな形であれ手を拘束すると本来の姿勢を保つことができるのです。もって、体を安定させ可動域を広げているのです。

立って行なう体操では、両足は大地に置かれ拘束されています。ムドラによって両手指も組めば上肢は体幹に拘束されます。そして全身がお互いに拘束し合いますから、体操によって体をよくしならせ、安定させて姿勢を矯正します。ムドラは体操の司令塔であり、骨格を知り尽くした整体師です。

大脳皮質には触覚や温痛覚などの感覚を脳にイン

大脳の担当領域の広さに身体部位をそのまま当てはめると、人間は手と口が突出して大きい。それほどに手と口には感覚器官、神経が集中している。
（ワイルダー・グレイヴス・ペンフィールドの大脳地図より）

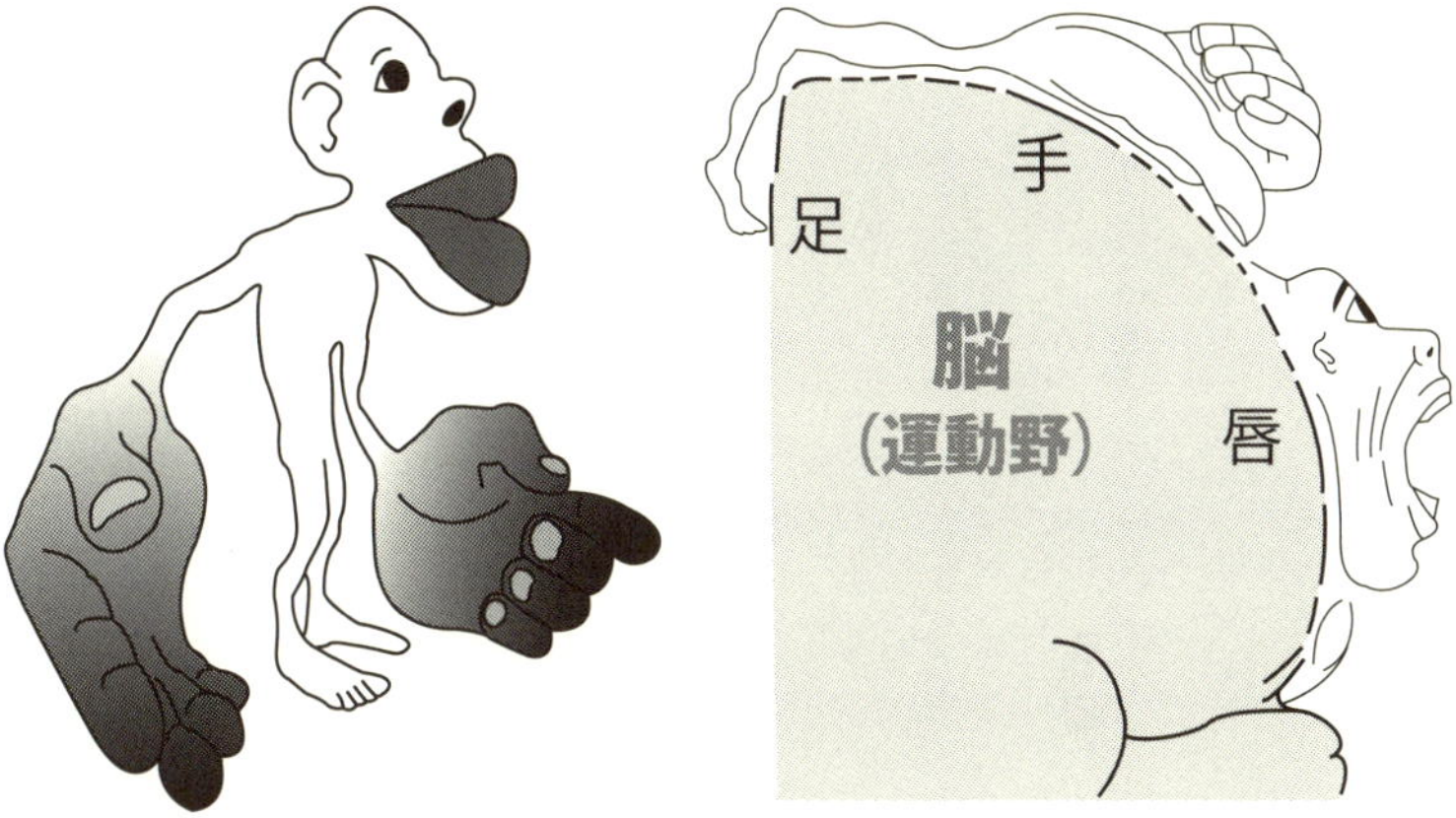

プット（情報収集）する感覚野や、外に運動をアウトプット（命令）する運動野などがあります。手指を動かせば大脳の感覚野と運動野の広い範囲を使い脳の血流量が増えるところから、手と脳の関係性が強く、手指で触って人肌の熱を感じたり状態を触診したり多くの情報を手で集めます。ゆっくり呼吸をするヨガ体操は気を集めて、患者や子供に触れれば手から気を与えます。手そのものが優秀な道具です。手は巨大な感覚器官、運動器官であり優れたセンサーです。手は脳の一部のようであり、「手は外に出た脳」と言われます。

それを見える化したのが、カナダの脳神経外科医であるワイルダー・グレイヴス・ペンフィールド（１８９１〜１９７６）が作った大脳の地図です。感覚能力と運動能力において手と口の能力が際立っており、能力の大きさを人形（ホムンクルス人形）にすると、人間は手と口のオバケになります。それだけ手は脳との情報交換が頻繁に行われている器官だインドの古典舞踊ではさまざまなムドラが用いられており、"表現方法"であるとともに、身体の安定、美しさをももたらしている。

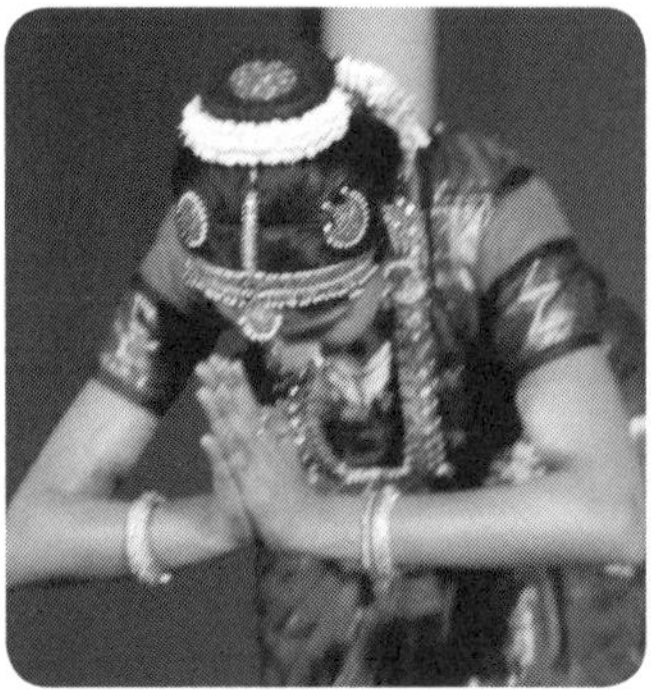

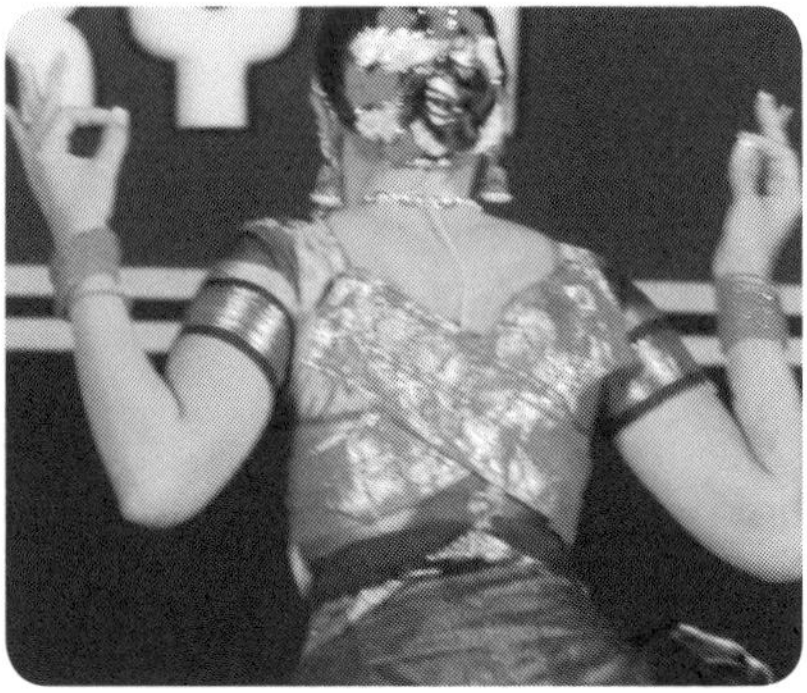

といえます。だから、指や手を使うムドラで脳が活性化するというワケです。

ですから体を動かす運動や体操では手指を動員するムドラを取り入れるべきでしょう。『脳のヨガ』の著者である私は一貫して脳を意識しています。ムドラを意識的に生活に取り入れることで、脳を使います。ムドラは脳の成長と維持に良い事は言うまでもありません。

ヨガ体操におけるムドラの「方法」は総じて「拘束」であり、その「目的」は総じて「体の安定」のためにあります。

ムドラが体の安定のためにあるとすれば、スキーにおけるストックの手さばきも、学校で見られる体操座りの手の組み方も、ムドラと呼んでいいでしょう。これなしには長時間運動したり座ったりできるものではありません。

踊りでは無数のムドラを用います。私が好きなのがバラティナティアムという南インドの古典舞踊です。写真にあるようにいろんな動きに常にムドラを使っています。神への感謝、

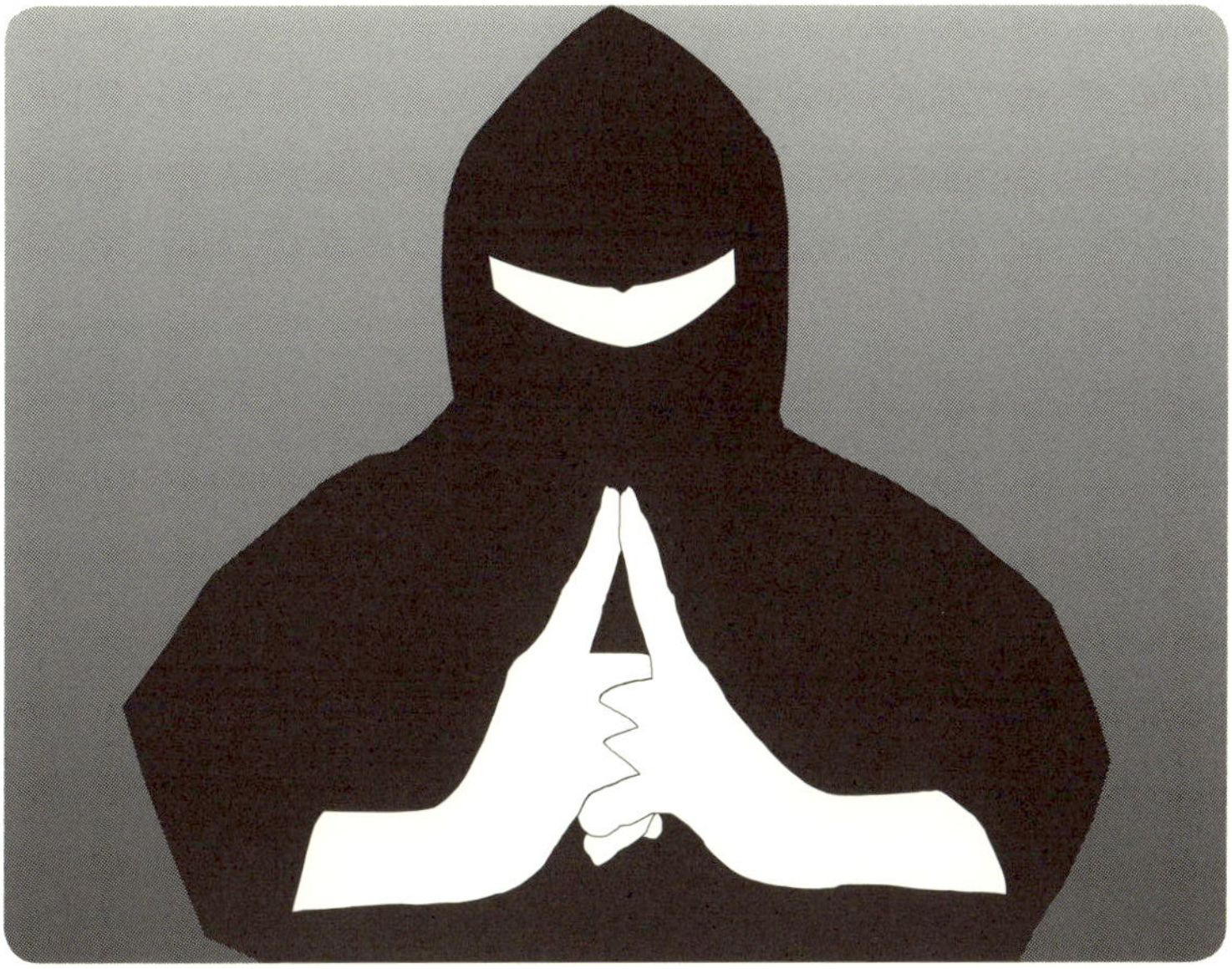

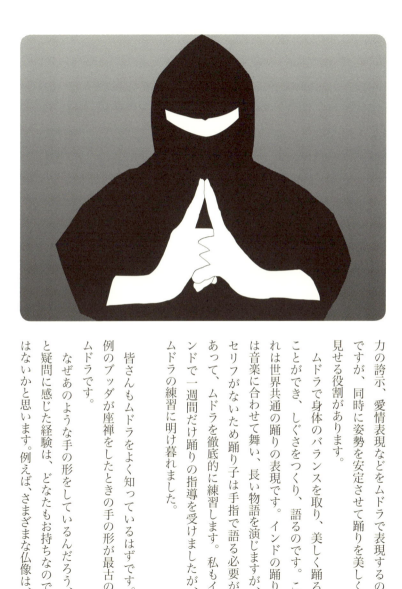

力の誇示、愛情表現などをムドラで表現するのですが、同時に姿勢を安定させて踊りを美しく見せる役割があります。
　ムドラで身体のバランスを取り、美しく踊ることができ、しぐさをつくり、語るのです。これは世界共通の踊りの表現です。インドの踊りは音楽に合わせて舞い、長い物語を演じますが、セリフがないため踊り子は手指で語る必要があって、ムドラを徹底的に練習します。私もインドで一週間だけ踊りの指導を受けましたが、ムドラの練習に明け暮れました。

　皆さんもムドラをよく知っているはずです。例のブッダが座禅をしたときの手の形が最古のムドラです。
　なぜあのような手の形をしているんだろう、と疑問に感じた経験は、どなたもお持ちなのではないかと思います。例えば、さまざまな仏像は、

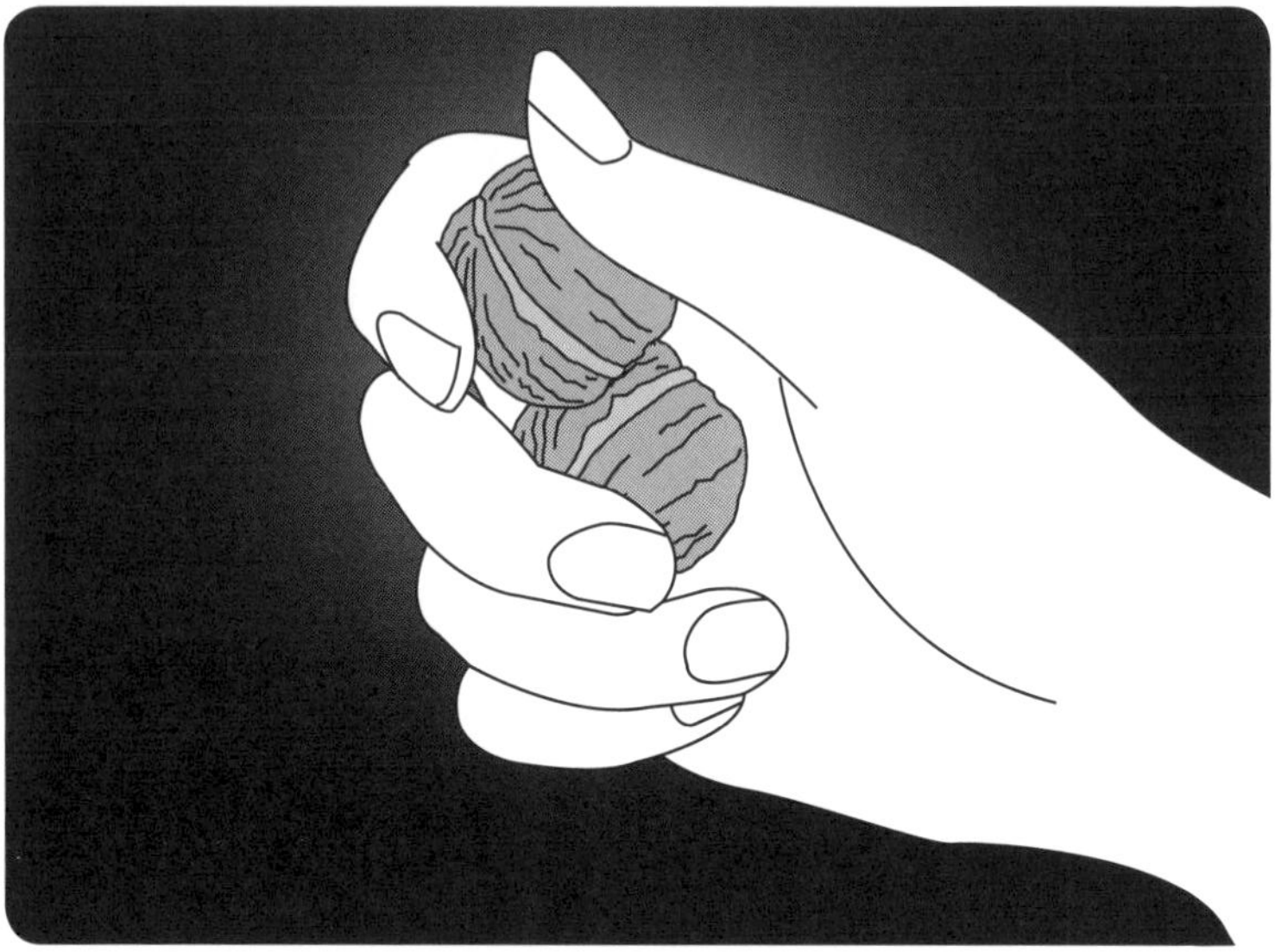

どれも独特な形に手指を組んでいますね。
忍者や修験道の行者が行なう〝印〟も、実はムドラの一種と言っていいでしょう。〝印〟にはその組み方によって「心拍数を抑える」などの身体的効果も研究者によって発見、発表されています。
クルミを2つ、手の中で転がすのも、手が神経が集まっている要所であるところからきている健康法です。脳の活性化、ボケ防止に効果があるとされています。
手は身体における重要部位であり、その効力が全身に及ぶ特別な機関です。そこに気がついたのは、インド人だけではなかったのです。世界中に〝ムドラ〟はあるのです。

ヨガ体操では、ムドラは神経のサーキットをつくる形として、ポーズ名の他にムドラ名がついているものがあります。簡単にできて背中を

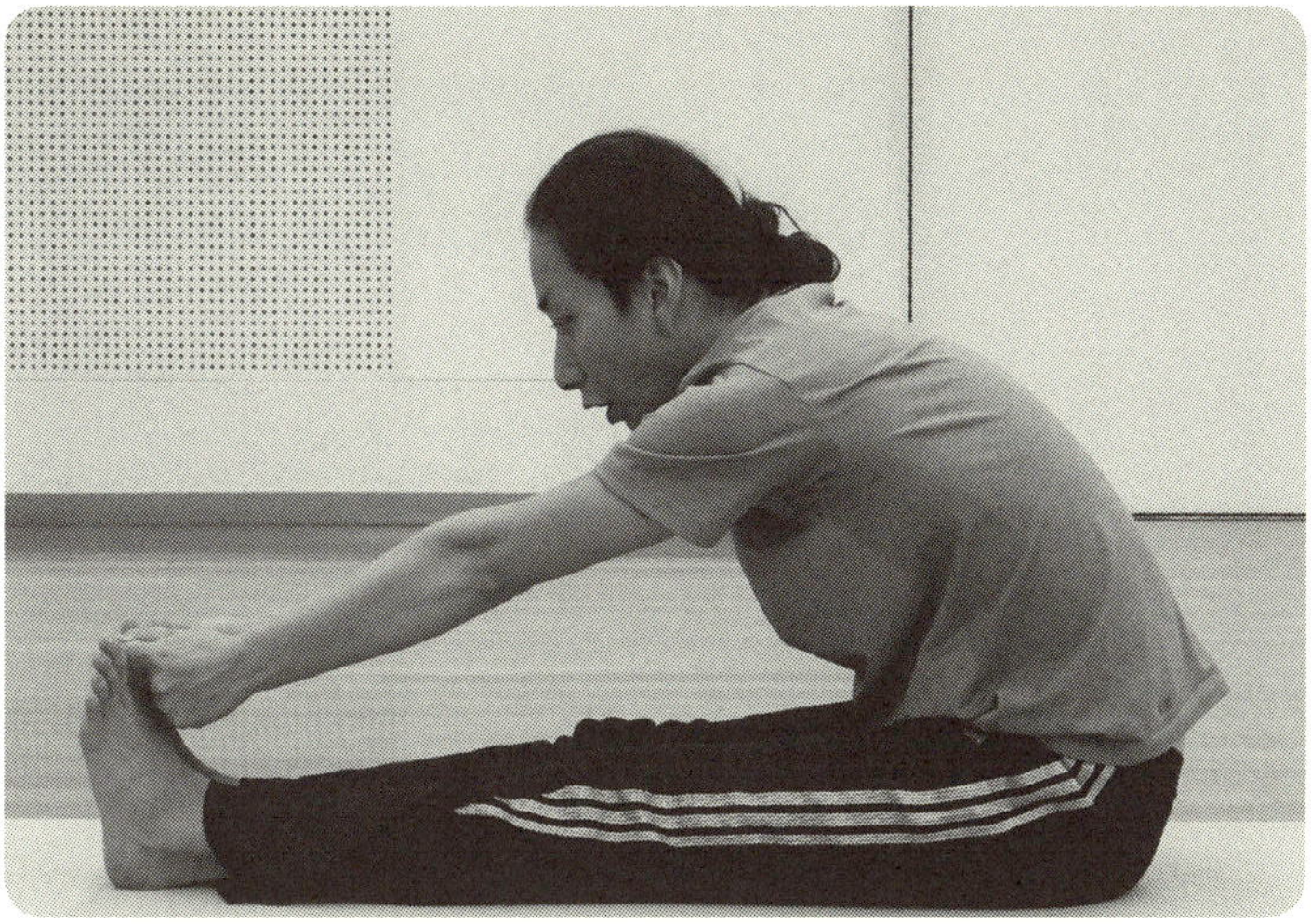

タダギ・ムドラ

軽くストレッチし、お腹の病気に効くポーズの座位前屈がそうです（上掲写真参照）。ムドラ名はタダギ・ムドラ、お腹を強く折らない軽い座位前屈で、そっけないポーズですが、生活の動きにない動作が体の体液や神経の流れを良くするのは言うまでもありません。こちらは手の形ではなく全体の形をもってムドラと言っています。

ムドラは、広義には手を床に置いたり肩に置いたりして体を安定させてポーズを維持し気の流れをよくしリラックスする方法でもあるのです。そういう点において、クリニック・ヨガ体操は手を床に置いて楽に行なう体操が多いのです。

４　ムドラ、会陰、呼吸、活力への昇華の実際

ムドラ体操法においてポーズとムドラと呼吸法は一体です。体幹のストレッチの例で解説します。

ムドラを利用した体幹ストレッチ

両掌を合わせてムドラを組み、真直ぐ上に伸び上がります。手と両足が拘束点となり、安定して身体の柔軟性が増します。

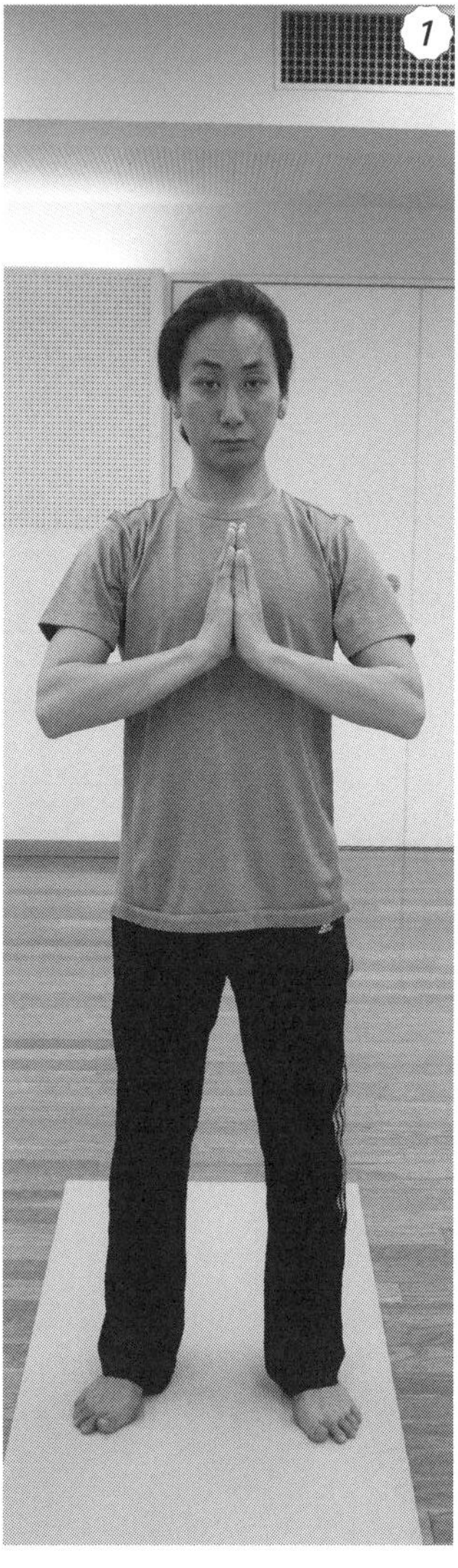

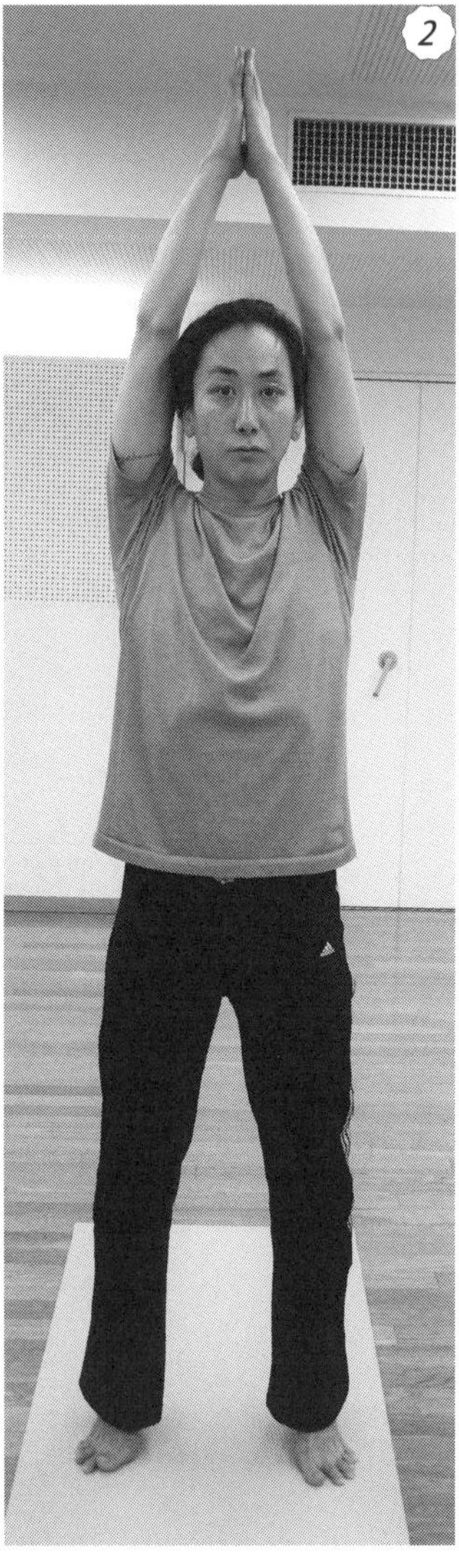

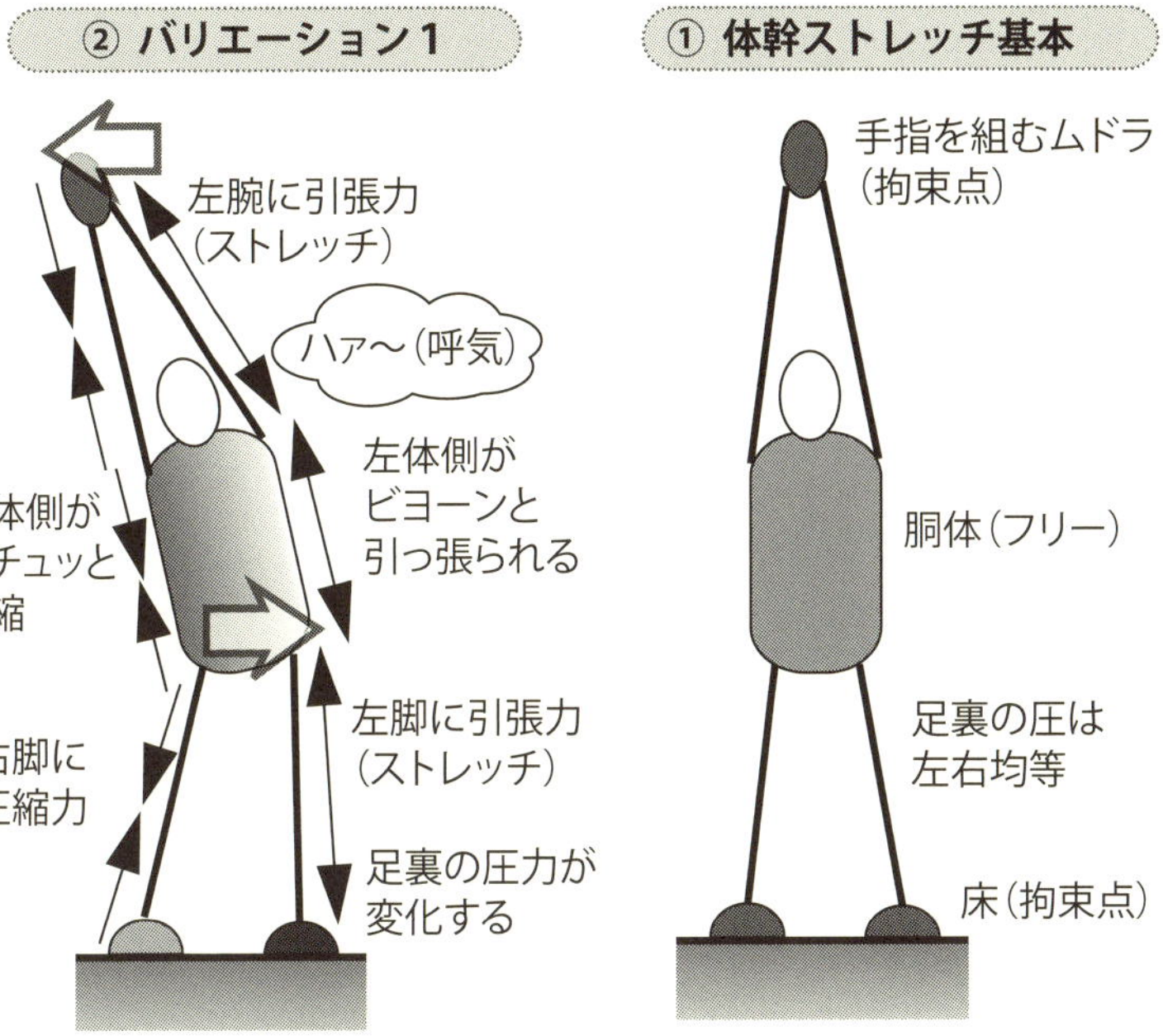

①体幹ストレッチ基本：足をしっかり大地で拘束し、さらに手をムドラで拘束し、吸気しながら真上に伸び上がる

立って行なう体操では足を床につけ、両手の指を組む事で、安定した構造を作ります。もってバランスの良いポーズとなり柔軟性が向上します。

②バリエーション１：息を吐きながら手を右、腰を左に移動し息を止めて会陰を収縮

脚から胴体、そして腕の左サイドに引っ張り力、右サイドに圧縮力がかかります。これがストレッチの正体です。

もとに戻って吸気→息を吐きながら手を左、腰を右に移動、この繰り返しにより体側をストレッチします。

③バリエーション２：手と足が拘束された状態で体の柔軟性を利用し、フリー

③ バリエーション2

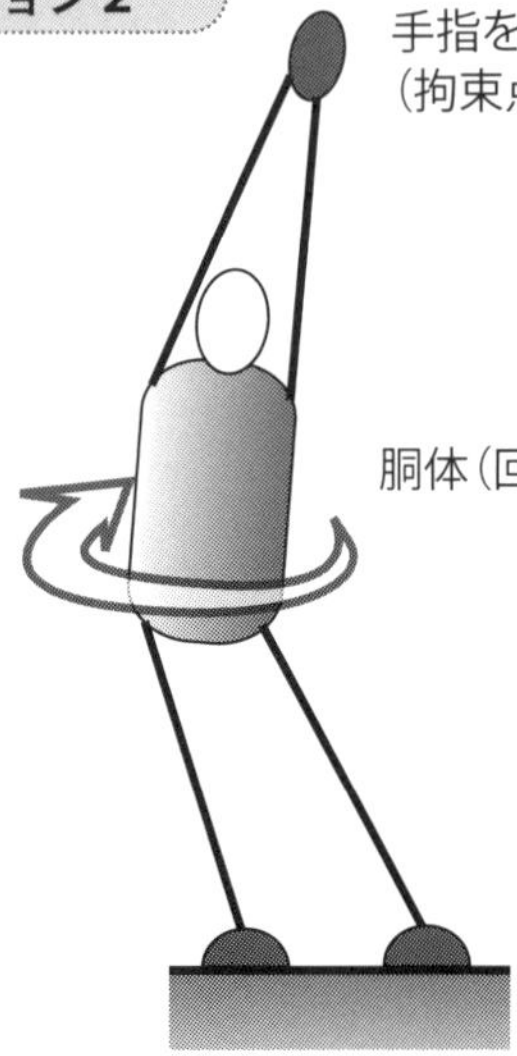

である腰を回す運動

吸気↓呼気＆腰を回す↓もとに戻って吸気、この繰り返しで体の柔軟性を向上させます。

ここでご紹介した体操の考え方をまとめます。ポーズや呼吸の流れは精力を活力に昇華するプロセスでもある、という所に注目して下さい。

① 上肢、胴体、下肢が一体となるよう、ムドラを用いて四肢を拘束する。

② 呼気をしながら体を曲げたりねじる。つまり肺を圧迫した時に呼気、元に戻って吸気。呼吸に合わせて体を動かすことで、肺、筋肉、腹部内臓は圧迫やストレッチを受ける。

③ 肺は通常2割しか使われていない。呼気をゆっくり長く行なって肺の奥まで換気すると吸気で大量の空気が自然に流れ込む。

④ 息を吐ききる時、会陰を収縮、数秒息を止める。

⑤ 後屈しながら吸気を長く続けようとしても息

が止まる。

⑥そのまま無理のない時間、数秒止めると脳の二酸化炭素が微増し、脳内ホルモン（神経伝達物質）が分泌され、性欲や食欲が後退し、強くなった精力は活力に昇華される。

5 精力のパワーの昇華

インドの体操には、横隔膜を大きく動かして、性腺が収納されている骨盤内臓と胃腸、肝臓、腎臓がある腹部内臓をマッサージするポーズが多いのです。それほど、生命の泉・性腺と会陰を重視しているのです。お腹が健康でなければ脳は集中できないし活力をストックできません。あるいは命を支える肝腎の肝臓、腎臓の健康を考えての事でもあります。

体操や運動をやった時に①取り込んだ気を腹部内臓から骨盤内臓にため込み、増えた精力を②活力に昇華したいと思います。

気を貯める①のテクニックの一つに会陰を収縮するムーラ・バンダというものがあります。ヨガ体操の中では息を吐く時や、息を止めた時に会陰を収縮させます。それだけで精力が蘇ります。この行為を単独でやると精力が強くなるだけです。このままでは単なる欲、食欲や性欲が大きくなるだけです。人に巣を食うもっとも大きな雑念が性欲です。放置すると性欲の処理に悩み、犯罪に向かいます。

精力を②活力に昇華させて活用しなければいけません。昇華のためには前節で解説したように、ゆっくり呼吸をしながらポーズをとればいいのです。

精力昇華のイメージ

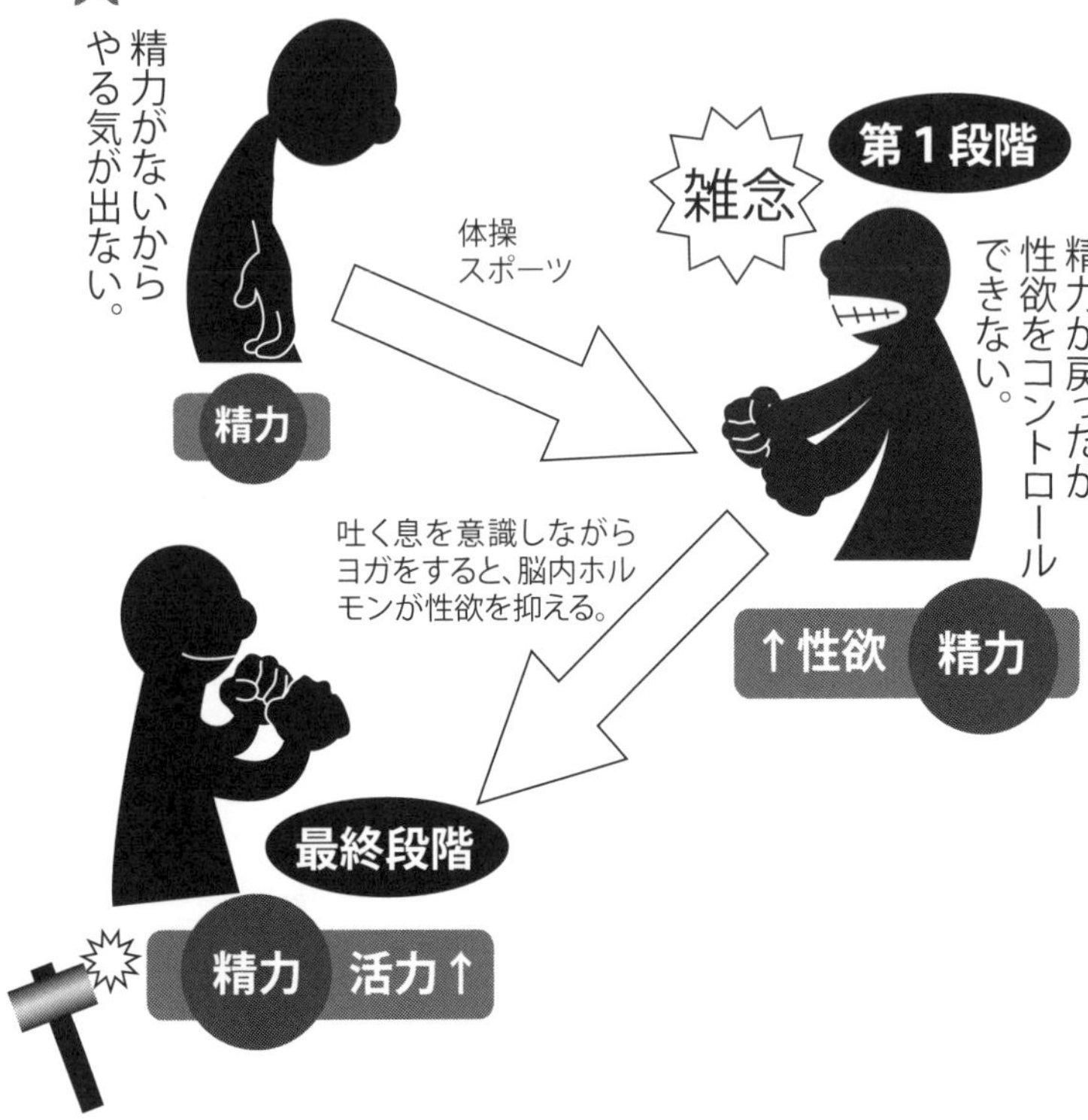
精力がないから
やる気が出ない。
精力
体操
スポーツ
雑念
第１段階
精力が戻ったが
性欲をコントロール
できない。
↑性欲
精力
吐く息を意識しながら
ヨガをすると、脳内ホル
モンが性欲を抑える。
最終段階
精力
活力↑

精力を貯めて同時に活力に昇華させるテクニックがあります。8節でご紹介する「階段で会陰キュッ体操」です。息を長く吐きながらゆっくりやる体操で、脳内ホルモンが分泌されます。それは性欲や食欲や不安などの雑念を取ってくれます。雑念を取るだけですから精力が消えるわけではありません。そうすると精力は活力に向かいます。あるいはカパラバティ呼吸法（第2章のMC体操、「座って行なう体操」を参照）を行ない

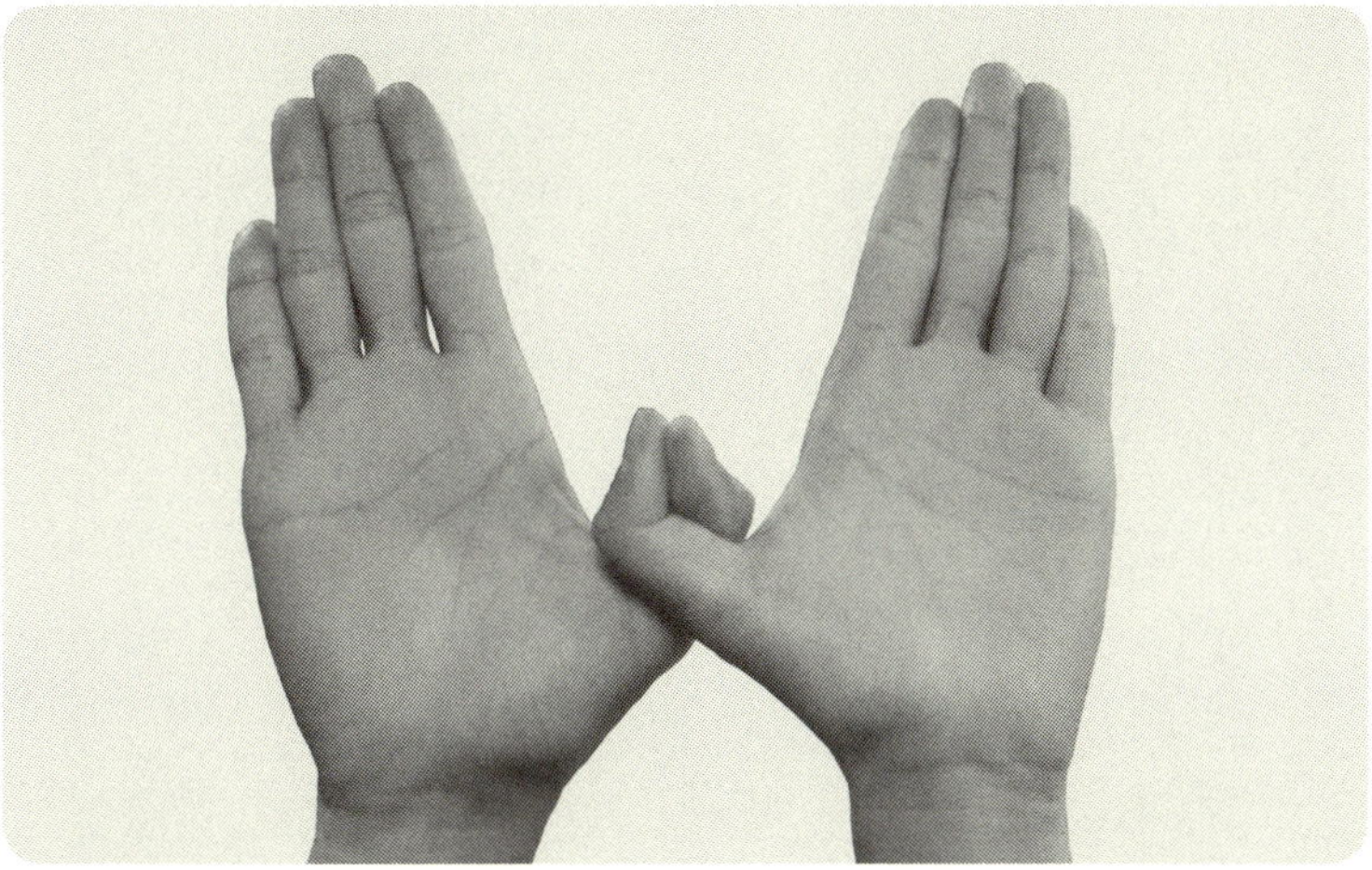
親指を組むムドラ。

ます。

❻ 体操におけるムドラの形

ムドラのメカニズムがわかったところで、実際のさまざまなムドラの例を見てみましょう。

1）手指を組んで上肢を拘束するムドラや、手指同士、手指と足指が触れることで神経のサーキットをつくるムドラなど

①親指を組むムドラ。決めのポーズで親指同士を引っ張り合う。

②指を交互に組む。

③座禅、膝の上に手の甲を置いて姿勢を安定させ、神経のサーキットを作るムドラ。

④正座で座ったときや、立つときにお臍のやや下（体の重心である丹田）で両手の平を重ねて構え、神経のサーキットを作るムドラ。

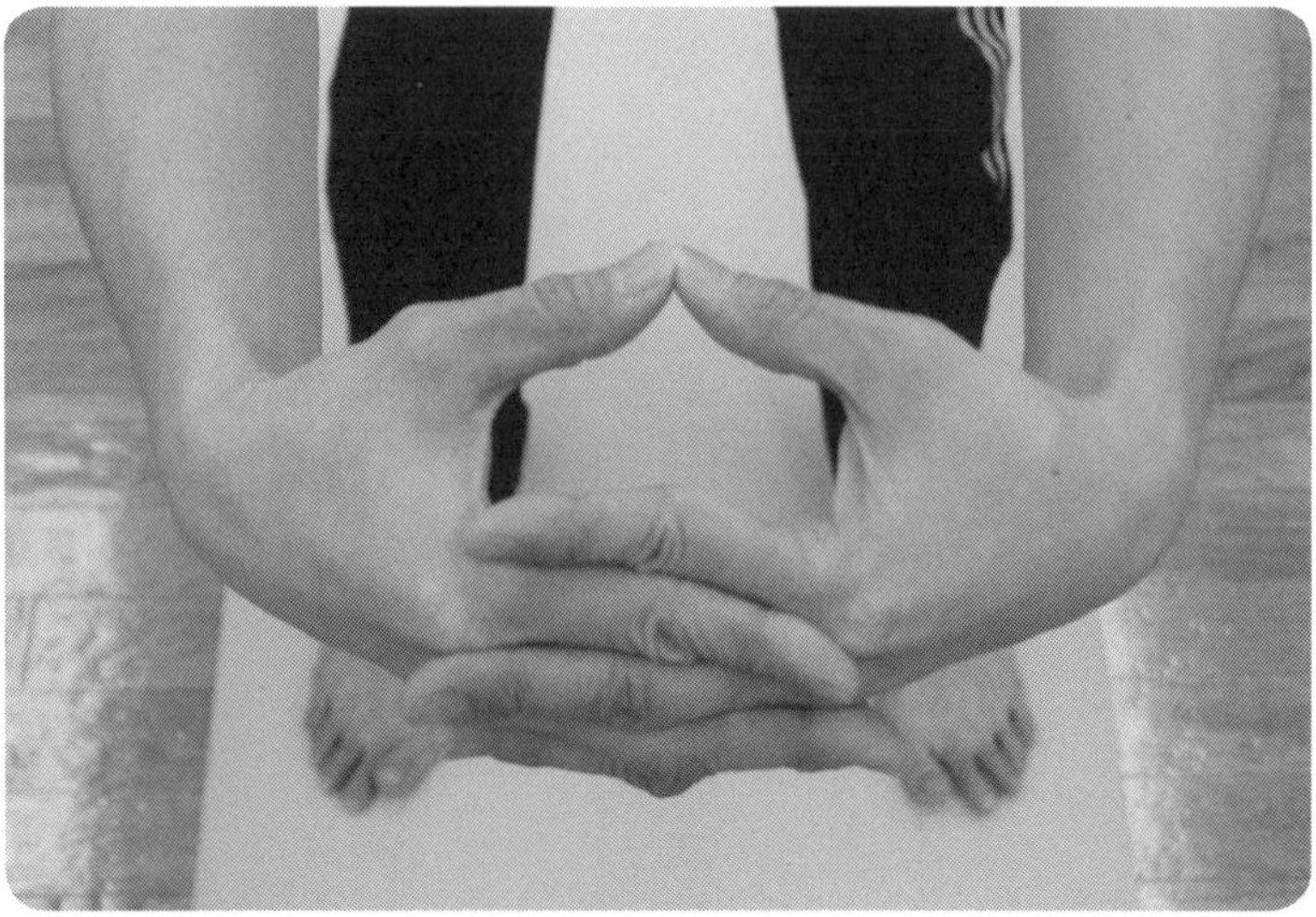

指を交互に組むムドラ。

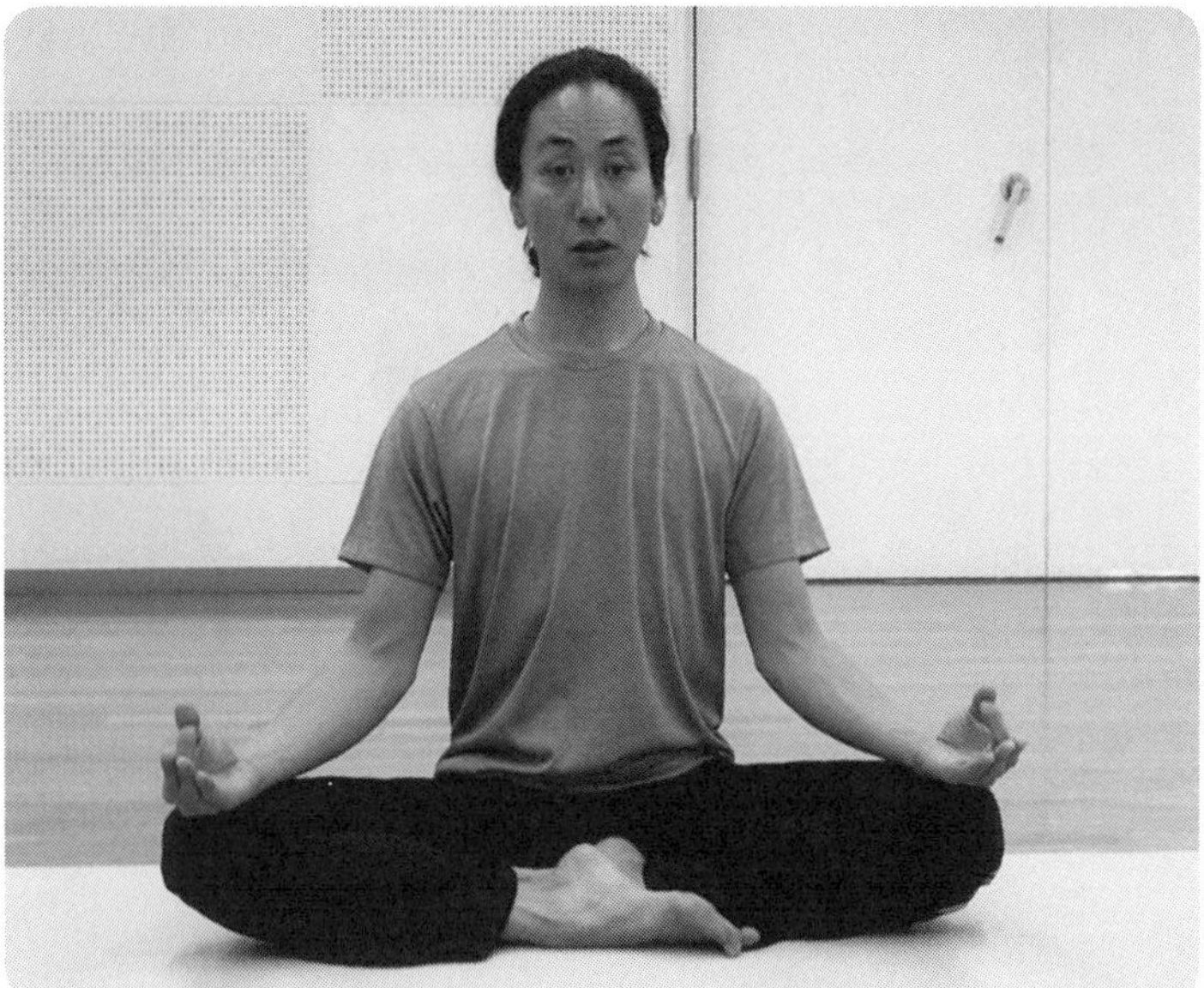

座禅で膝の上に手の甲を置き、姿勢を安定させ、神経のサーキットを作るムドラ。

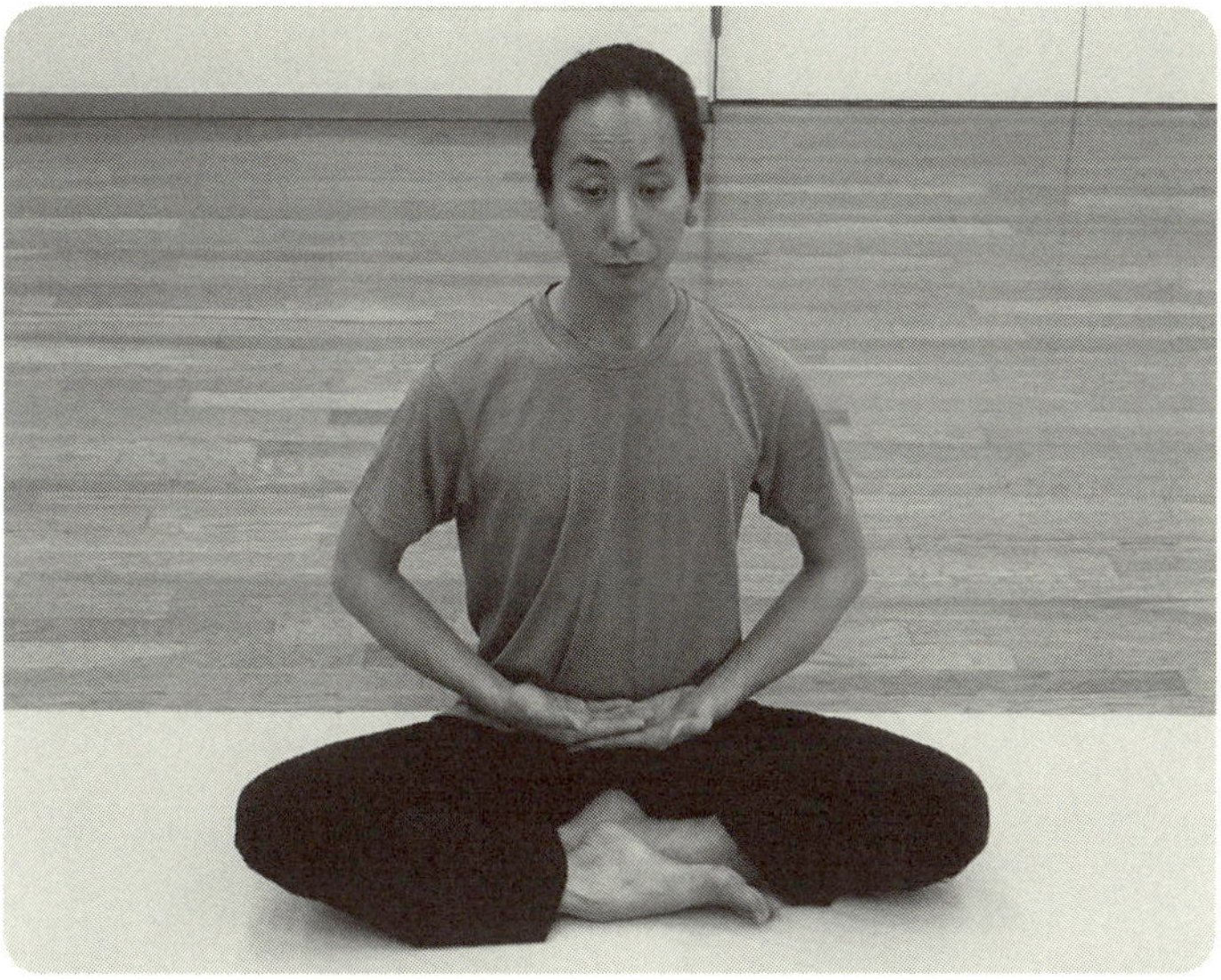

お臍のやや下で両手の平を重ねて構え、神経のサーキットを作るムドラ。（カパラバティ呼吸法）

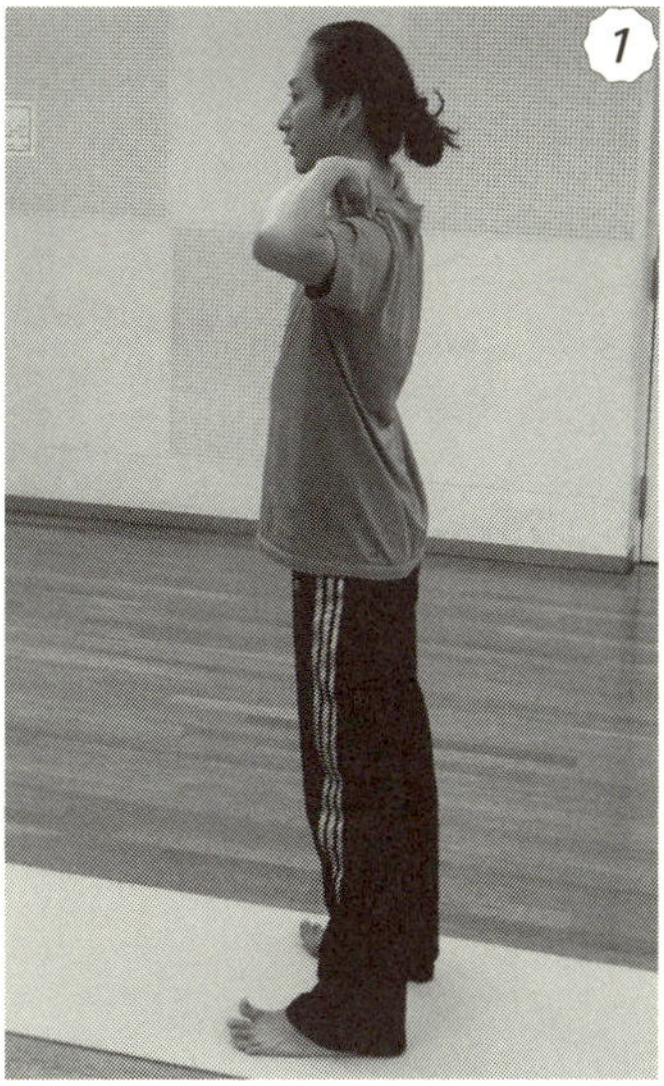

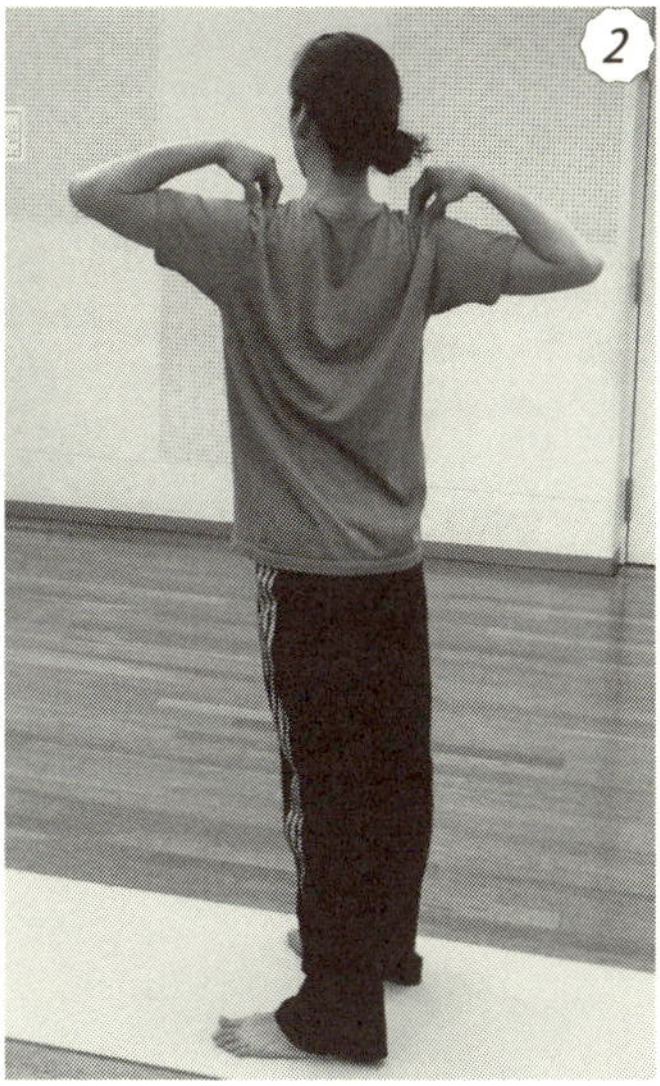

指を肩に着けるムドラ。胴をねじったり肩を回す運動の時に姿勢を安定させる効果がある。

椅子に手を置くムドラ。

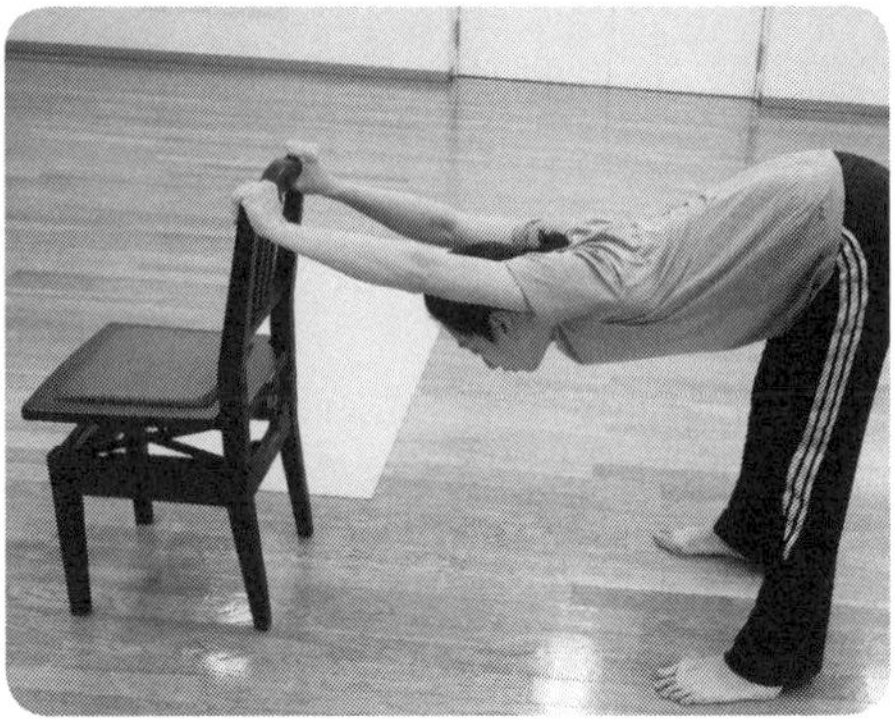

紐のムドラ。

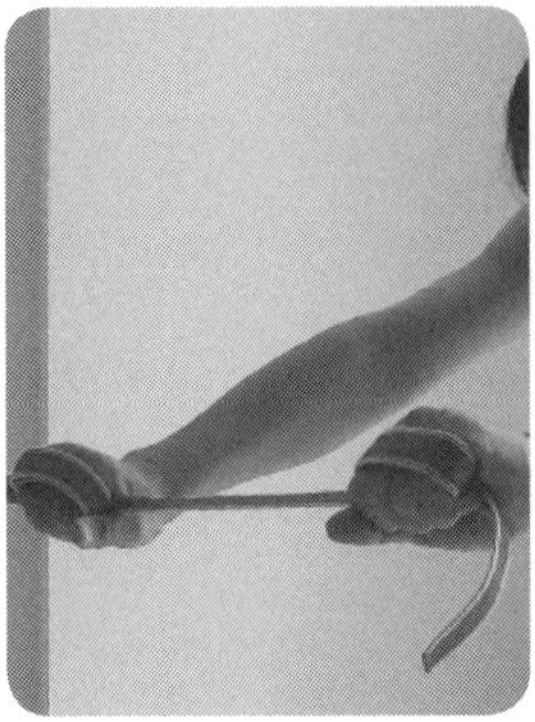

⑤指を肩に置くムドラ。胴をねじる時や肩を回す体操のためのムドラ。これができないと正しい姿勢が保てないことは本章冒頭の節で解説した通り。
⑥椅子に手を置くムドラ
⑦紐のムドラ

2）床で体を拘束するムドラ

ムドラは手を組むだけのものではありません。体を拘束する意味でのムドラは他にもたくさんあります。
①下肢を床で拘束、足首を手で持って四肢を拘束するムドラ。
②床で下肢を拘束し、手を頭に置いて上肢を拘束するムドラ。
③仰向けになって全身を床につけて四肢を拘束するムドラ。そのまま脚を水平方向に移動させると、四肢と体側のストレッチができる。
④横になって行なう体操の例。右脇腹を下にして横になって右腕、右脚を床につけ、自由になった左脚と左腕を動かす。
⑤腹ばいになり上肢で頭を支え胸を広げ、左右の脚を交互に動かす事で、骨盤内臓を刺激する。

下肢を床で拘束、足首を手で持って四肢を拘束するムドラ。

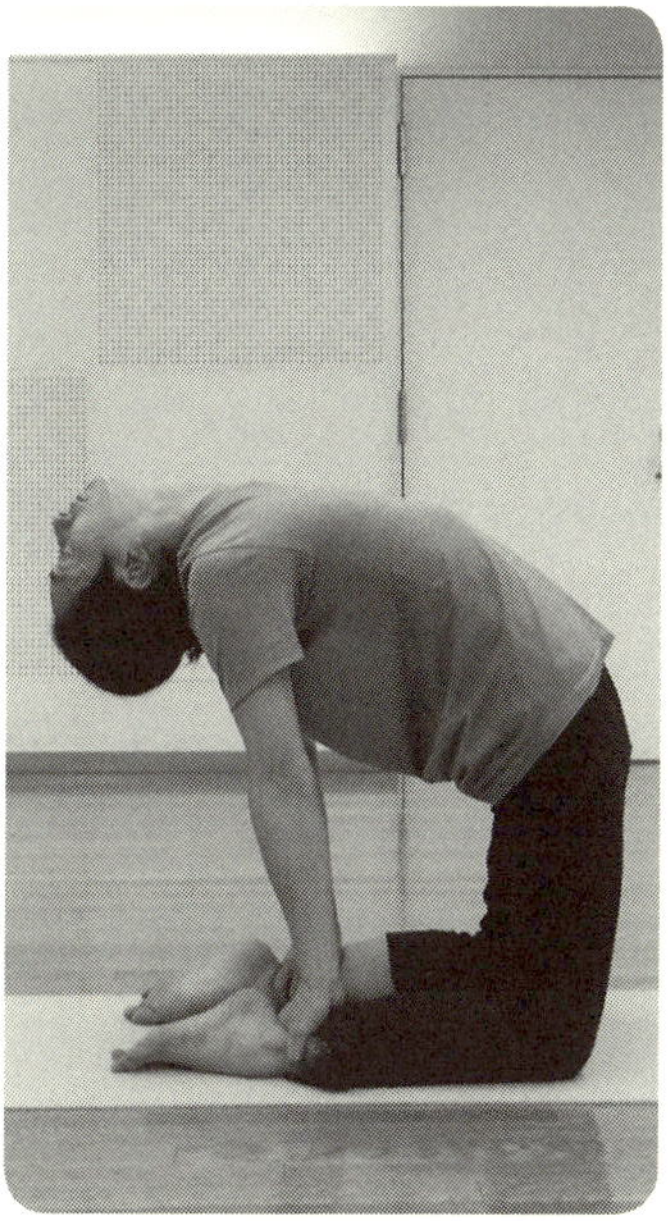

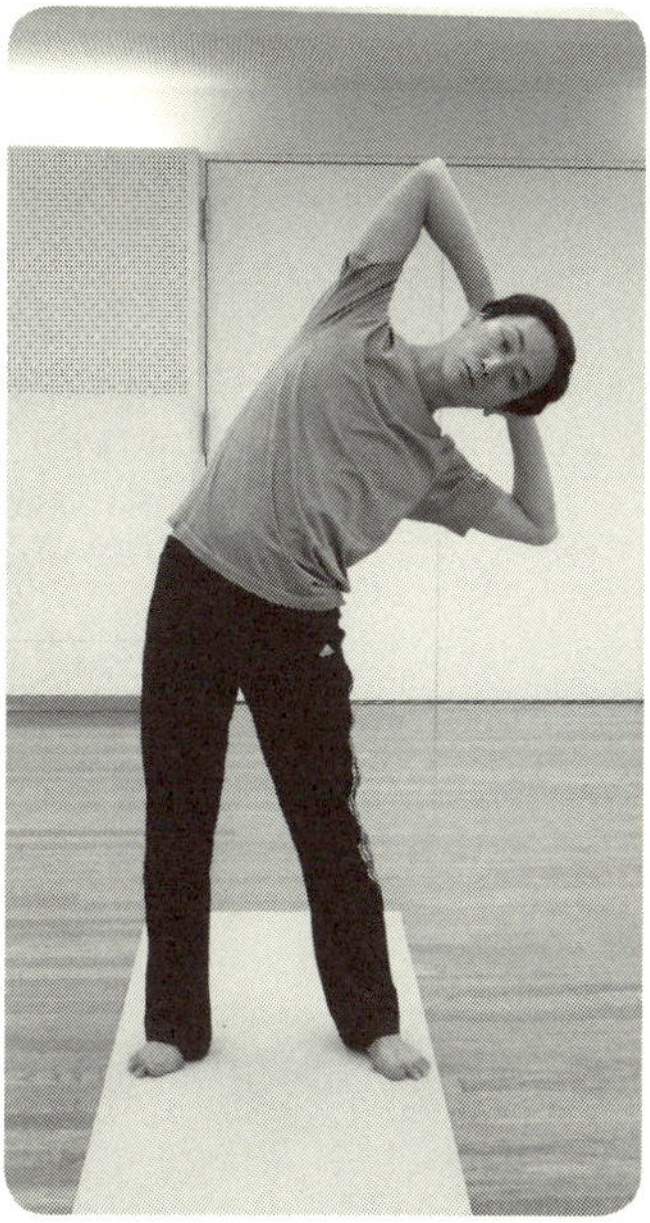

床で下肢を拘束し、手を頭において上肢を拘束するムドラ。

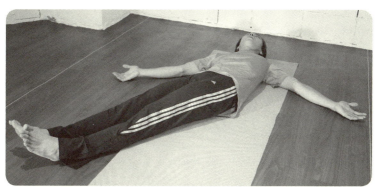

仰向けになって全身を床につけて四肢を拘束するムドラ。

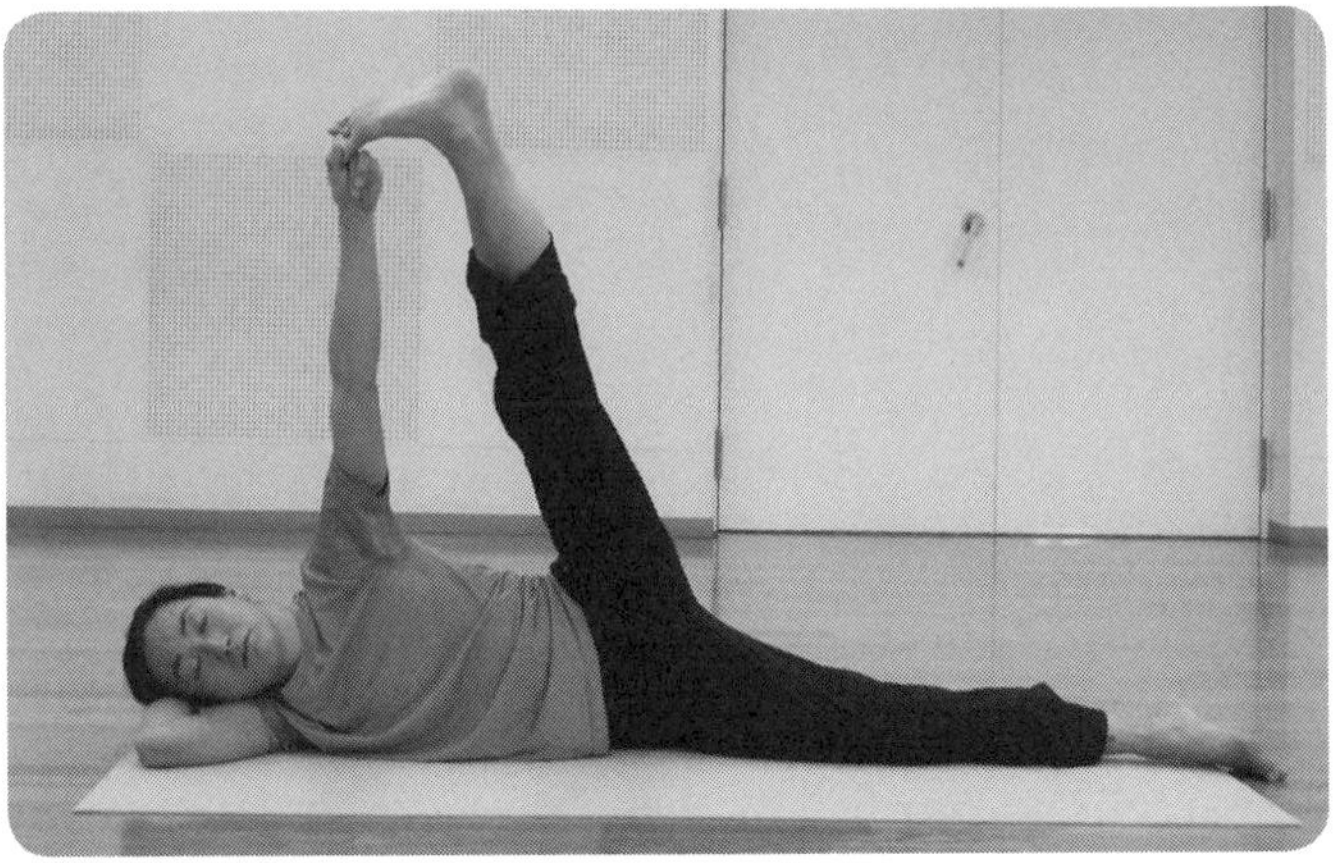

横になって行なう体操の例。右脇腹を下にして横になり、右腕、右脚を床につける事により拘束するムドラ。

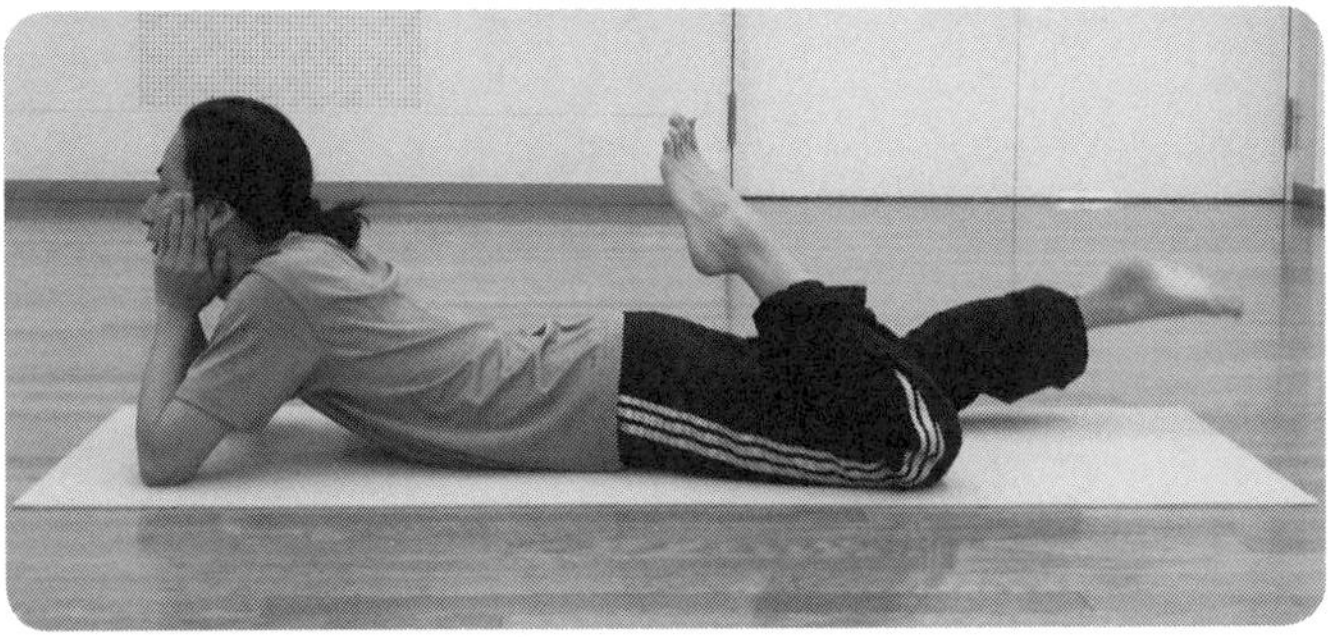

腹ばいになり上肢で頭を支え胸を広げ、左右の脚を交互に動かす事で、骨盤内臓を刺激する。

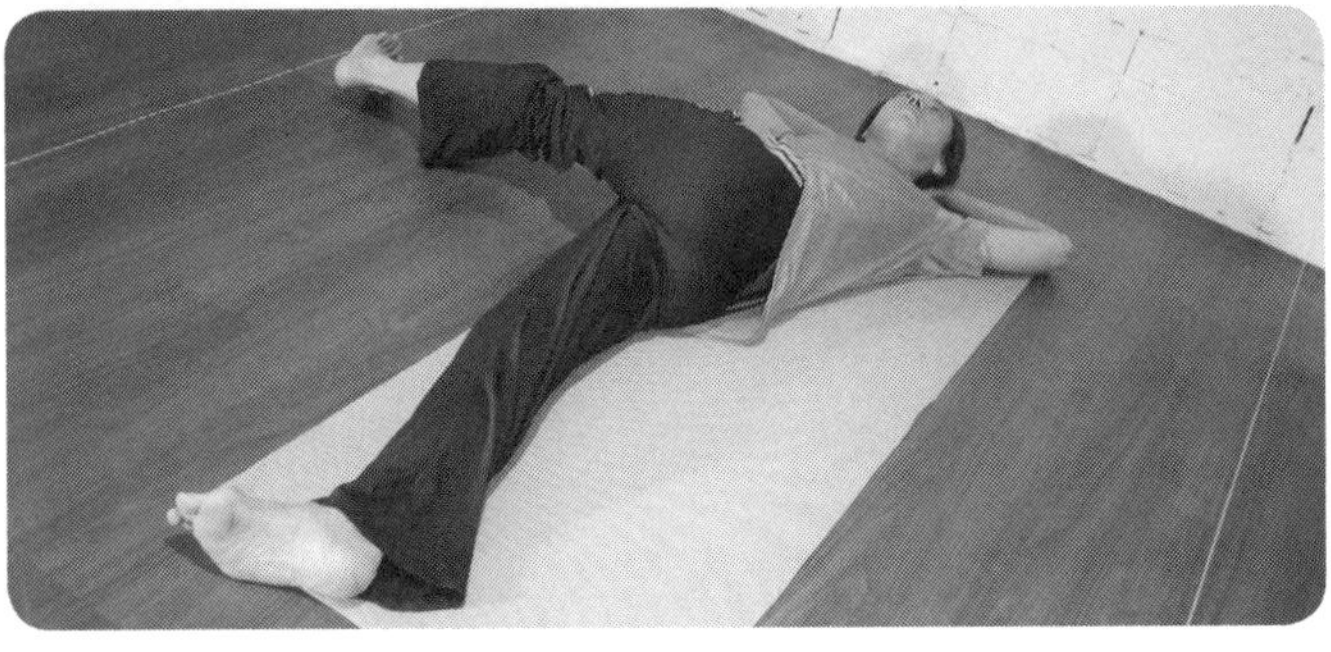

仰向けになって上半身を床で拘束するムドラ：両手を広げて仰向けになり、脚を動かして胴体をねじる。

⑥仰向けになって上半身を床で拘束するムドラ：脚を動かして胴体をねじる。

スポーツにもムドラがあります。スキーはスキー板の中央がくびれたエッジに体重を載せたり緩めたりする動きがムドラですし、ストックの手さばきもムドラです。ムドラは無数にあるのです。

7 ムドラの医療への応用事例（四十肩、五十肩）

私がフィジオセラピー・クリニックを訪ねた理由は五十肩の治療でした。

腕を使う作業が続くと肩の筋肉（三角筋）が鍛えられ、筋肉量が増え魅力的な体型になりますが、同時にそれは肩関節とその周辺（腱や関節包）に負担がかかり、それらが劣化（老化）することを意味します。四十代で早くも劣化の影響が出ます。若いつもりで作業をすると関節周辺が炎症を起こし四十肩になります。五十代で影響が出ると、五十肩になるわけです。それは膝関節も同じです。

肩の痛みは、関節液が乾燥したり減ったり、またその周辺の腱が劣化し、高負荷によって疲労し強張ります。あるいは炎症を起こし痛みを伴います。これを放置すると、やがて肩の関節が固まってしまいます。

クリニックでは関節の故障は、

①関節とその周辺の固化

②こわばり

③交通事故などによる関節の移動

の３つに分類しています。

私の場合、50歳で海外赴任が始まり、仕事の他に軽い労働ですが微妙な力加減が要求される炊事洗濯等の家事をするのですが、腕を上げたりねじったりした時、大きな痛みが走りました。いわゆる五十肩、肩のこわばりでした。クリニックでは「肩の痛みは老化が原因だから関節自体は完全に復元する事がない」ことを前提に治療を行ないます。

治療の基本は非常にシンプルで「筋肉を使うと筋肉と腱が柔らかくなりパワーがつく。柔軟な身体にはパワーが宿る。ストレッチやエクササイズによって患部が動くようになると血行を良くなり、内部から身体を温めて痛みを取る。」と先生は言っています。先生が手を貸して動かす運動療法が一般的ですが、自分一人でも十分にできるのです。

「肩を上げられないので運動ができません。どうすればいいの？」

「関節に負担がかからないようにムドラを使って体操をすればいい」

先生はムドラを使った体操で五十肩をいとも簡単に直してくれました。日本で整体に行っても治りませんでしたから驚きました。

私が受けた10分間の体験事例をご紹介します。

関節に負担がかけないで行なう体操とは、「ウォール・クライミング」というものでした（次ページ写真参照）。

ウォール・クライミング

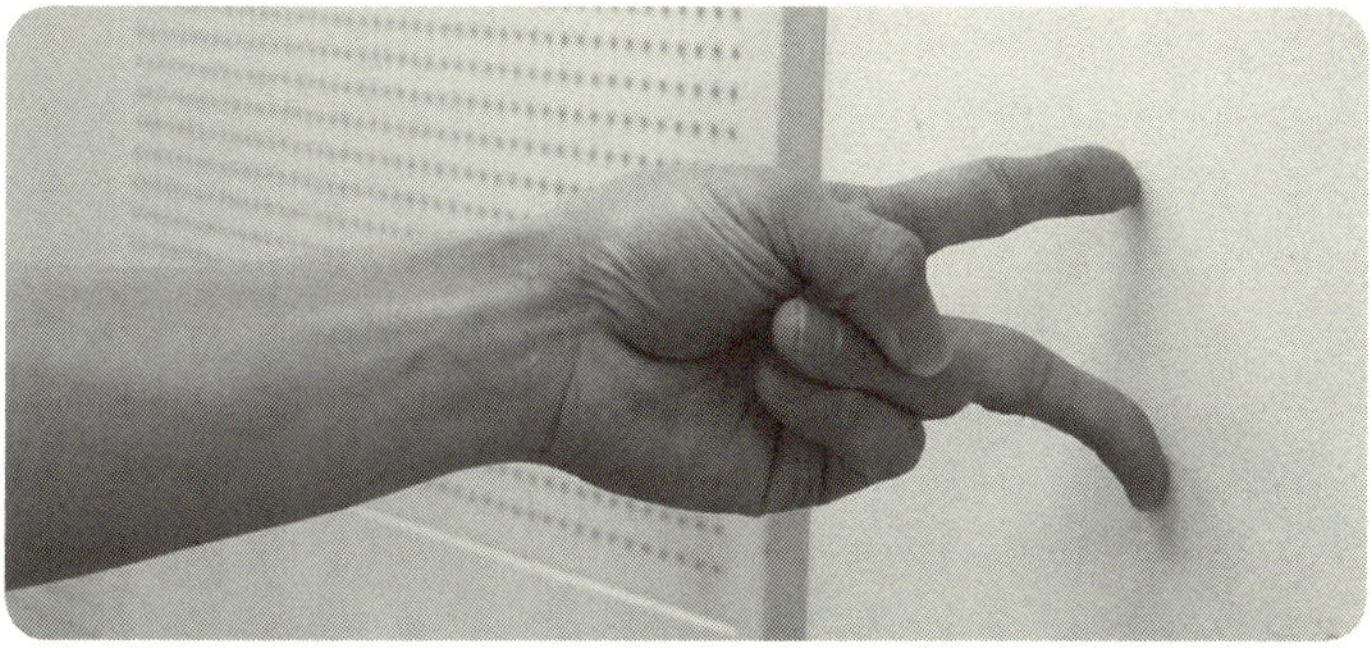

人差し指と中指を壁に立てるムドラ。

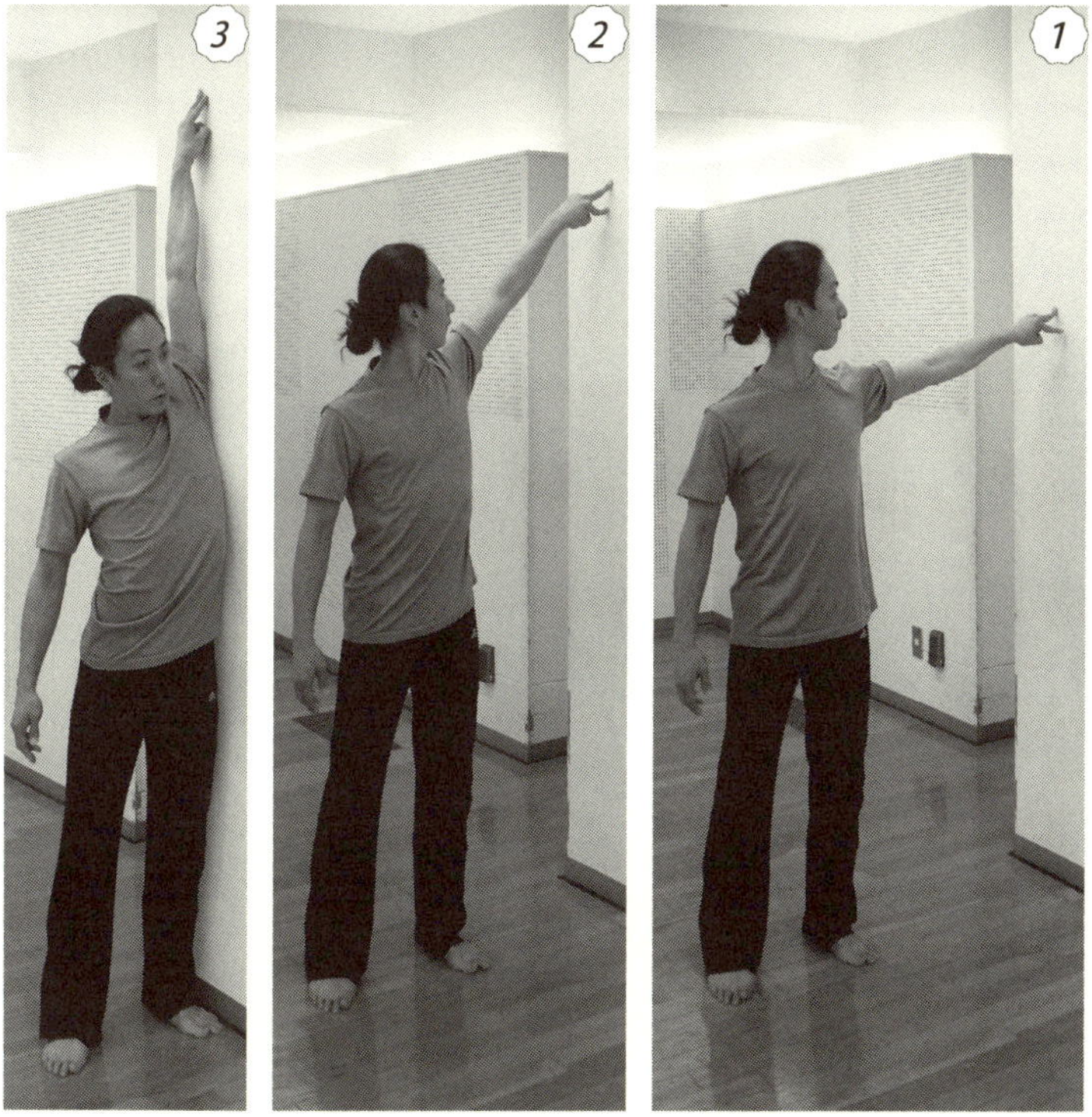

壁に立てた人差し指と中指を、腕を右左とひねる事で歩かせ、壁を登らせて腕を上げる。

関節、患部に負荷をかけないで腕を上げるために壁を利用するものです。何度もウォール・クライミングを繰り返すと、無理なく腕の筋肉が使われ、血行が良くなって痛みが取れていきます。壁に置いた手指がムドラです。

① 前ページ写真1のように腕は水平、人差し指と中指を壁に立て、2本の指を交互に動かしながら壁を登り、体を徐々に壁に近づけながら腕が伸びきる位置（写真3）まで登る。

② そして2本の指を交互に動かしながら壁を　下り、写真1に戻る。

③ これを10回繰り返し（1ラウンド）、休みながら5ラウンド、所要時間は10分。患部が温まり痛みをやわらげる。

壁を支えにすると不思議にも痛みもなく肩が上がります。老木の枝を支柱で支える行為と同じです。このウォール・クライミングという簡単なエクササイズで五十肩が簡単に改善されました。痛みはわずかに伴いますが腕が上がるようになり、その後、普通の生活ができるようになり、そのうち五十肩である事を忘れました。今は懐かしく思うだけです。

先生はドライフルーツや骨のスープ、野菜の摂取を薦めてくれましたので、今でも食べています。この治療法は全国のインドで実践されている技術でした。

8 会陰センター的生活で姿勢が良くなる

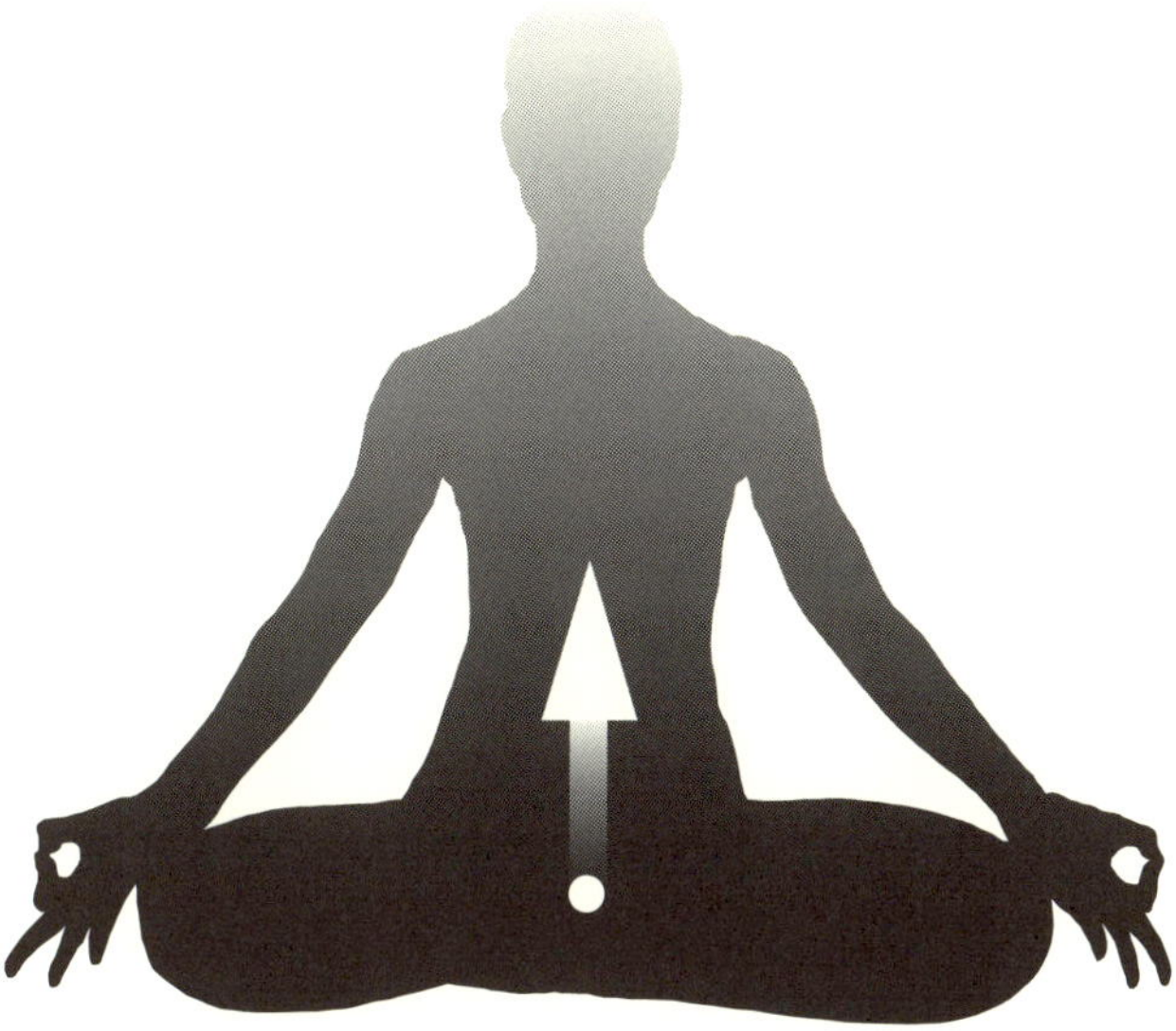

本書は、ムドラを取り入れた〝世界最古のみんなの体操（ヨガ体操）〟をご紹介する企画なのですが、ヨガ体操をしながらゆっくり呼吸すると、良い気が取り込める事はよく知られています。それで十分に目的は達成されるのですが、もう少し進んで、取り込んだ気を腹部内臓から骨盤内臓に貯め込んで、活力を高めたいと思います。そのためには気を貯め込む必要があります。そのテクニックの一つに「会陰を収縮する」というものがあります。それをムーラ・バンダと呼びます。会陰を収縮するのは誰にでもできます。それを実感していただきたく、この節を設けました。

会陰を収縮させる事ができたら体操を行ないながら要所要所で会陰を収縮させてみて下さい。あるいはここでご紹介する「階段で会陰キュッ体操」をやってくださ

チャクラ（7つの機能別エネルギーセンター）

位　置	関連の深い神経叢	チャクラ名	機　能
① 仙骨から会陰の周辺	仙骨神経叢	ムラダラ Base Chakra	心身の安定と生存の基盤
② 性腺周辺	下腹部神経叢	スワディスタナ Sexual Chakra	創造性、人間関係
③ お腹（胃腸から肝臓腎臓）	太陽神経叢（第二の脳）	マニプラ Centre Chakra	肝腎と言われる通りここは活力・希望・行動力の源泉
④ 胸	心臓神経叢	アナハタ Chest Chakra	自己回復、愛情、喜びなどの人間的な感情
⑤ 喉	咽頭神経叢	ヴィシュダ Throat Chakra	自己、真実の表現
⑥ 眉間	大脳辺縁系（本能の中枢）	アギャ Forehead Chakra	直感、知恵、集中力
⑦ 頭頂	大脳	サハスララ Crown Chakra	精神の輝き、至福感

い。

会陰の位置はすでにご説明しましたが、肛門と尿道の間にあります。女性の場合は陰部（膣）に当たります。息を吐いた時にお腹に力を入れると、この会陰が収縮します。会陰は東洋医学のツボです。インドではベースチャクラに一致します。

参考までにチャクラについて書きます。チャクラとは、人体中に7つある〃エネルギーセンター〃を意味します。

脊髄という脳神経の束と、それにつながる「神経叢」という鳥の巣のような複雑な神経群が存在します。チャクラは神経叢に一致します。著者は長年ヨガを継続して、心身の健康にとって一番重要なチャクラを一番下の「ムラダラ」（ベースチャクラ）だと思ってい

チャクラ

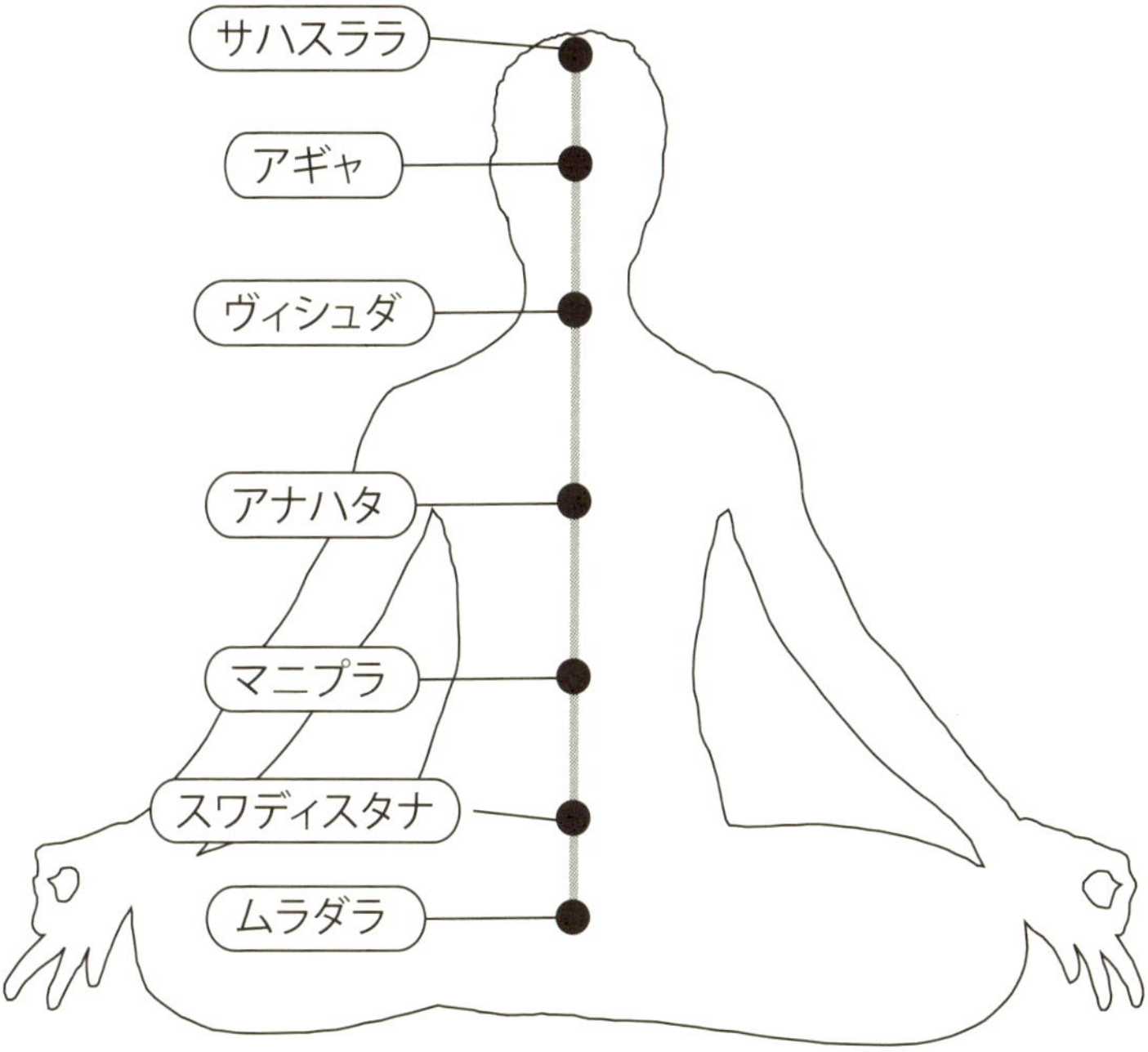

ます。

会陰を収縮させるとパワーが出ます。ここを中心に座り、立つと、自然に姿勢が良くなります。「ねこ背を治す」類の本がありますが、よく「肛門のやや前を中心になるように座る」と書いてあります。「肛門のやや前」とはまさに会陰のことです。会陰が中心になるような立ち方や座り方を指導しているようなのですが、会陰を引き合いに出さずにあれこれ説明しています。

それらの本で書きたかったのは、「会陰センター的生活の勧め」だろうと思います。「会陰を中心として動きなさい、会陰が重心にくるように座りなさい。そうすれば姿勢が良くなります」という説明だと非常にわかりやすいと思います。でも、こういう風に書いてしまったら1ページで終わってしまうので本にならないでしょうね。

「ベリーダンスは子宮で踊る」とよく言います。子宮には会陰があるからで、「会陰センター的動作」が動きを美しくしているのです。健康にもいいのです。会陰センター的演技に長けたダンサーが名人だと言っていいでしょう。

私は十代で骨格を損傷してから激しいスポーツをしていません。ですから野球も知りませんが、バットを振る時も会陰を絞って、それをテコ、あるいは壁にして力を得ているのではないでしょうか。サッカーでシュートを決める時も会陰で踏ん張っているのではないかと想像します。ゴルフも同じだと思います。会陰センター的動きはスポーツの成功に欠かせないと思います。

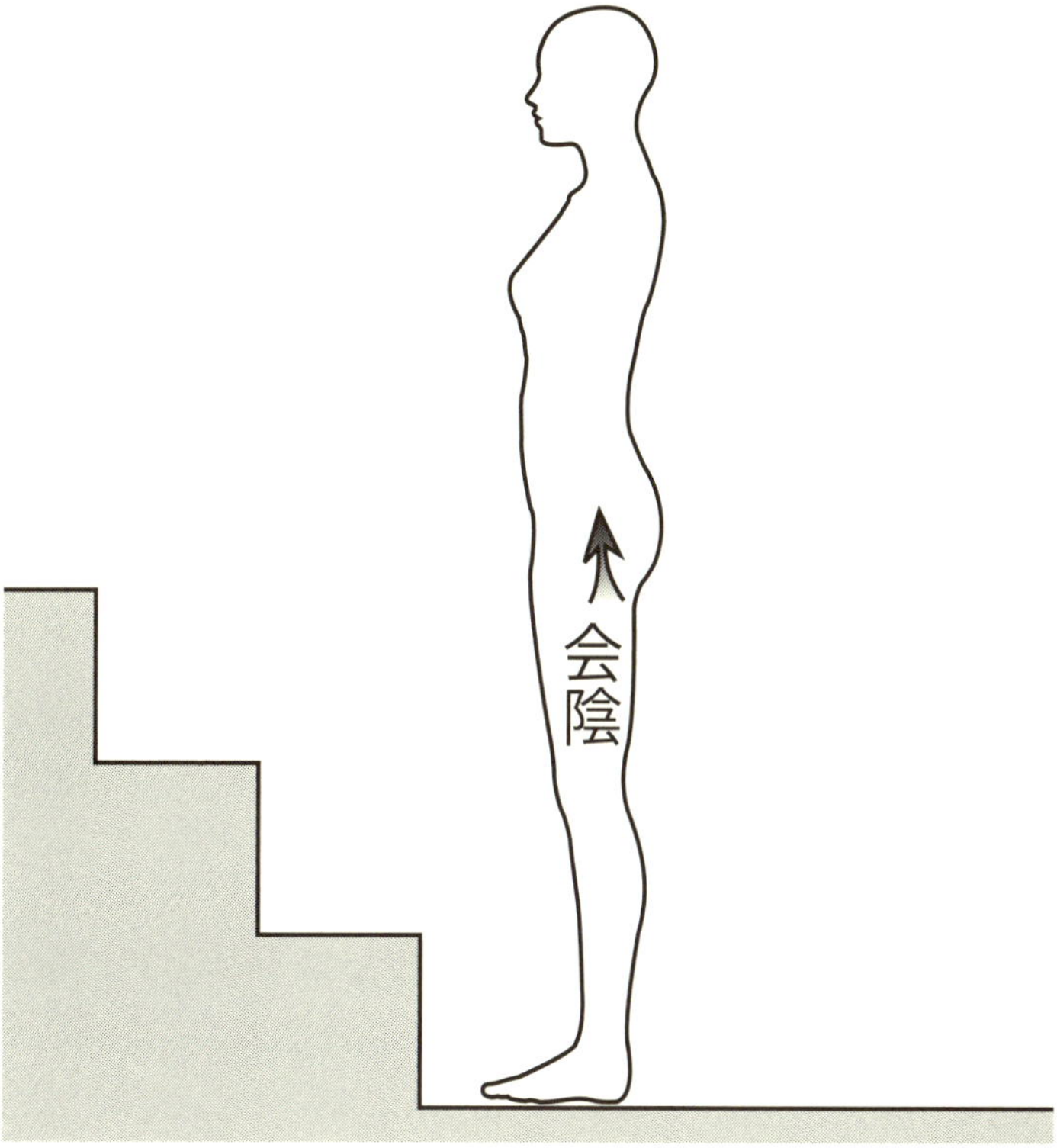

階段を昇る時、踊り場まできたら片足で踏ん張って会陰をキュッと収縮させる。

【階段で会陰キュッ体操】

階段を上る時、息を吐き続けながらキビキビと上り、踊り場で会陰を収縮させた後、息を吸います。それを「階段で会陰キュッ体操」と呼びます。この感覚を体験したら、ムドラを使った体操でもポーズを決める時、息を吐いた時に会陰をキュッと収縮させます。

あるいは会陰を中心に動いたり座ったりします。

○階段の上りで行なう会陰体操の手順

① 一段ずつ息を短く吐き続けながら上ります。

② そして踊り場に立った時、片足

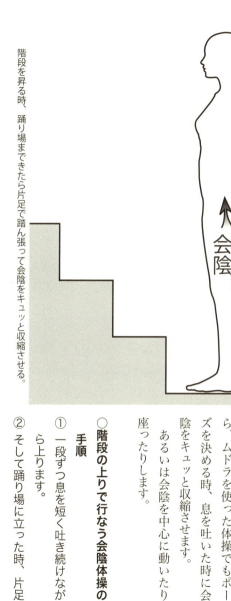

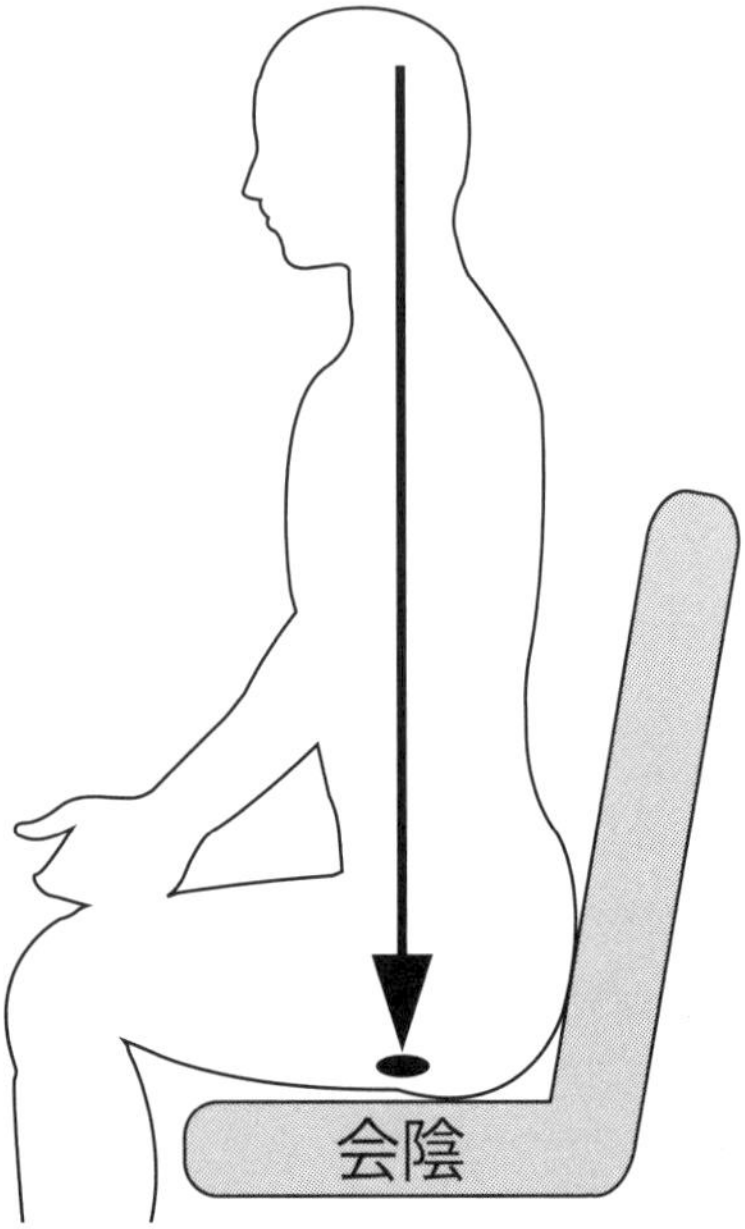

重心の位置が会陰になるように座る。

で踏ん張って会陰をキュッと収縮させます。その後、空気が肺になだれ込みます。

③次の踊り場まで同様に吐き続けながら上り、踊り場で片足で踏ん張り会陰を収縮させます。その後、空気が肺になだれ込みます。

通常のマンションでは踊り場は7段～8段くらいごとにありますから、十分に吐き続けられます。階段の段数が多い場合、途中で止まって会陰を収縮させます。これは、誰にでもできる体操ですから、〝みんなの体操〟の名にふさわしいものです。4節と5節でご説明した通り、吐き続ける事で精力を活力に昇華させます。

【座る】

座る時は重心の位置が会陰になるように、つまり肛門のやや前が中心になるようにします。そうすると座るだけで会陰を刺激します。その時のムドラは膝の上で手指を組みます。

自転車に乗るのも会陰を刺激する行為です。

第2章

MC体操

（ムドラを用いたクリニックヨガ体操）

❶ クリニックで体操をやる意味

体が硬い人は関節が固まっています。そのままにすると関節の固化が進行します。こういうケースではクリニックで先生が手助けして患部を動かす運動療法を施しますが、治療費が気になる貧困者が多いインドにあって、それに代わるものがクリニック・ヨガ体操です。反動を使わずに、人の手を借りずに、しかも関節を痛めずにジンワリ動かすヨガ体操をクリニックで行なうのは自然な発想です。

クリニックでは健康維持とリハビリのためにヨガ体操を導入しているのです。あるいは人間社会ではストレスはつきもの、ストレスを回避することはできませんので、ストレス抵抗力をつける効果のある体操がクリニックで行なわれている体操です。

本章でご提案する〝MC体操〟はムドラを使ったクリニック・ヨガ体操です。これは、次の点で世界最古であり、みんなの体操です。

1）MC体操はインダス文明発祥のヨガの呼吸法を取り入れている。古代インド人は健康とは排気排泄の二つがちゃんとできている状態であると考え、次のような呼吸法をデザインした。

① 人は吸う力よりも吐く力が弱いため、肺の2割しか使っていない。体を動かしながらゆっくり深く吐くと肺がよく換気される。

② 体操をしながら横隔膜をよく動かすと内分泌腺を刺激し命を支える肝臓、腎臓のマッサージも行なう事になる。なによりも胃腸の動きが良くなり排泄を良くする。

２）ブッダが座って座禅をしたときに膝の上に手を置くムドラで体が安定し、姿勢を正し、長時間座ることができた。ブッダの座禅で、すでにムドラが活用されていたのである。

３）提案するクリニック体操は簡単なヨガのポーズで組み立てられており、ポーズ自体に難しさがある訳ではない、誰でもできるみんなの体操である。

２ MC体操をやってみよう

ムドラは単純ですが非常に多様です。例えば手技による治療においても、手の形、体位、意識の状態、バランス状態など、手の当て方は重要であり、工夫がなされています。施術者が、末端神経が発達している手を使う手技は患者に電気的なエネルギーを与え、気の流れを良くするため、受ける側にとって非常に気持ちが良いものです。安定して気持ち良く行なう体操にムドラを使う、という目的に照らせば手の組み方は自分で工夫できるものですし、工夫すべきものです。

早速、インド・ハイデラバードのクリニックで教えている体操をやってみましょう。クリニックではヨガのポーズを楽にやるためにいろいろなムドラを工夫しています。多くの体操がありますが、その中から著者がやってみて気持ちのいい体操をご紹介し、研究されたポーズの医療効果を引用します。

なお、ポーズを行なう時は吐く息を意識してください。吸気は自然になされますから心配いりません。

①立って行なう体操

親指ムドラで前屈・後屈

どこでもできるから仕事をしている人でも習慣化できる体操です。これだけでも「私はヨガをやっています」と言えるほどの濃い内容でもあります。親指と親指を組んで軽く引っ張り合うムドラを用い、前屈から立ち上がる瞬間、会陰を収縮させます。

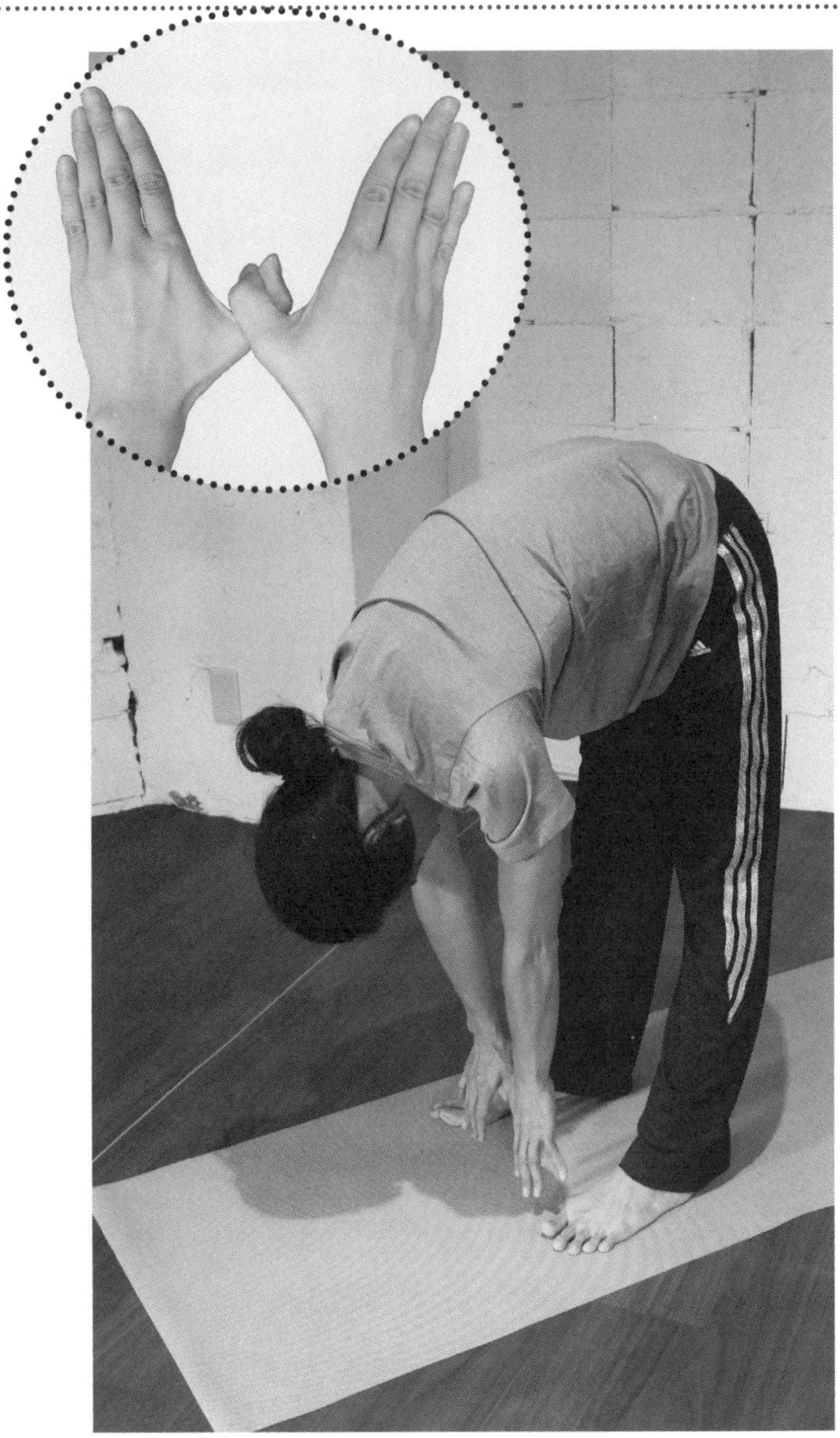

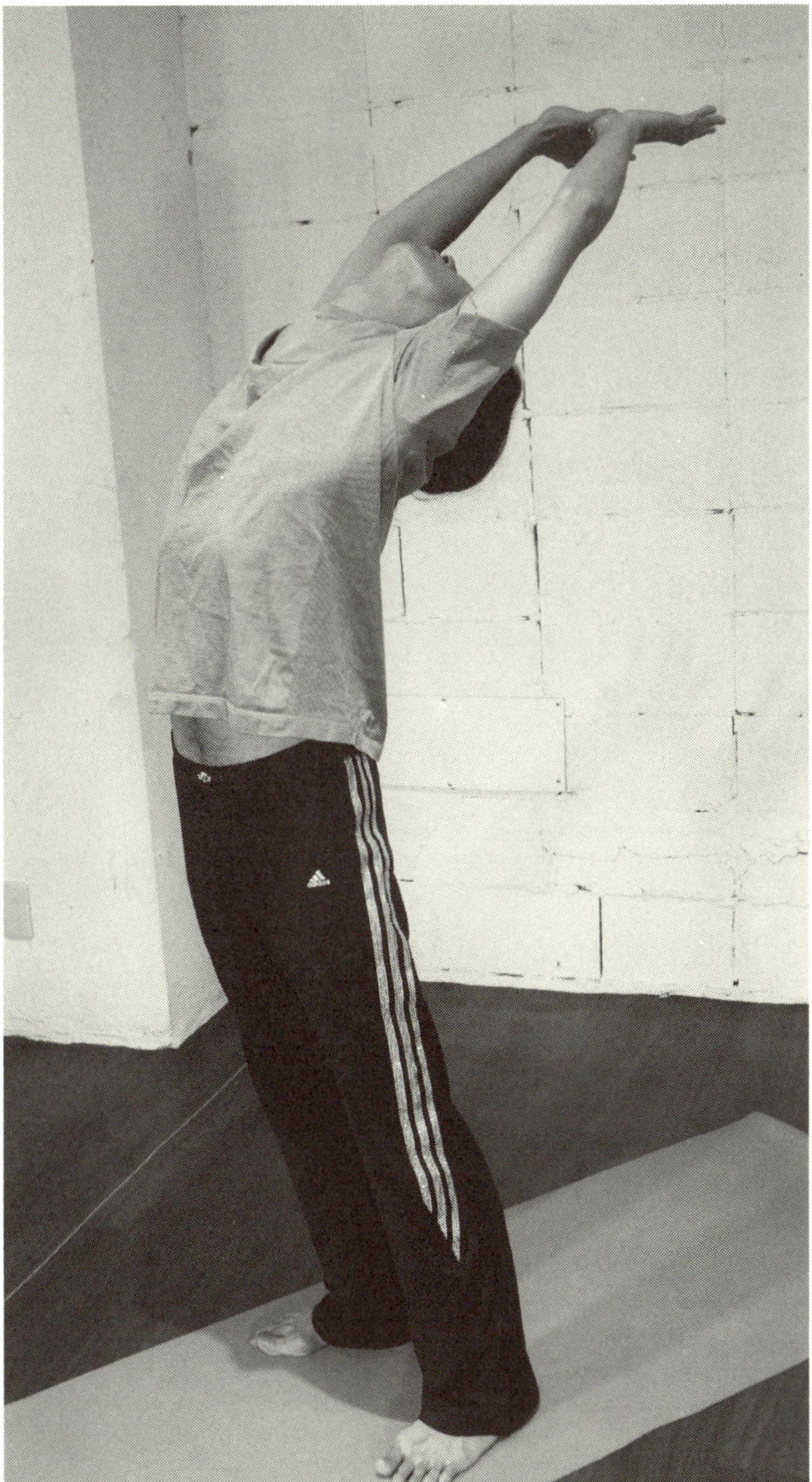

親指ムドラ・スクワット

親指と親指を組んで軽く引っ張り合うムドラを用い、しゃがんで立つ動作を繰り返します。ヨガ体操では中腰の姿勢を1分間保ちます。すると短い時間で腹筋100回分の糖を代謝します。だんだん時間を長くしていきます。

この体操は人間にとって姿勢を保持する抗重力筋（背筋、腹筋、脊柱起立筋、大臀筋、大腿四頭筋、下腿三頭筋、といった背後と前の表面にある筋肉）を育成します。

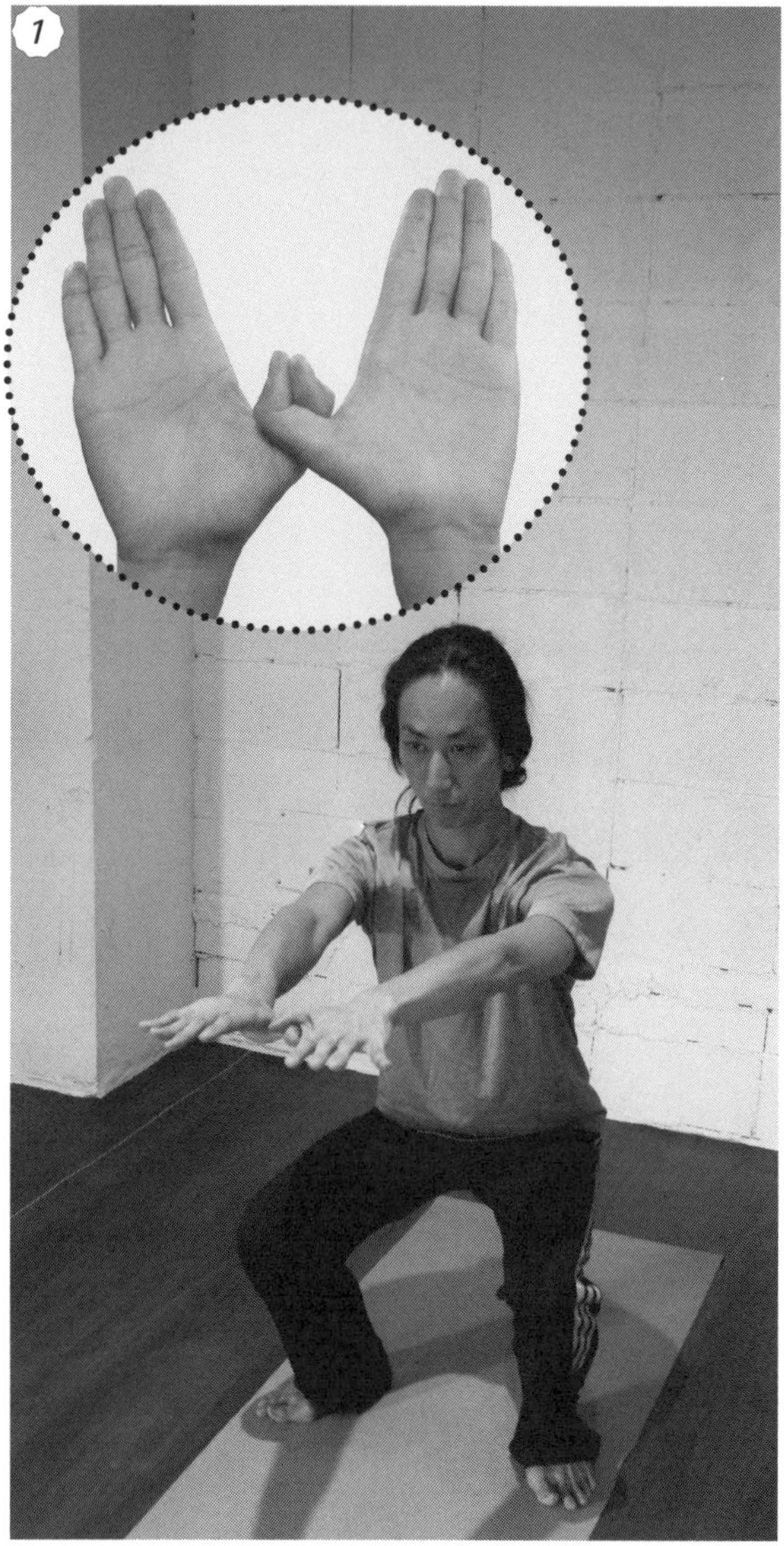

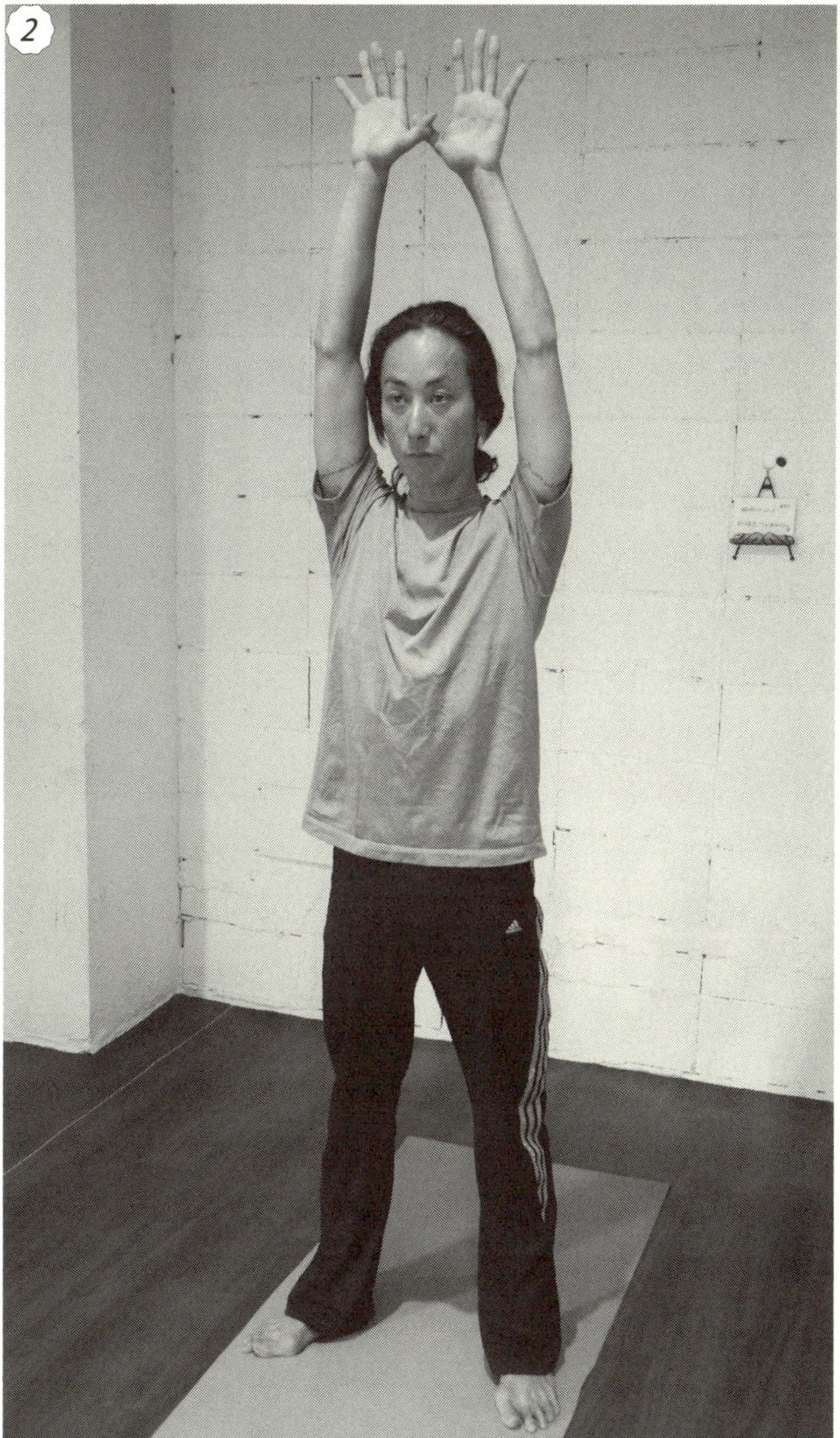

抗重力筋

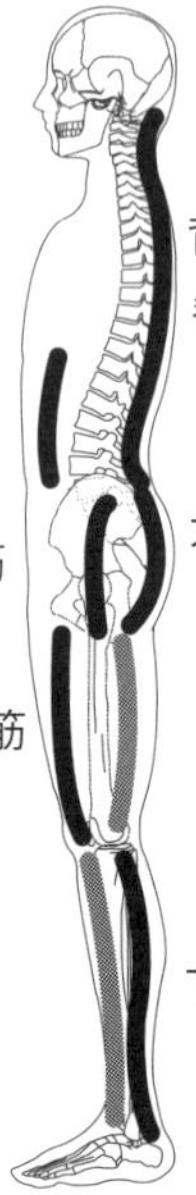

深い呼吸によってストレス抵抗力がつき、体操によって精力が出るのですが、精力を押さえて活力にします。

まずは立って行なう方法として、ここでご紹介した2つのポーズは姿勢を維持する抗重力筋を鍛える効果があります。

前屈〜後屈の繰り返し、スクワット、どちらの運動も、股関節まわりだけであったり、脚だけといった部分的な運動として行なう事もできます。それが、親指を組み合わせるムドラによって、全身が連動的に稼働する深い運動となるのです。

以下にご紹介するそれぞれの運動も、ぜひ手の使い方に注目しながら行なってみて下さい。決して難しくはないのに得られる〝深さ〟をぜひ感じてみて下さい。

肩ムドラで首ストレッチ1

指先を肩に当てるムドラを組みます。これによって肩を頭の動きに引きずられないように固定できるため、頭を前後に倒したり、回したりする事による首へのストレッチ効果が増大します。

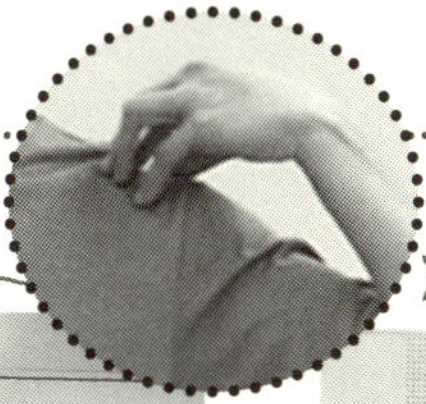

回す

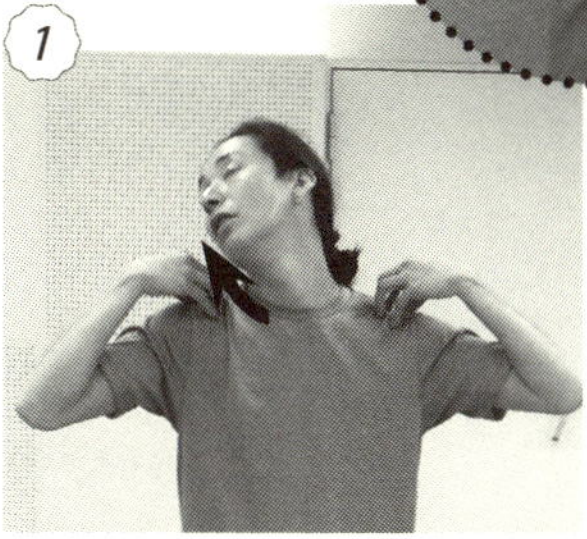

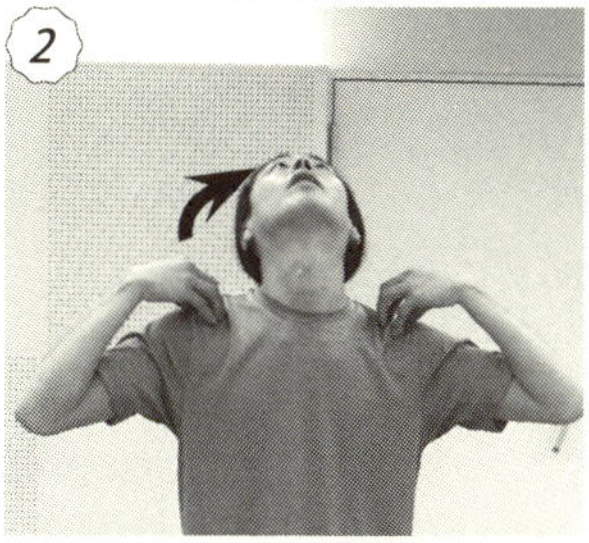

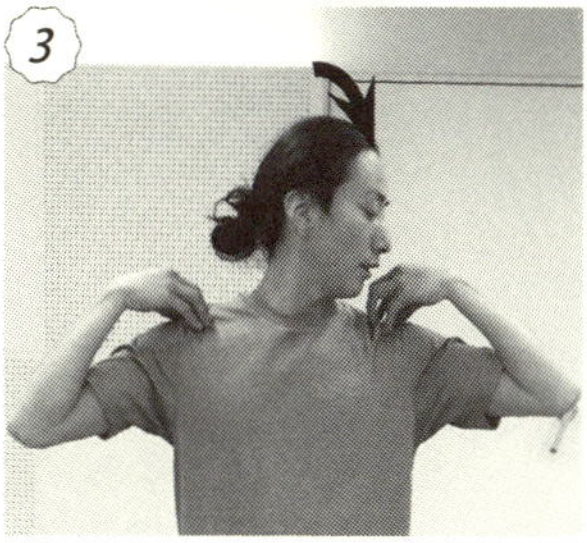

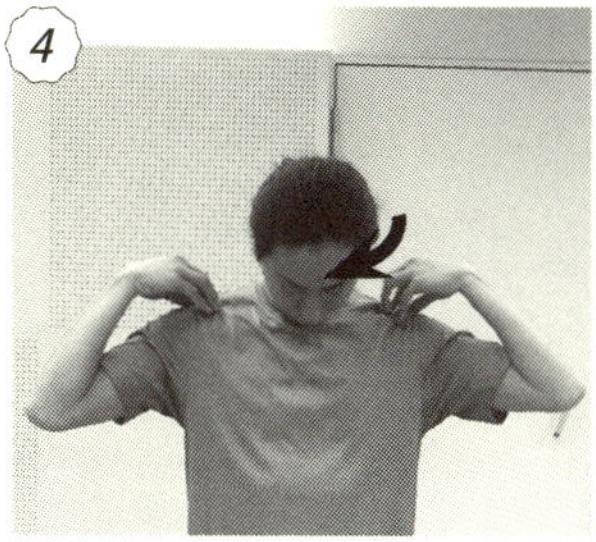

前後に倒す

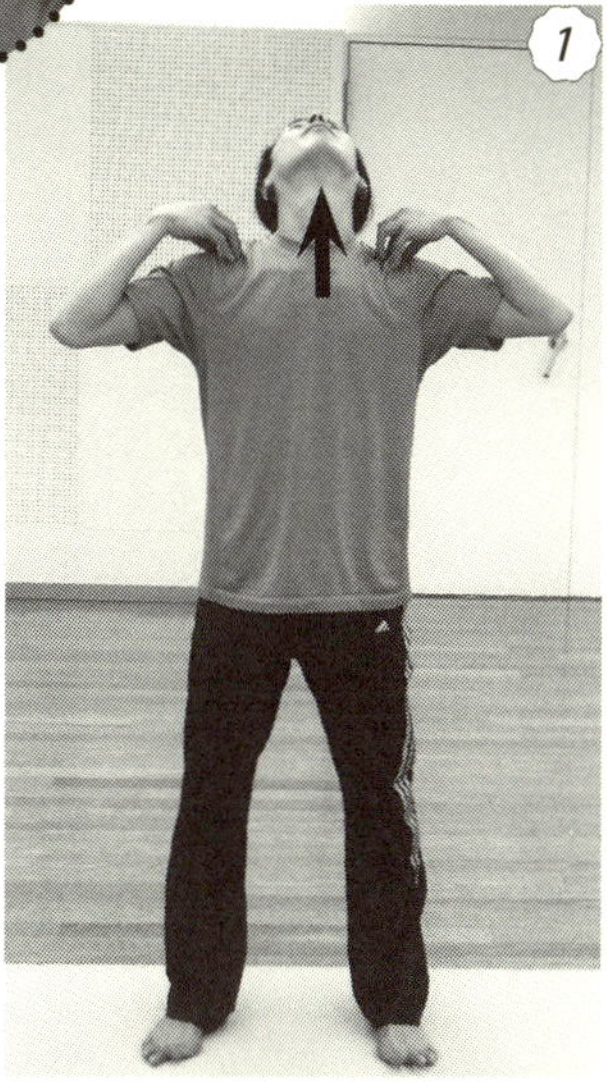

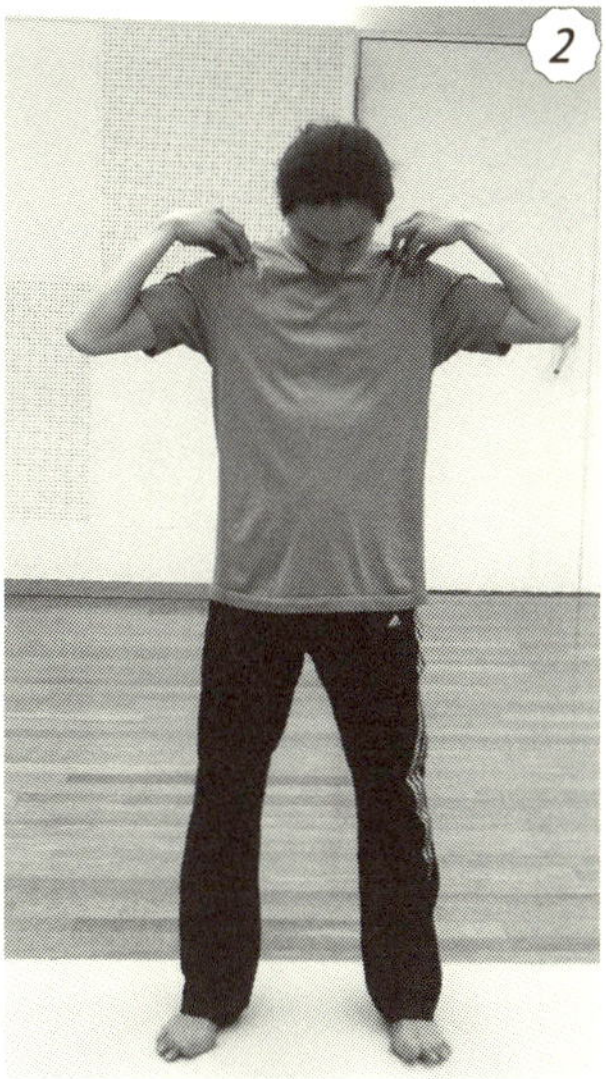

肩ムドラで首ストレッチ2

頭はいろいろな方向に動きます。肩ムドラのまま、さらにさまざまな方向に動かしてみましょう。肩を固定する効果により、首周りの筋肉が十分に伸ばされるようになるのを感じて下さい。

左右に倒す

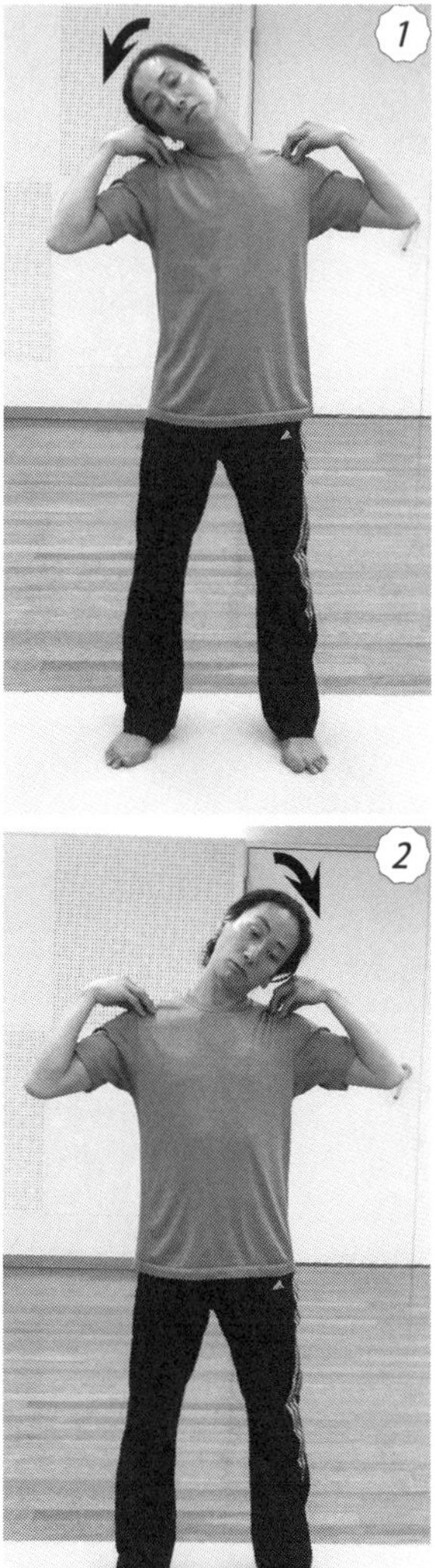

左右にひねる

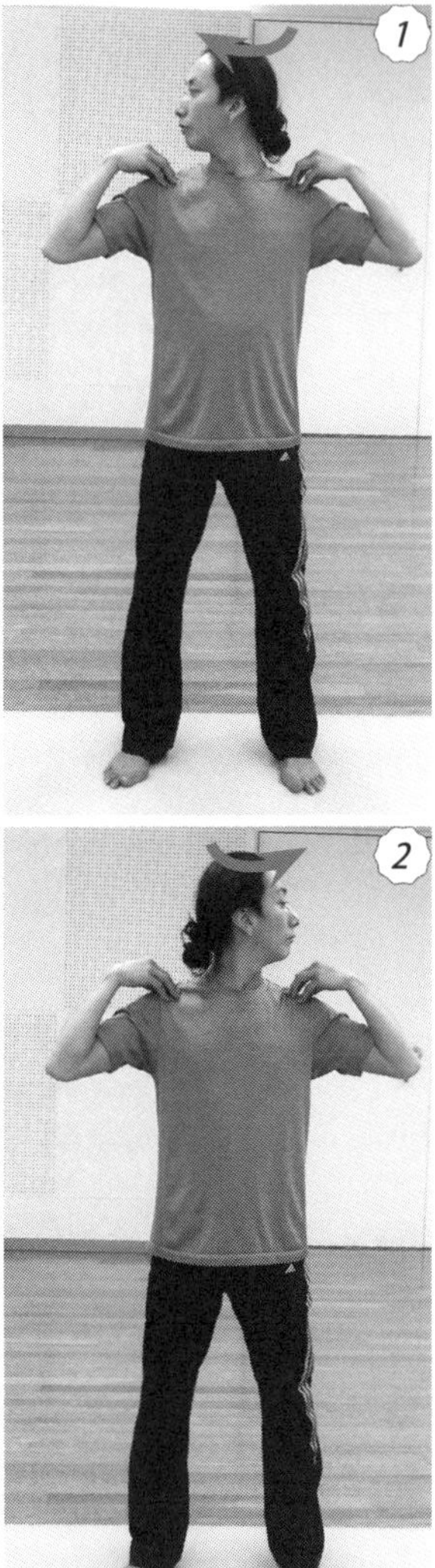

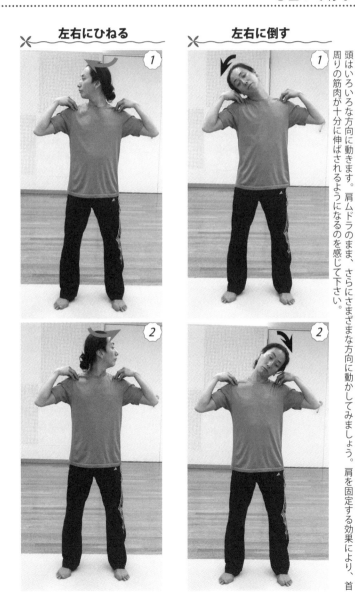

拳ムドラで手首回し

親指を入れて拳を握り、回転させます（逆回転も）。中心が意識されたブレの少ない回転動になります。

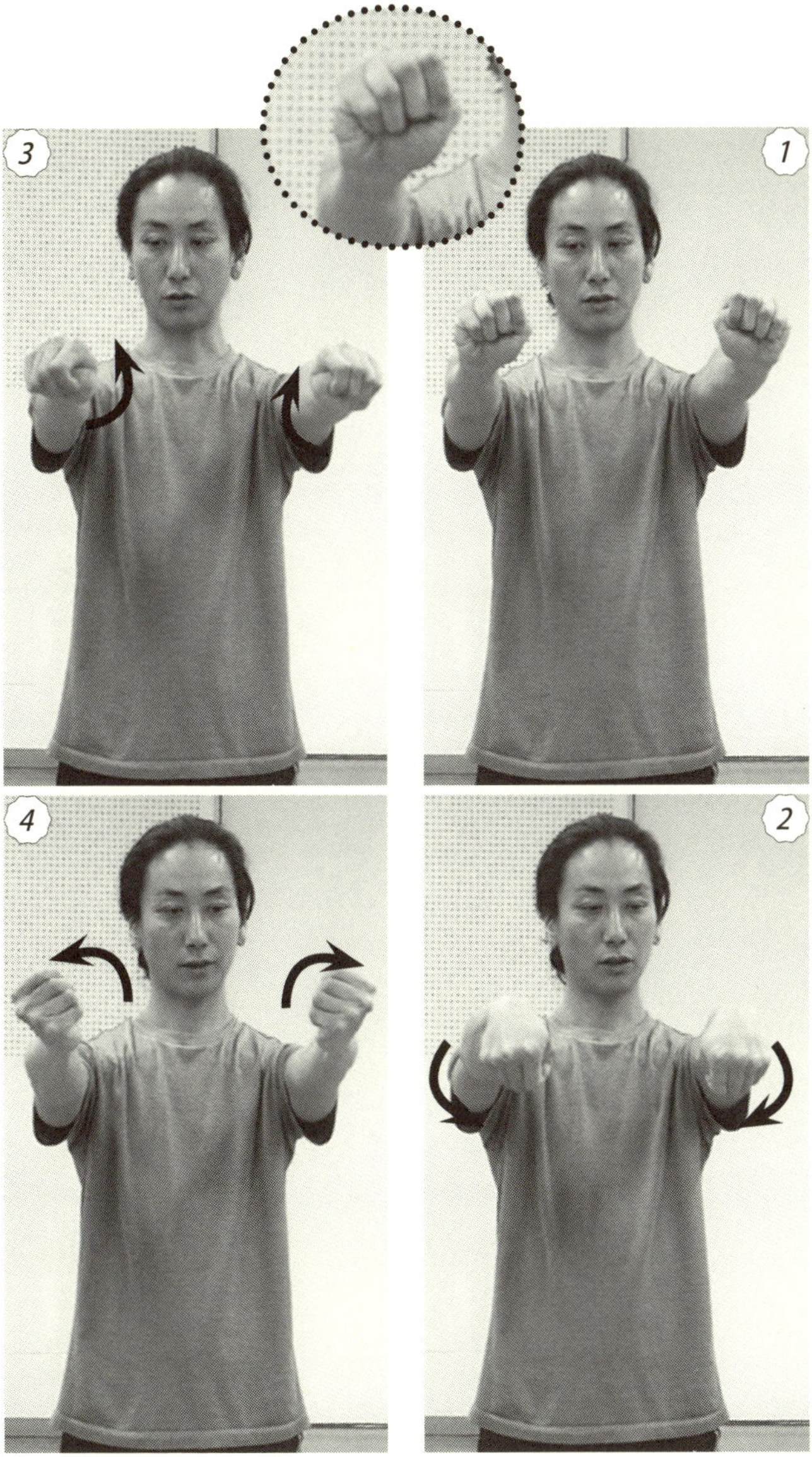

肩ムドラで肩甲骨回し

指先を肩に当てる肩ムドラで肩甲骨を回します。腕の動きを制限する事によって、肩甲骨の動きが引き出されます。

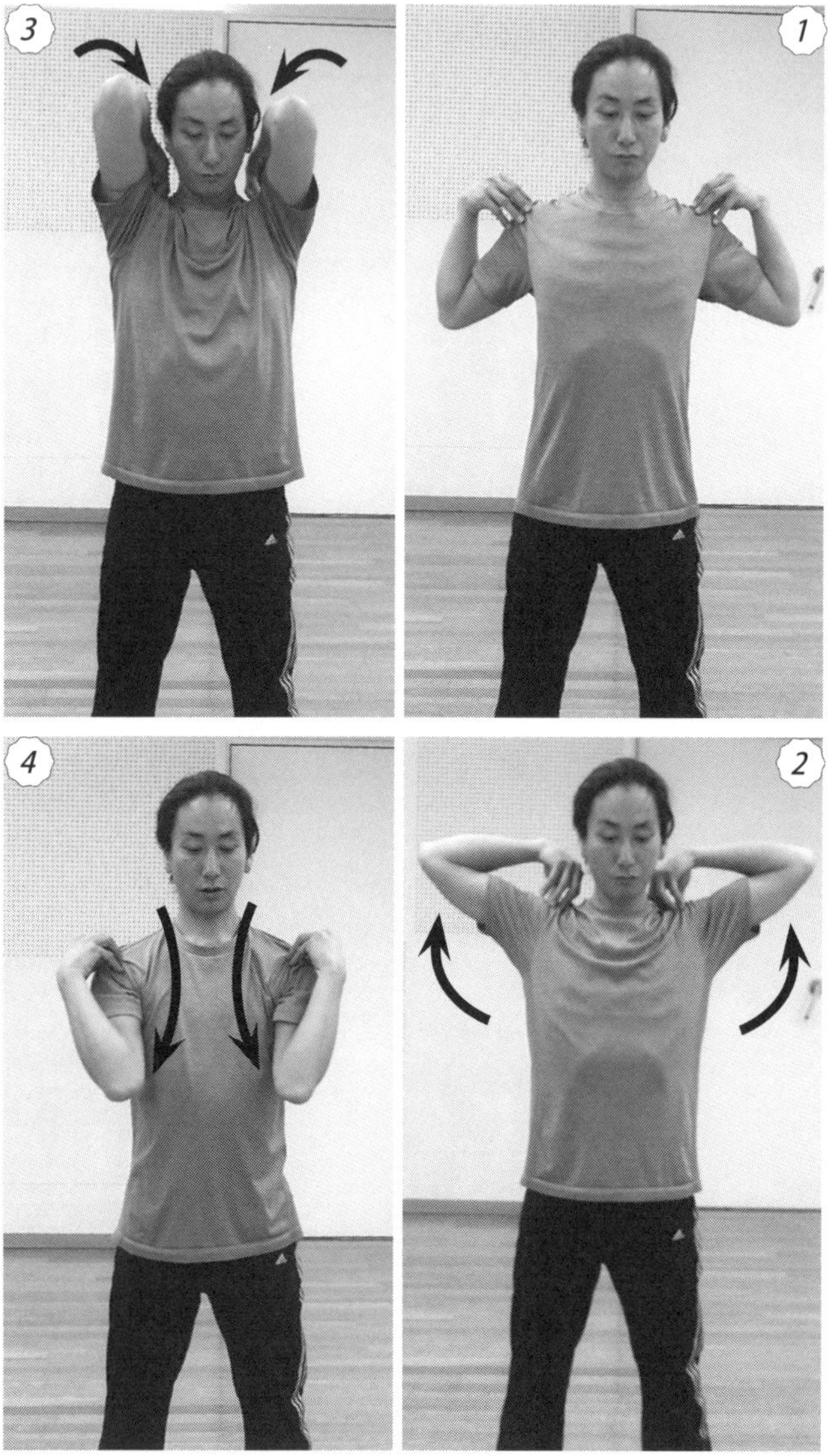

足先ムドラで体ねじり

両腕を一直線状にし、片手で反対側の足の甲に触れるようにして目は上側の手を見ます。体が安定する中で、深いねじりが得られます。

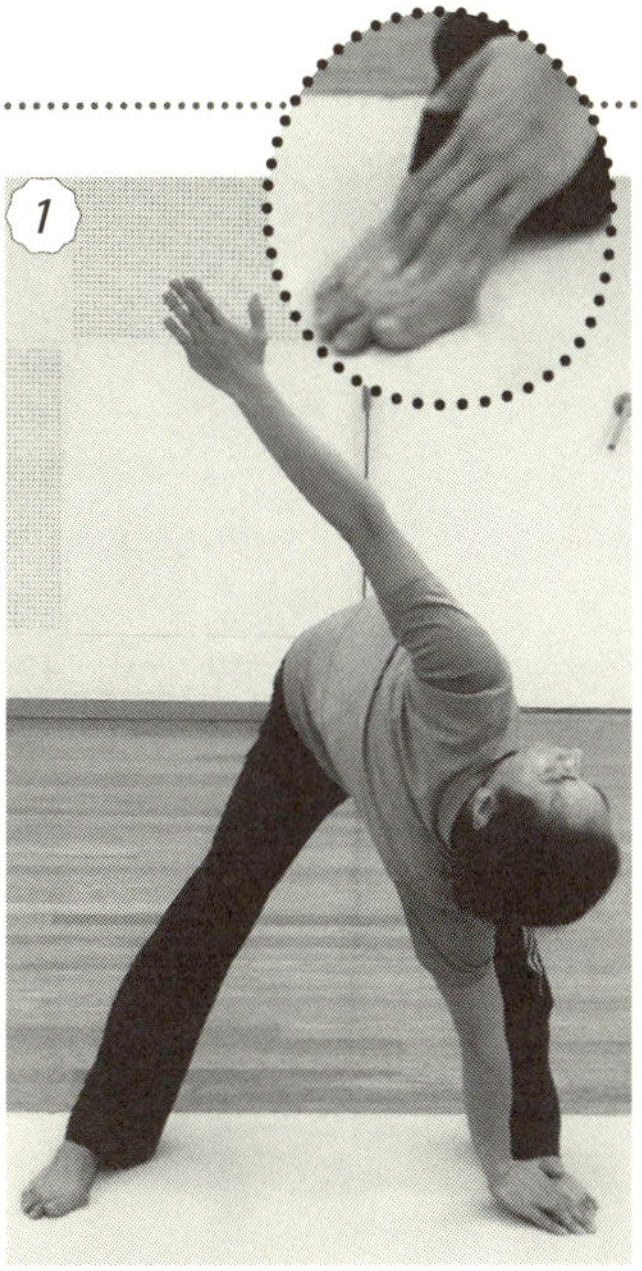

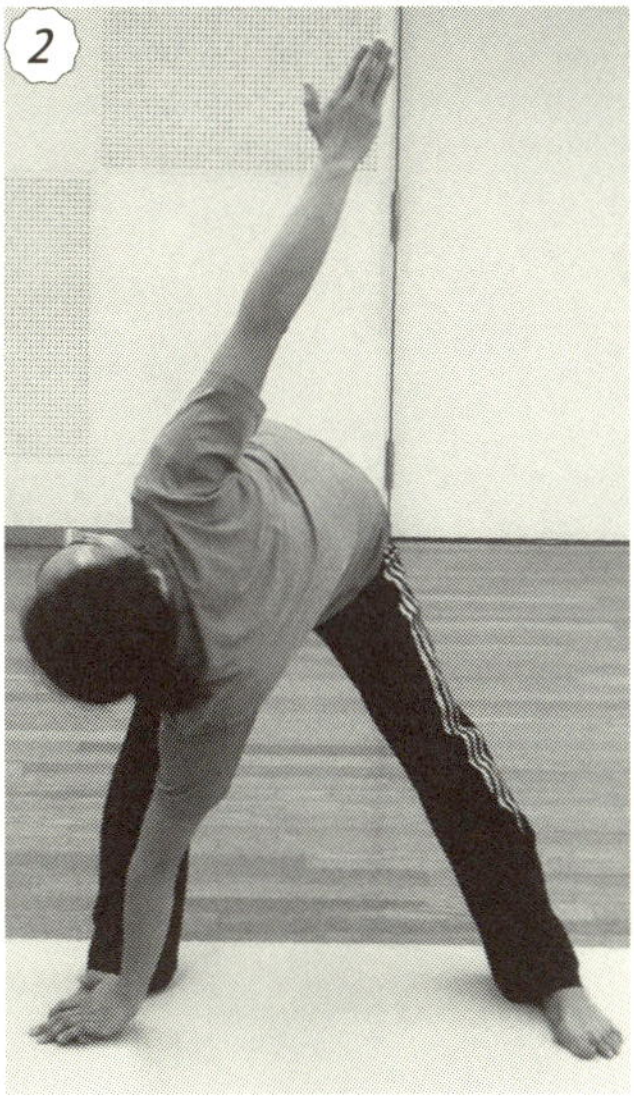

腕組みムドラで後屈

背中側で両肘を持ち合うように腕を組み、体を反らせます。肩～腕の動きが制限されているため、足～首全体が動いて深い反りになります。

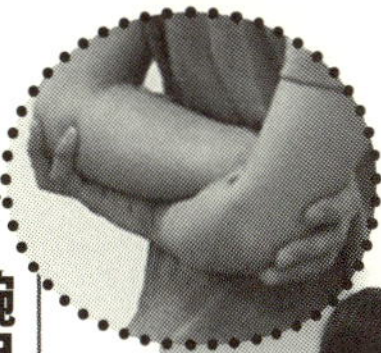

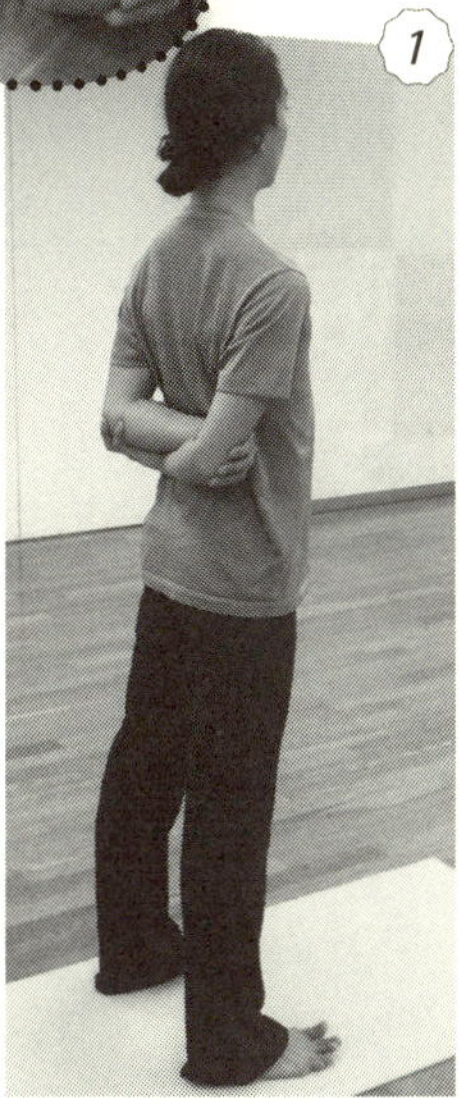

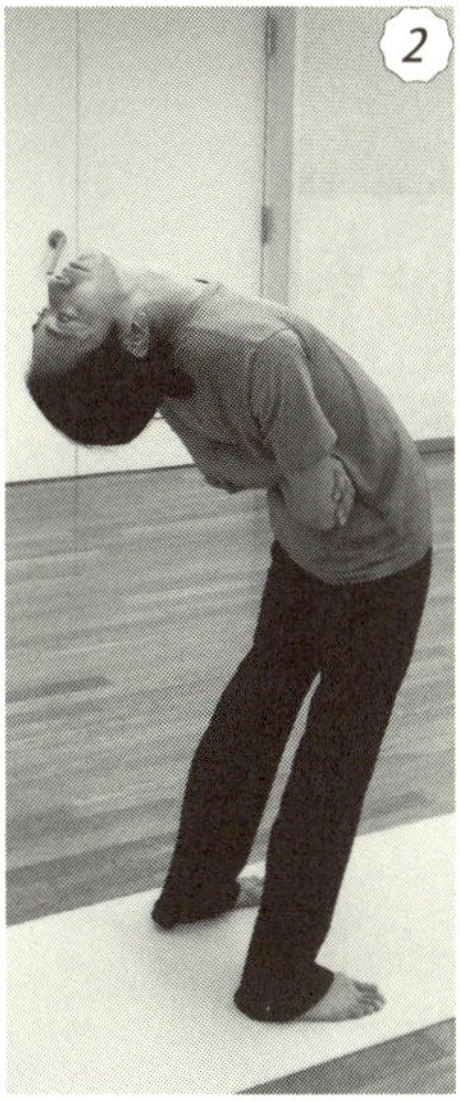

前腕合わせムドラで片足立ち

両掌を下にして前腕を胸の前で合わせるムドラを組みます。その状態で片足立ちを左右行ないます。ムドラを組まない場合と比較してみて下さい。

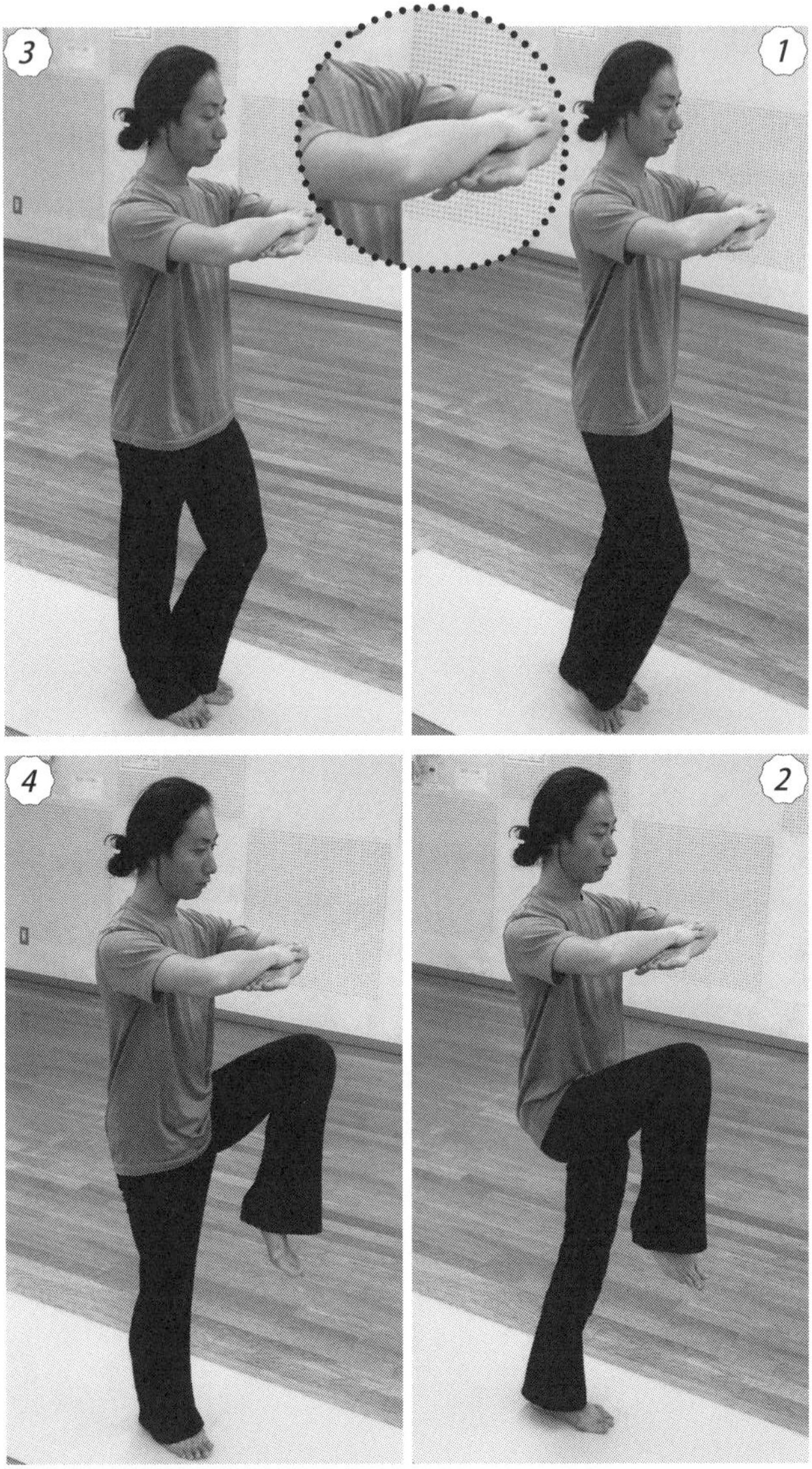

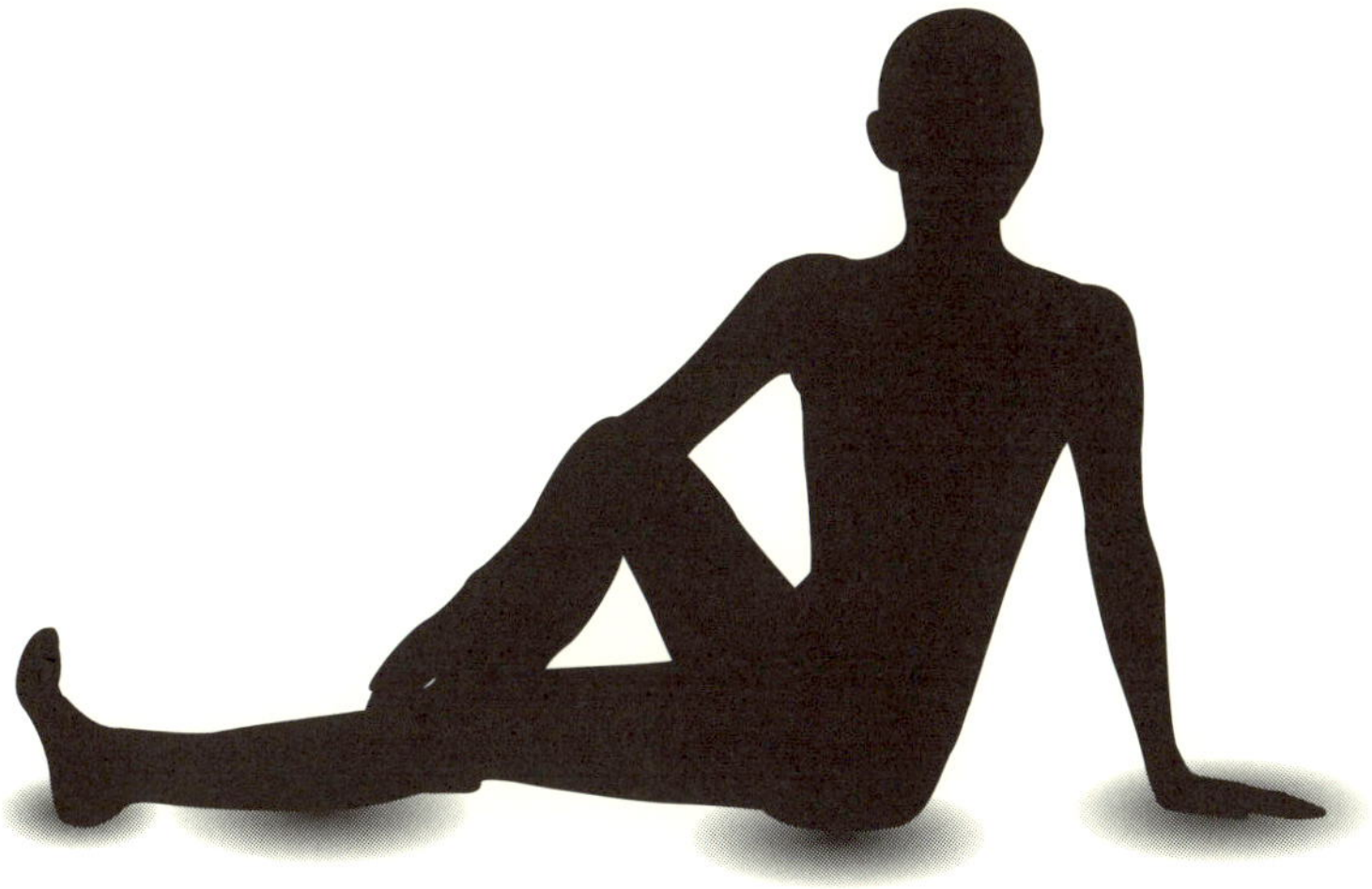

立って行なう体操に続いて、座ったり、床に手を当てたり、横になったりして行なう体操をやってみましょう。

今度は、立って行なうのに比べて楽にできるものが多いのは当然ながら、床との接点が身体を固定する働きをし、それ自体がムドラとして作用する、という特徴があります。

自然に床に置いた手も、ただ置くのではなく、ムドラとして意識してみて下さい。そして、それがあるのとないのとでは、身体全体の働きはどのように違ってくるかを意識しながら行なってみて下さい。

②座って行なう体操

動物ポーズ・メドレー

両手を床に着けるムドラで「コブラのポーズ」→「猫のポーズ」（2種類）→「犬のポーズ」の3種を連続で行ないます。

各1分、合計3分で行なうか、呼吸を工夫して各ポーズを短く行なって5順、リズム呼吸を行ないます。

床に手を着けるムドラ

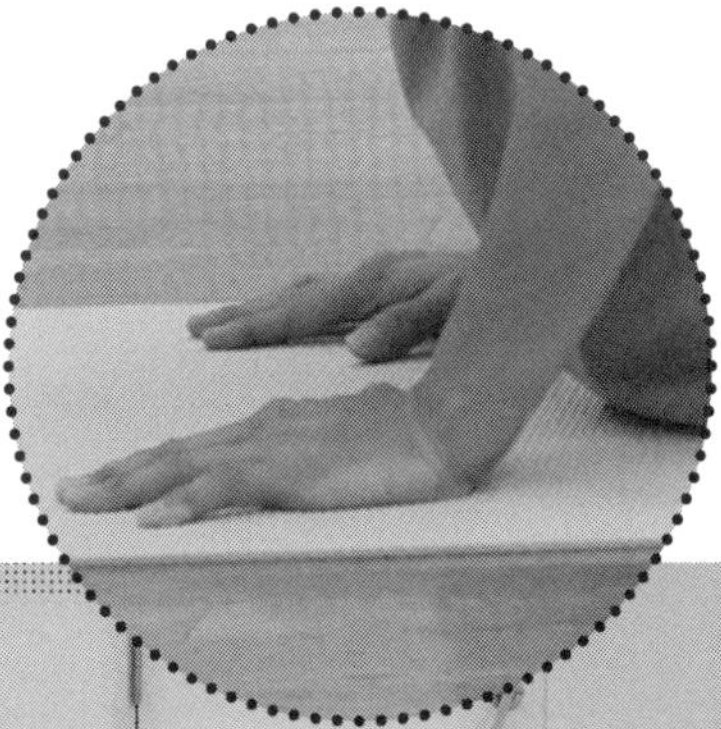

1　コブラのポーズ

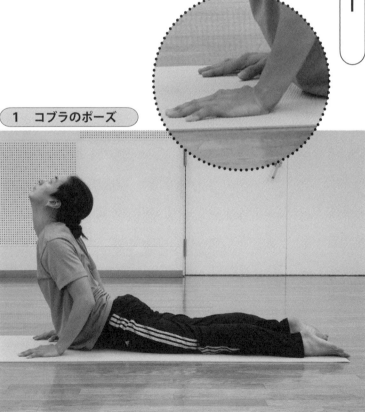

2　猫のポーズ

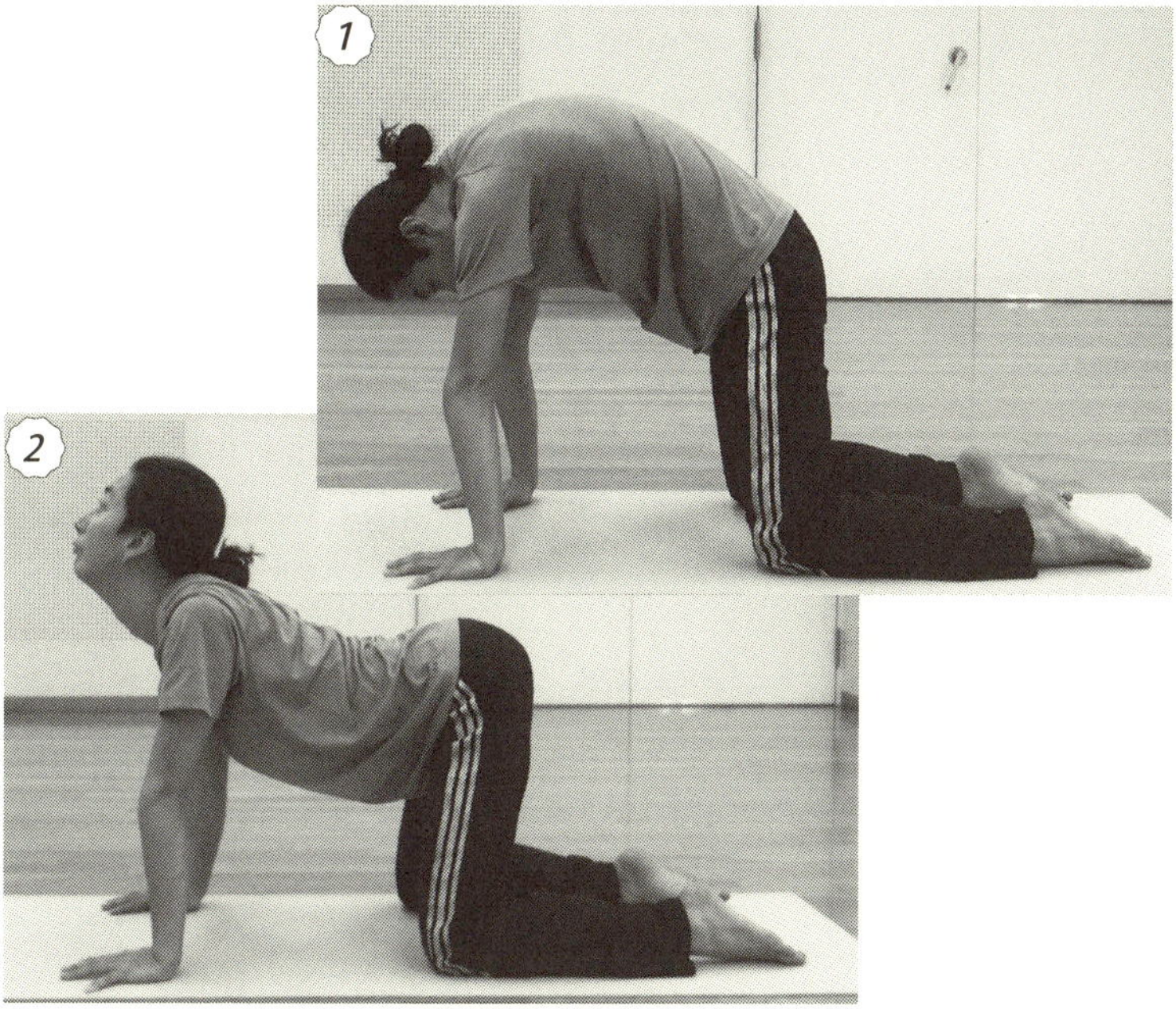

3　犬のポーズ

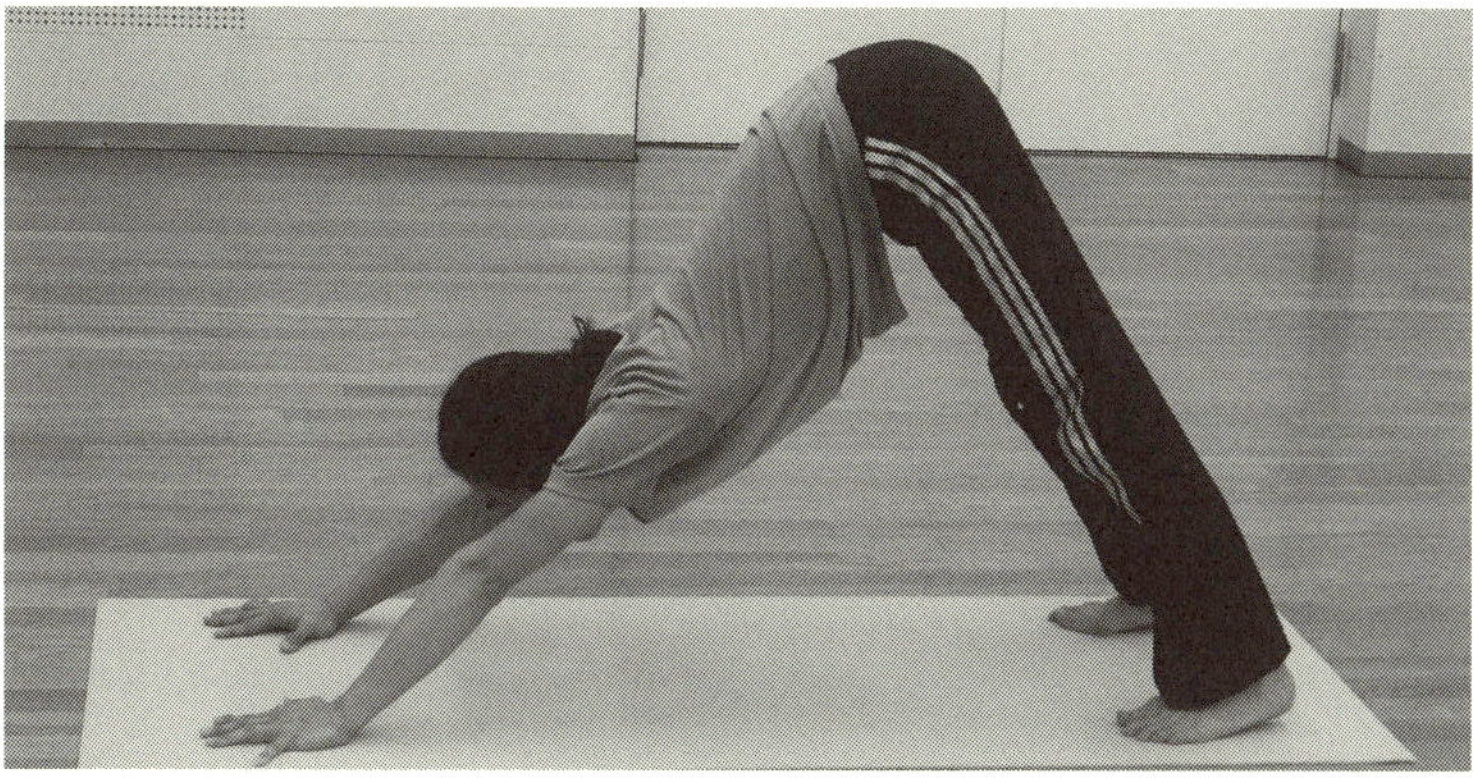

コラム
＊

動物の研究から生まれたヨガ体操

古代の賢人やヨギたちは動物を観察し動物がいかにして環境と調和して暮らしているかを学び、あるポーズは生きるために必要なホルモンを分泌している事実を突き止め、動物名がついたポーズを考案しました。インド人は明るく、楽しいことが大好きです。そこから楽しい神様がたくさん創造されました。輪廻転生の対象である生き物が８４０００００種類あったことから、古代においては、ポーズの数は８４０００００種類あってもおかしくないとインド人は言います。そして古代から続くヨギたちによる研究により、数百のポーズに絞ったとされています。そして今日、厳選された84種類のポーズが知られています。

人間が望むことのひとつに長寿があります。

古代のドラビタ系インド人のヨギと賢者は自然を研究して

・遅い呼吸の動物、大蛇や象や亀は長生きである。

・呼吸が早い動物、鳥や犬やウサギは短命である。

という成果を得ました。そして長寿における遅い呼吸の重要性が認識され、彼らは呼吸法とポーズをデザインしました。これは科学的アプローチそのものでした。インドは経済大国だったからこそこんな研究が真面目に行なわれたのです。他ならない、これがＩＴ革命を起こしたドラビタ人の感性であり知恵の証明です。

②座って行なう体操

カパラバティ呼吸法（リズム呼吸法）

バイラバ・ムドラ

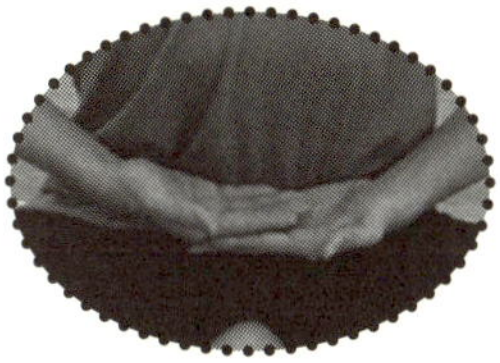

写真のように足を組んで座り、お腹の前でバイラバ・ムドラ（30ページ参照）を組みます。これによって姿勢が安定します。

①短く素早く「フ、フ、フ、フ……」と横隔膜と腹筋を激しく動かして鼻から息を吐き続けます。30回（難しければ20回）吐き続けて最後は会陰を収縮（ムーラ・バンダ）させてしばし息を止めます。

血行が良くなる事はもちろん、脳に神経伝達物質が分泌されてスッキリします。食欲や性欲などの雑念が消え、精力が活力に昇華されます。

※高血圧の人や妊婦の人、病中病後はカラダへの負担が大きいので行なわないで下さい。

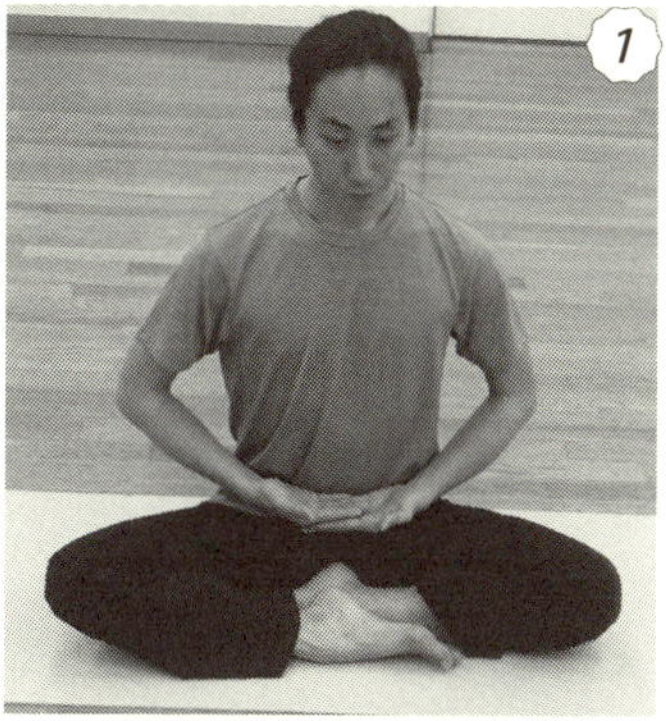

腹を引っ込めつつ、短く素早く「フ、フ、フ、フ…」と鼻から吐き続けます。

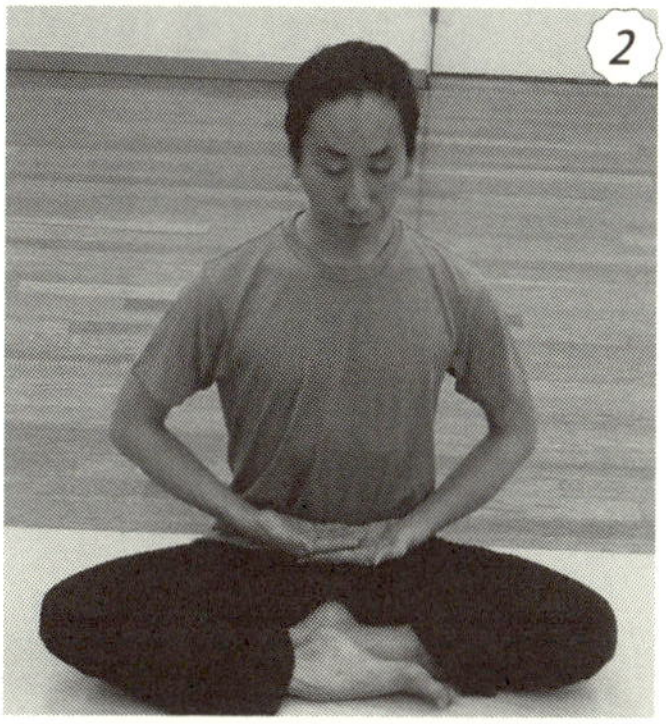

会陰を収縮させてしばし息を止めます（ムーラ・バンダ）

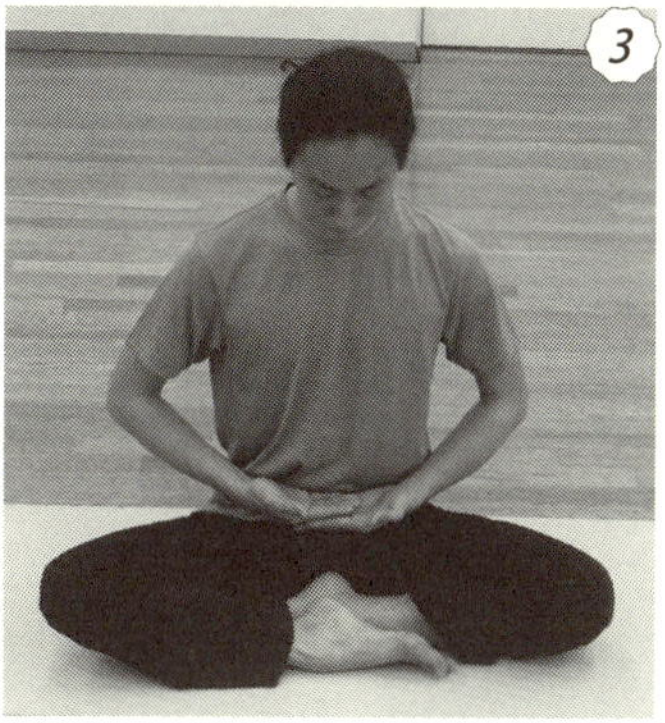

さらに大きくゆっくりと吐いて吐ききります。

リズム呼吸法

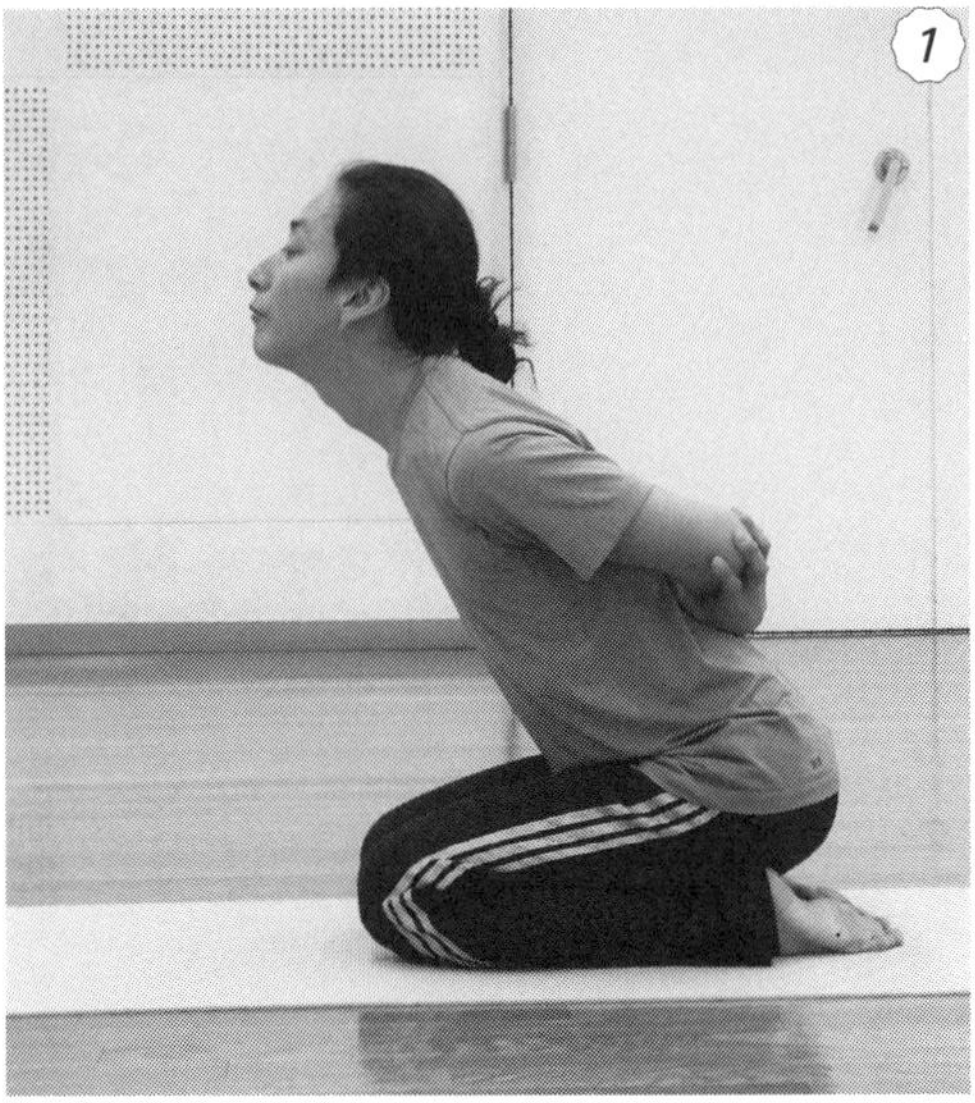

正座になり、腕を背中側で組むムドラを作り、息を吸います。

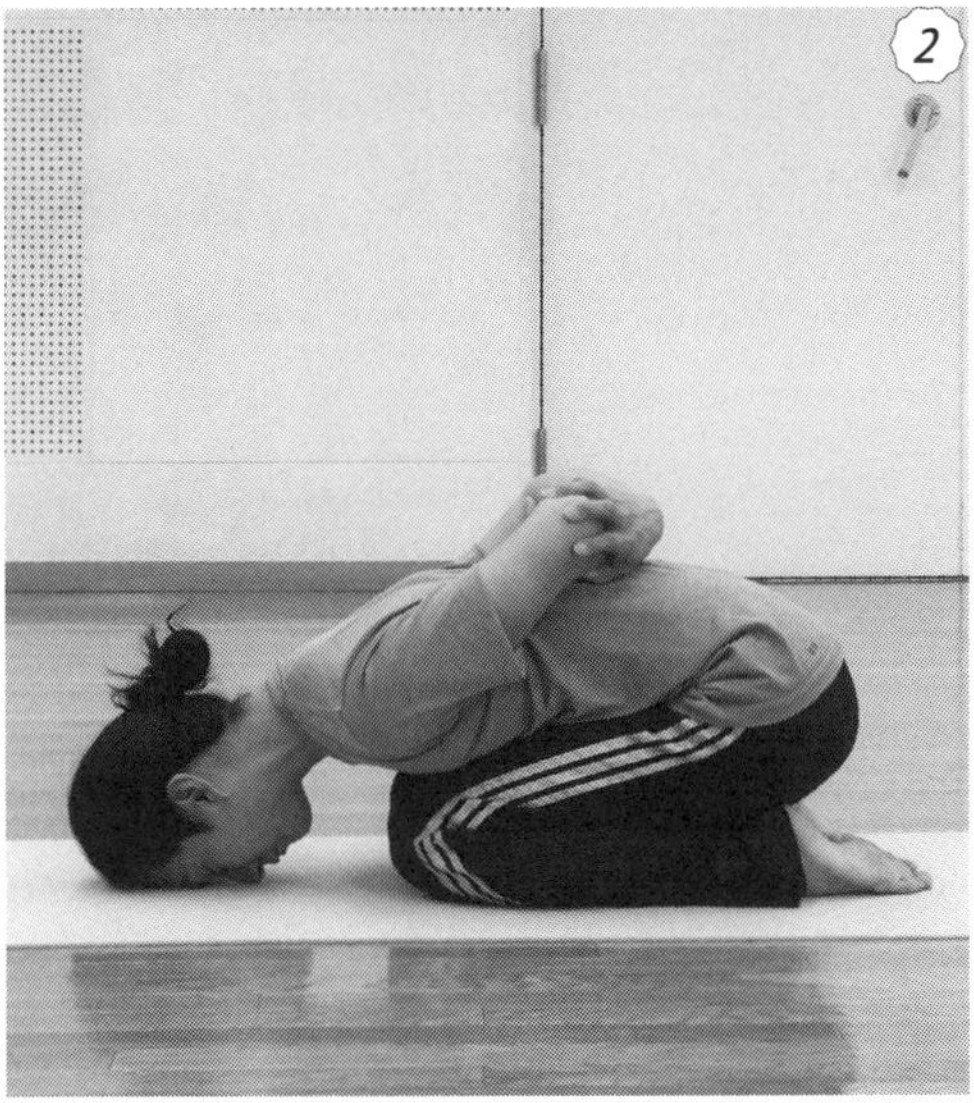

おでこを床に着けて吐き切ります。再び起き上がる時に会陰を収縮させます。

①〜②を繰り返すうちに肩の関節や股関節などの可動域が広がり、背筋、横隔膜、肺を鍛えます。

バタフライのポーズ

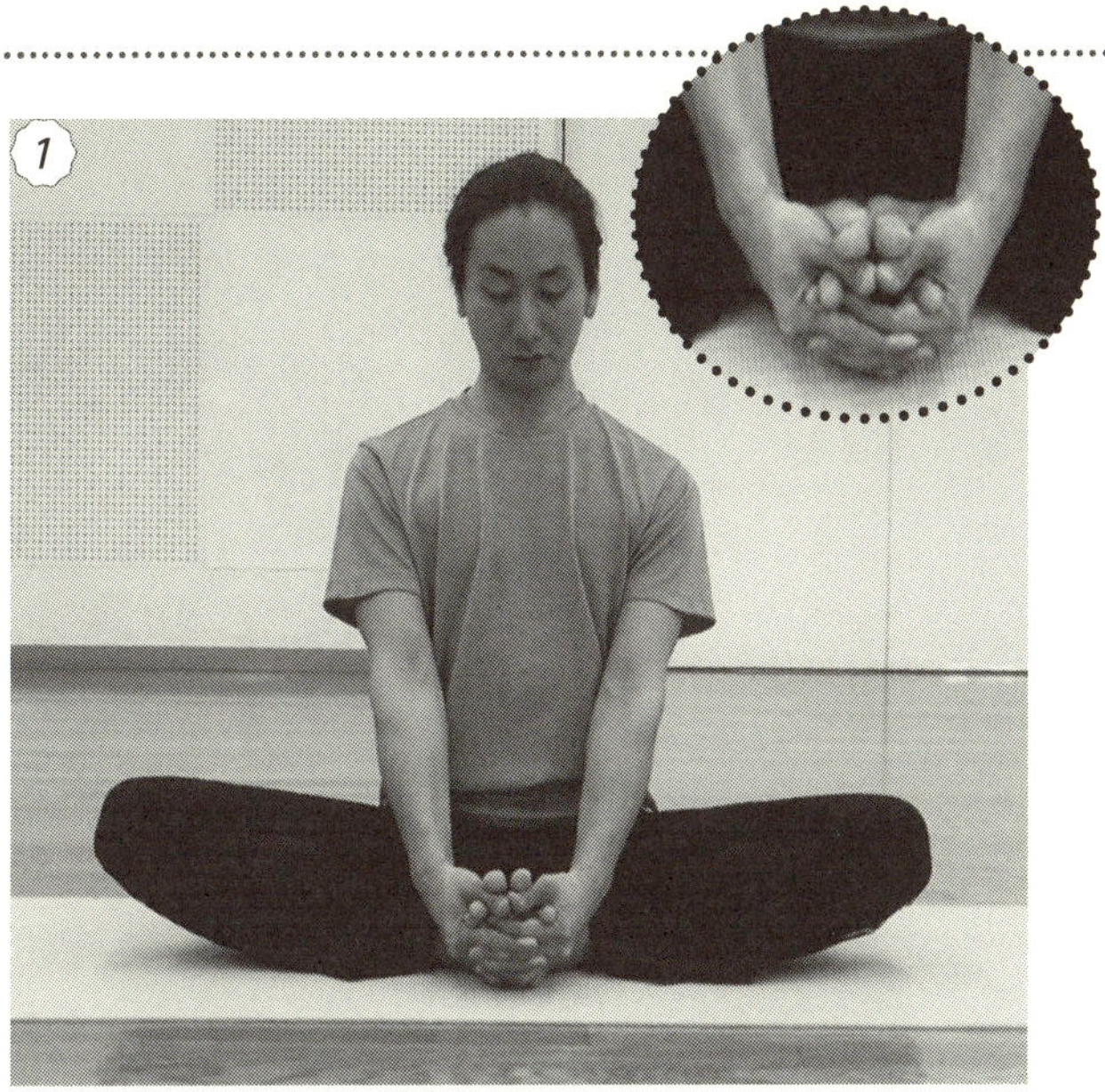

1　座って足裏を合わせ、さらに両手で包むようにムドラを組みます。

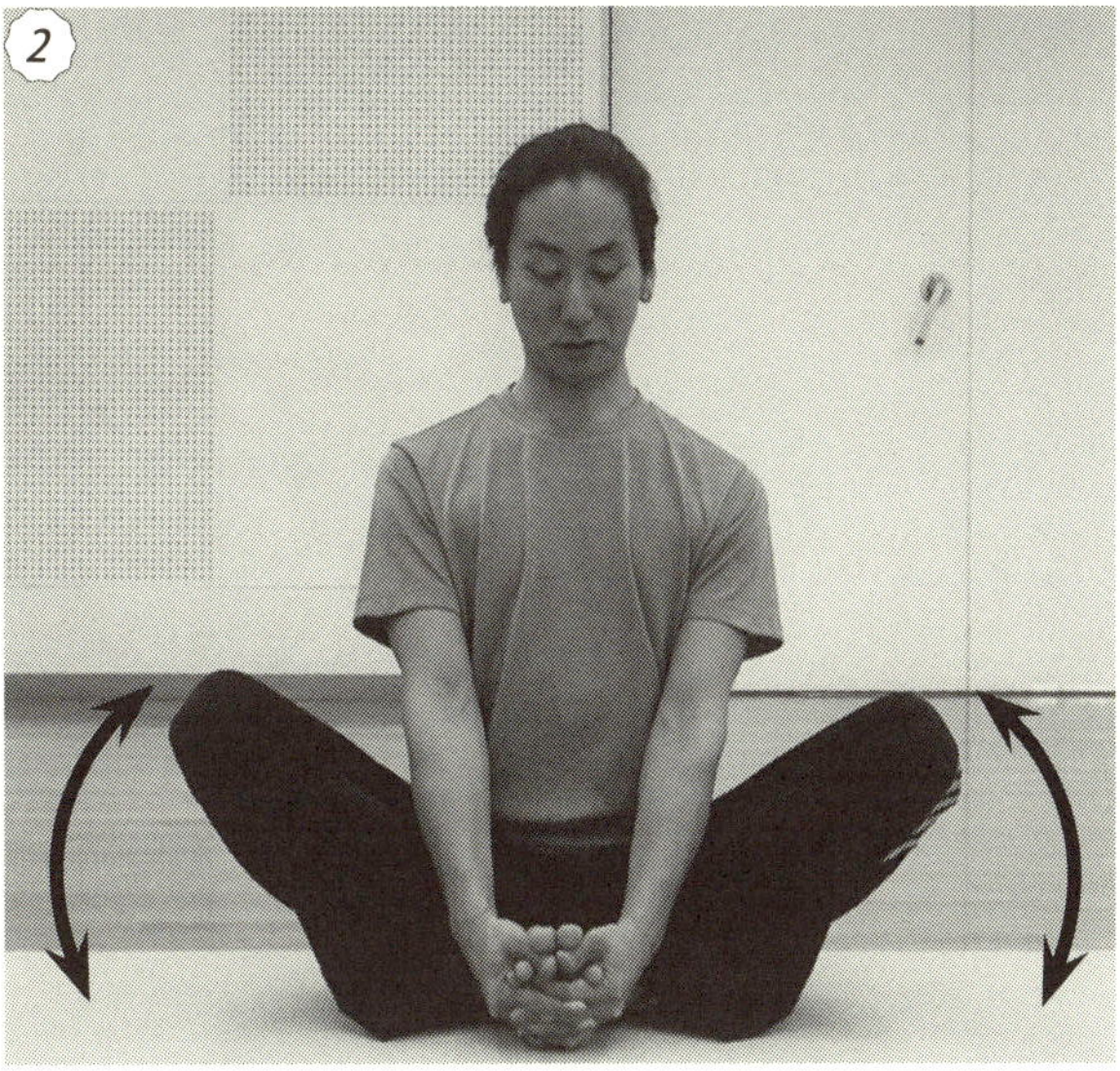

2　両膝を、羽をはばたかせるように動かします。ムドラをしっかりと組んで固定させた方が、股関節は自由になります。

前屈のポーズ

片足の足裏を反対側の太腿内側に着け、ゆっくりと前屈していき、足の親指をつかみます。足指をつかむムドラによって、さらに深く、反動を用いずに曲げていく事ができます。

お腹を圧迫するポーズは、吸気で温め呼気で圧迫する事によって、内臓のマッサージになります。呼吸を繰り返すと、横隔膜が動いて肺もマッサージされます。

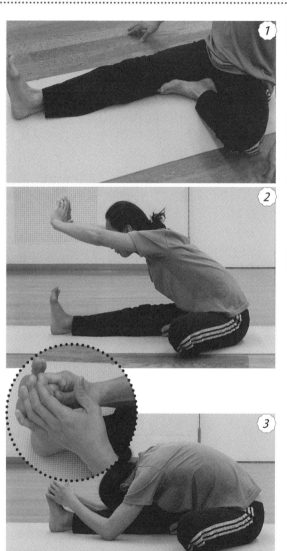

肩と背中のストレッチ

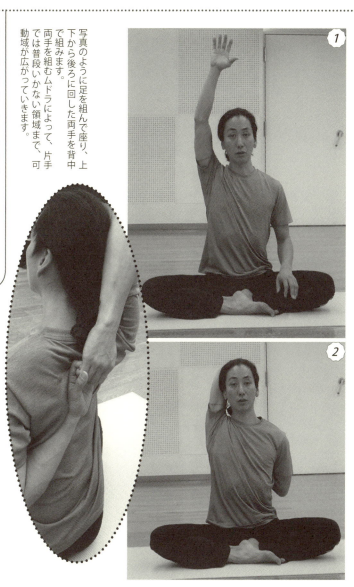

写真のように足を組んで座り、上下から後ろに回した両手を背中で組みます。
両手を組むムドラによって、片手では普段いかない領域まで、可動域が広がっていきます。

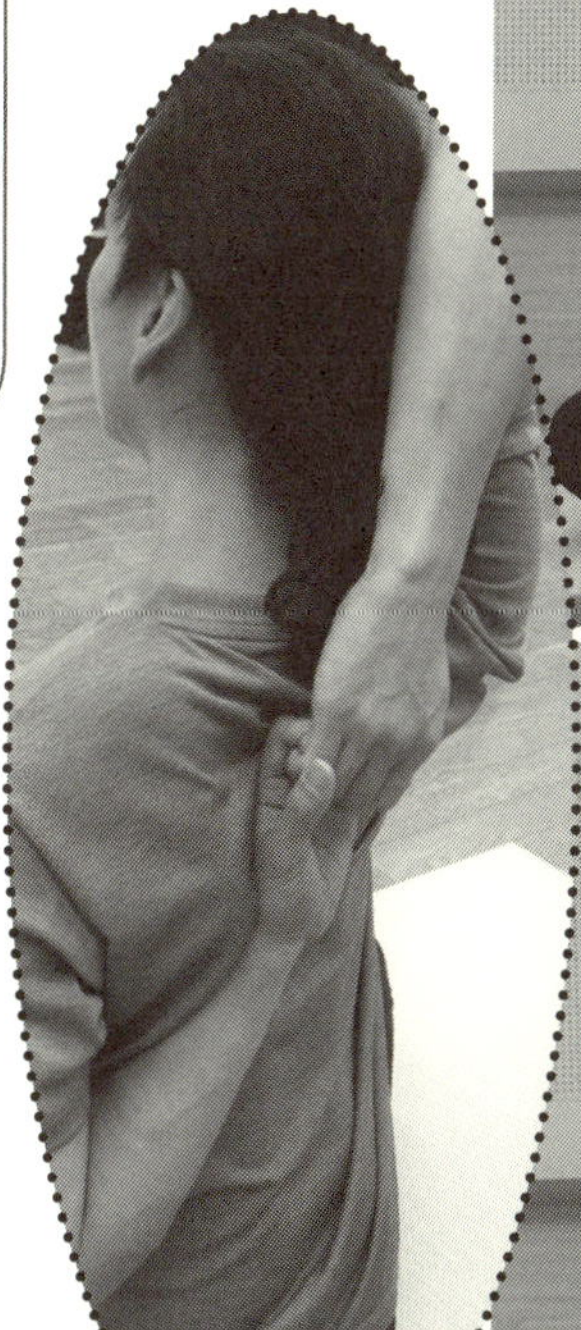

起き上がるラクダのポーズ

膝立ちになり、片手で反対側の足の足首をつかみつつ、反対側の手を上に差し上げます。足首をつかむムドラによって、通常よりも深いひねりをもって、安定を得る事ができます。

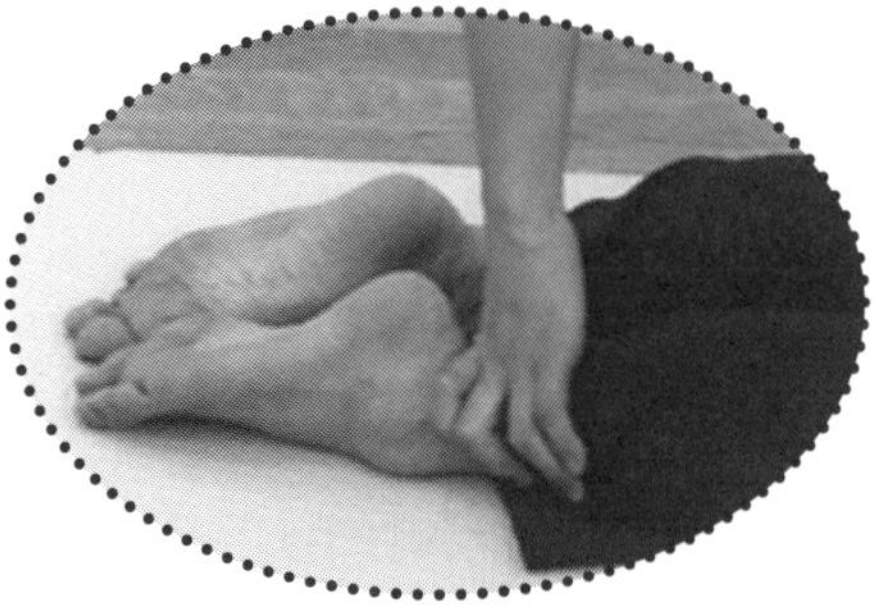

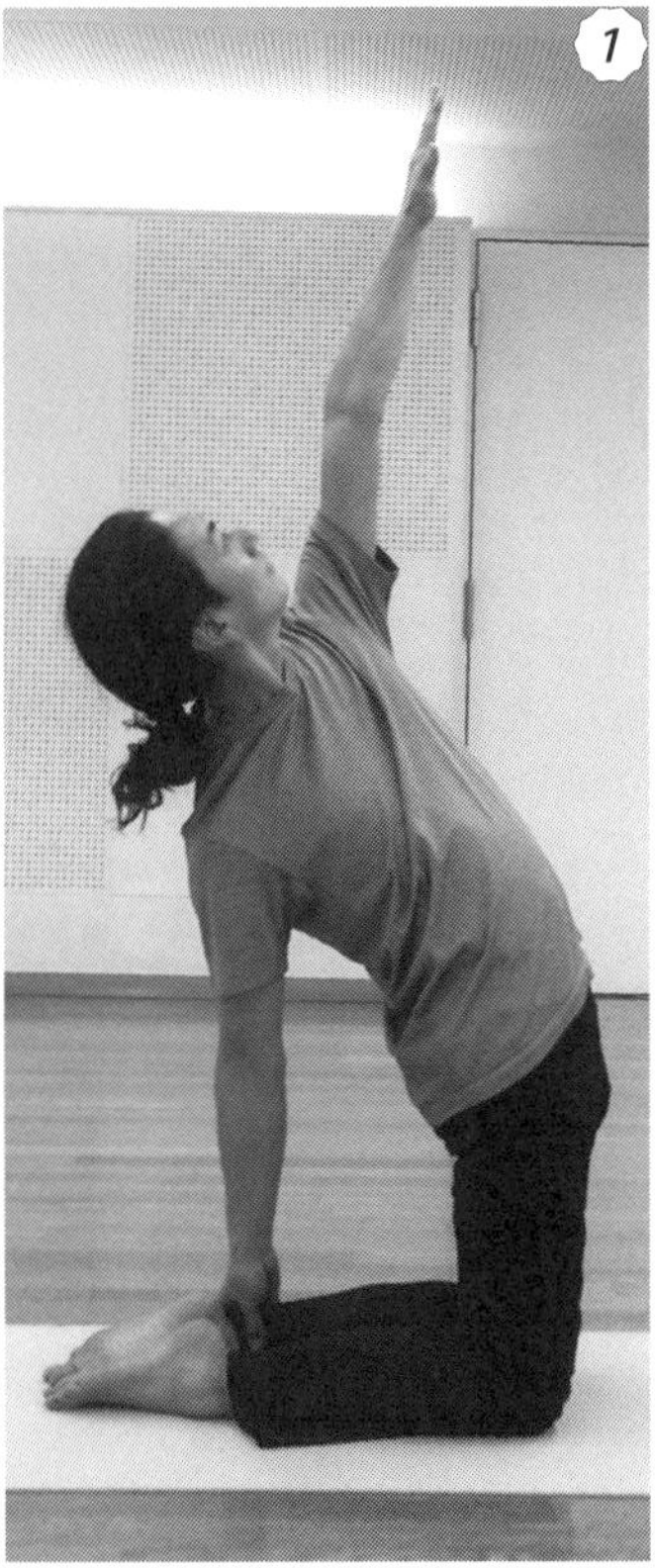

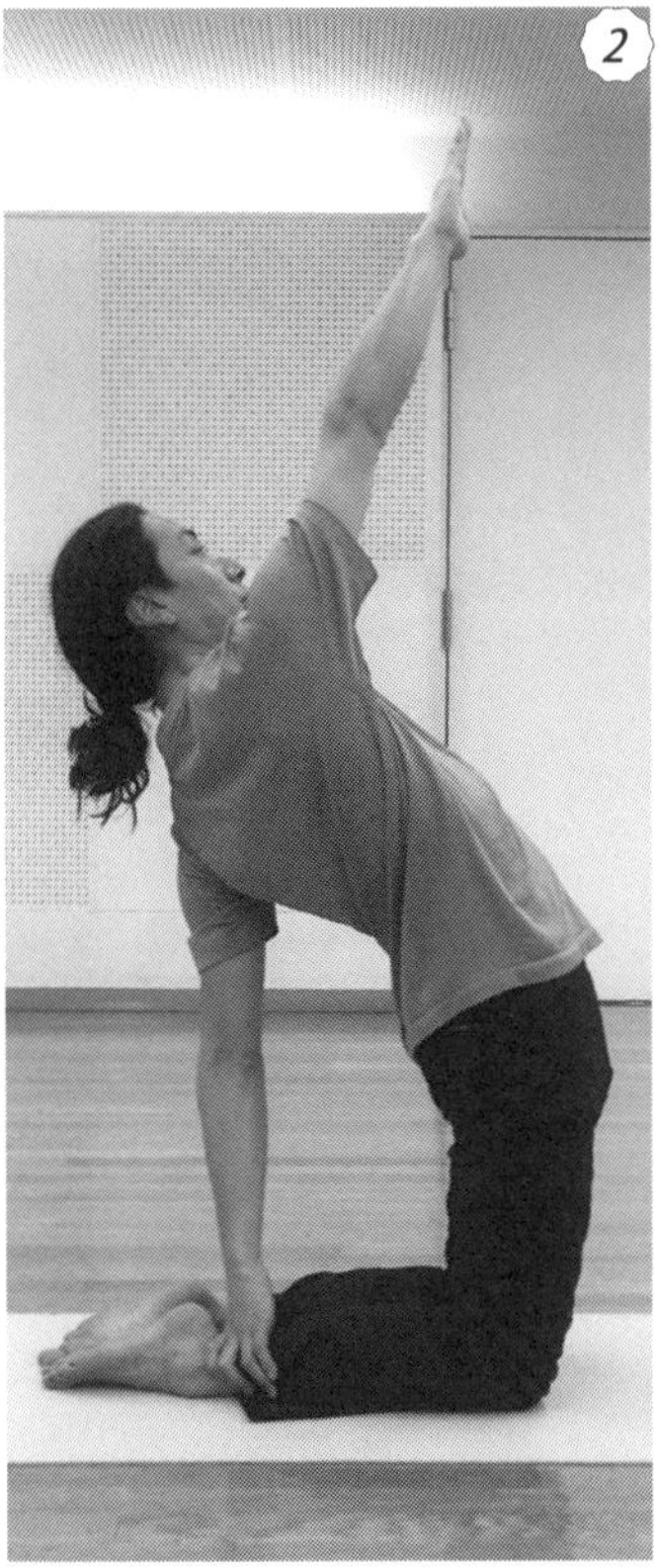

ツイストのポーズ

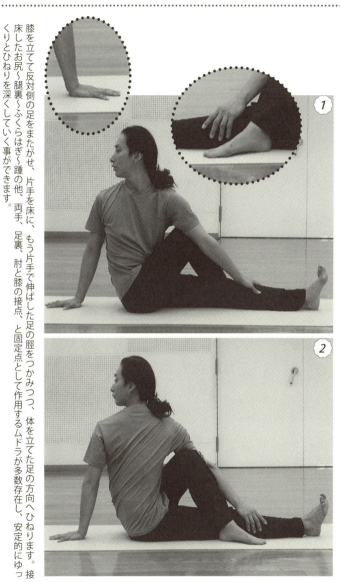

膝を立てて反対側の足をまたがせ、片手を床に、もう片手で伸ばした足の脛をつかみつつ、体を立てた足の方向へひねります。接床したお尻～腿裏～ふくらはぎ～踵の他、両手、足裏、肘と膝の接点、と固定点として作用するムドラが多数存在し、安定的にゆっくりとひねりを深くしていく事ができます。

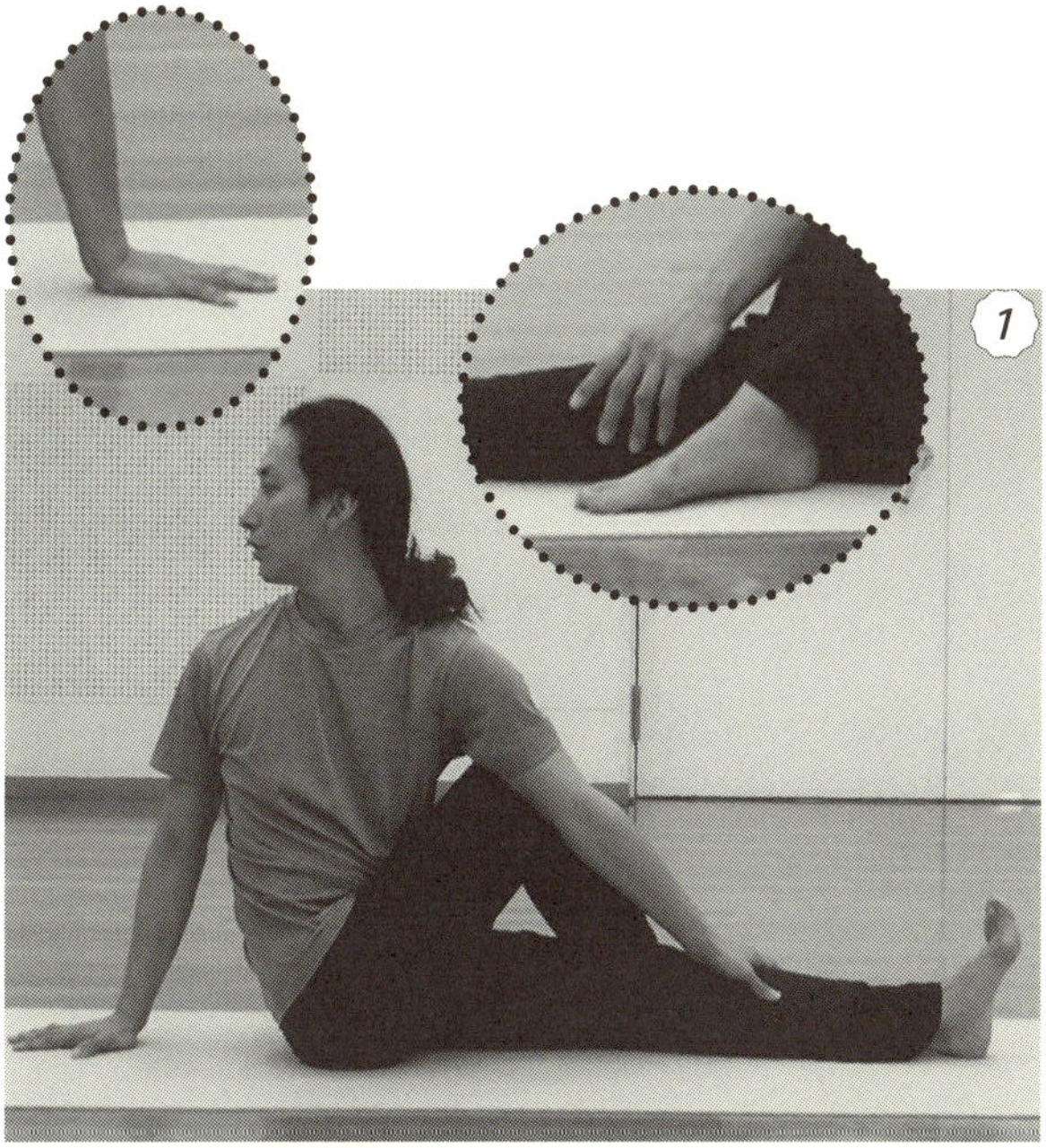

開脚前屈のポーズ

開脚して座り、骨盤を立て、上体を真正面に倒していきます。この時、親指ムドラを組んで、両手を引っ張り合い気味にしつつ倒していくと、いつもより深く倒す事ができます。

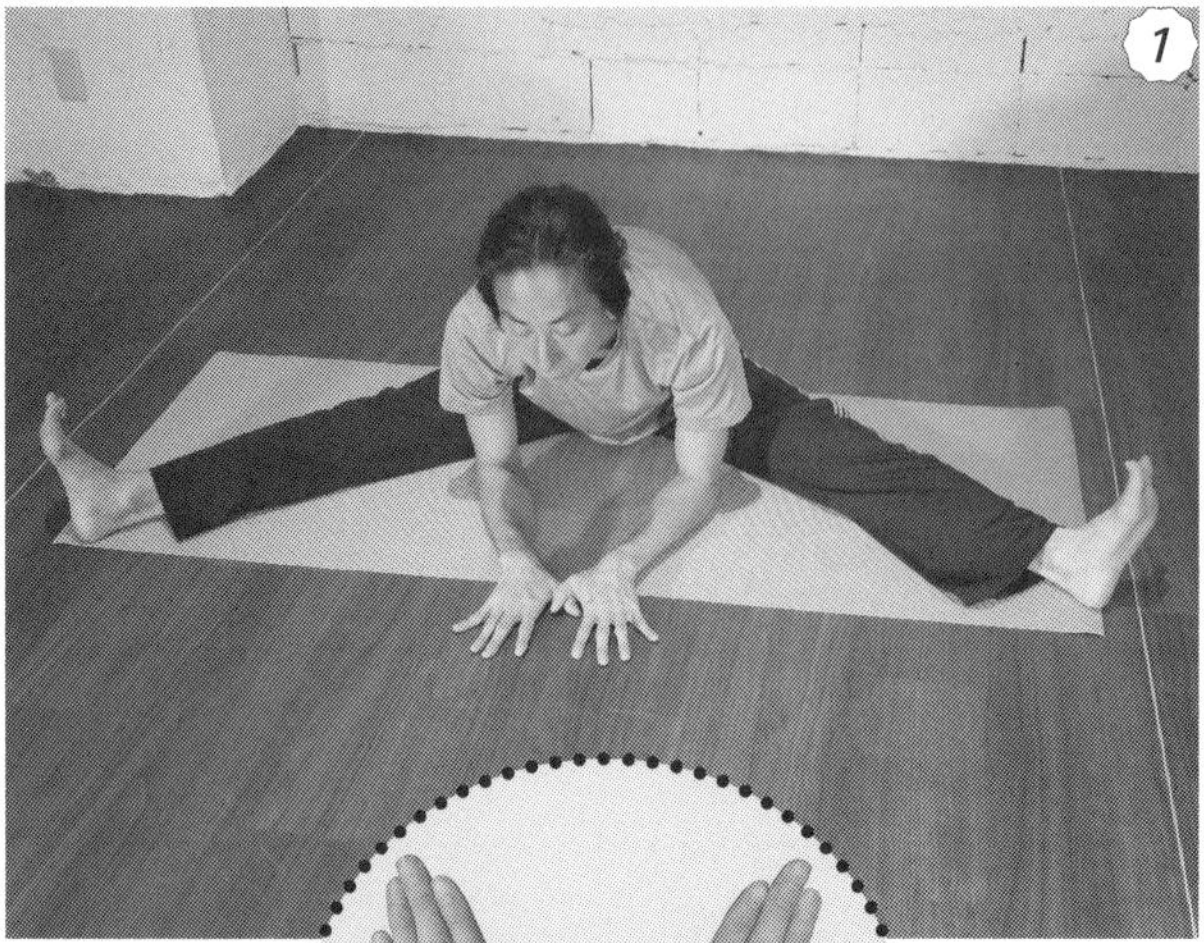

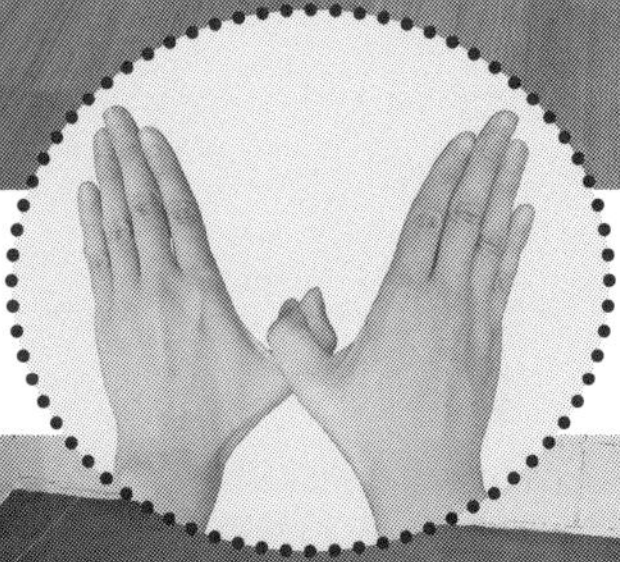

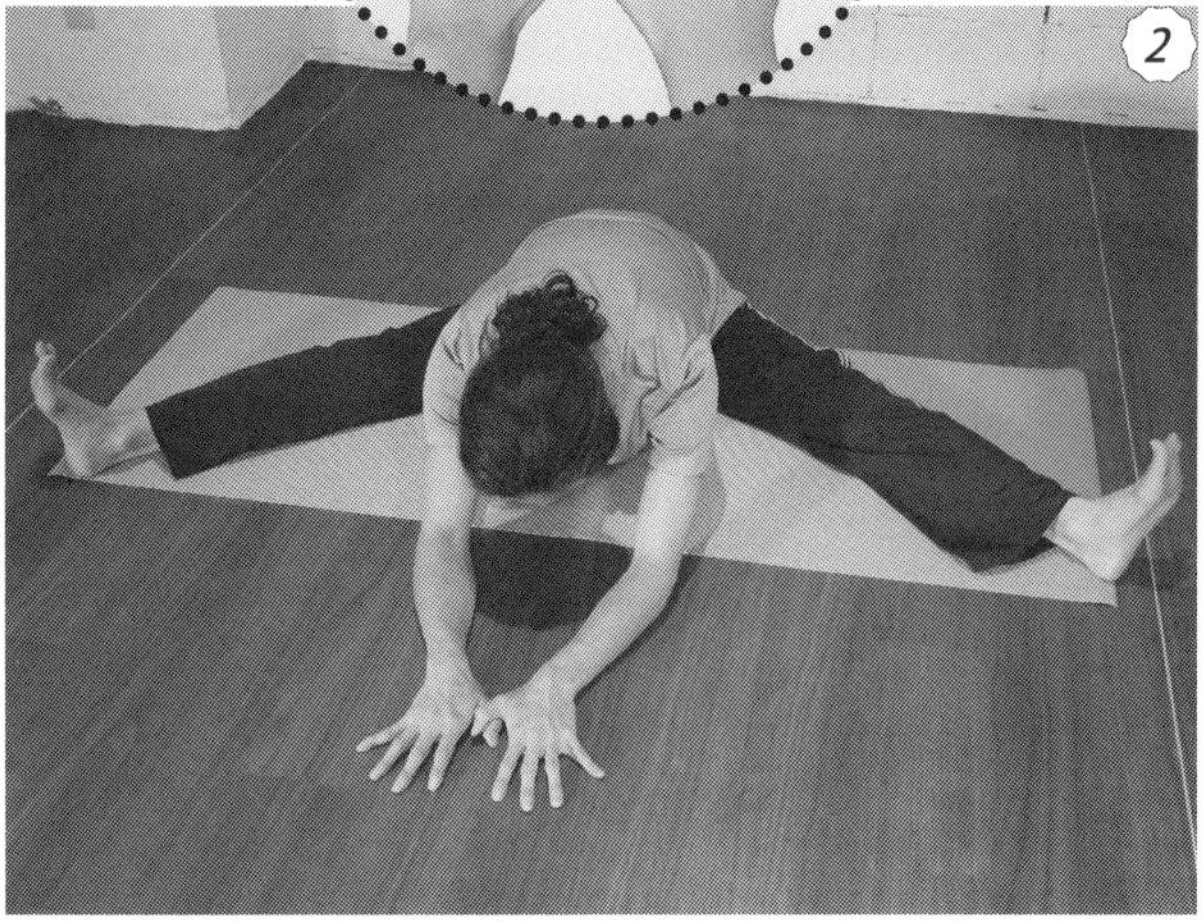

開脚ひねりのポーズ

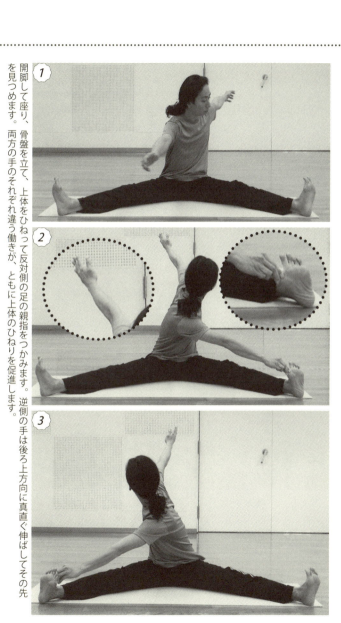

開脚して座り、骨盤を立て、上体をひねって反対側の足の親指をつかみます。逆側の手は後ろ上方向に真直ぐ伸ばしてその先を見つめます。両方の手のそれぞれ違う働きが、ともに上体のひねりを促進します。

虎のポーズ

両手を床に着いて固定点を作り、片足を膝で接床した、計3点をもって体全体を安定させつつ、もう片足を後方へ反るように上げます。〝3ムドラ〟の効果で、体全体がきれいに反るようになります。このポーズはお尻の筋肉を格好良くし、内臓も動かします。

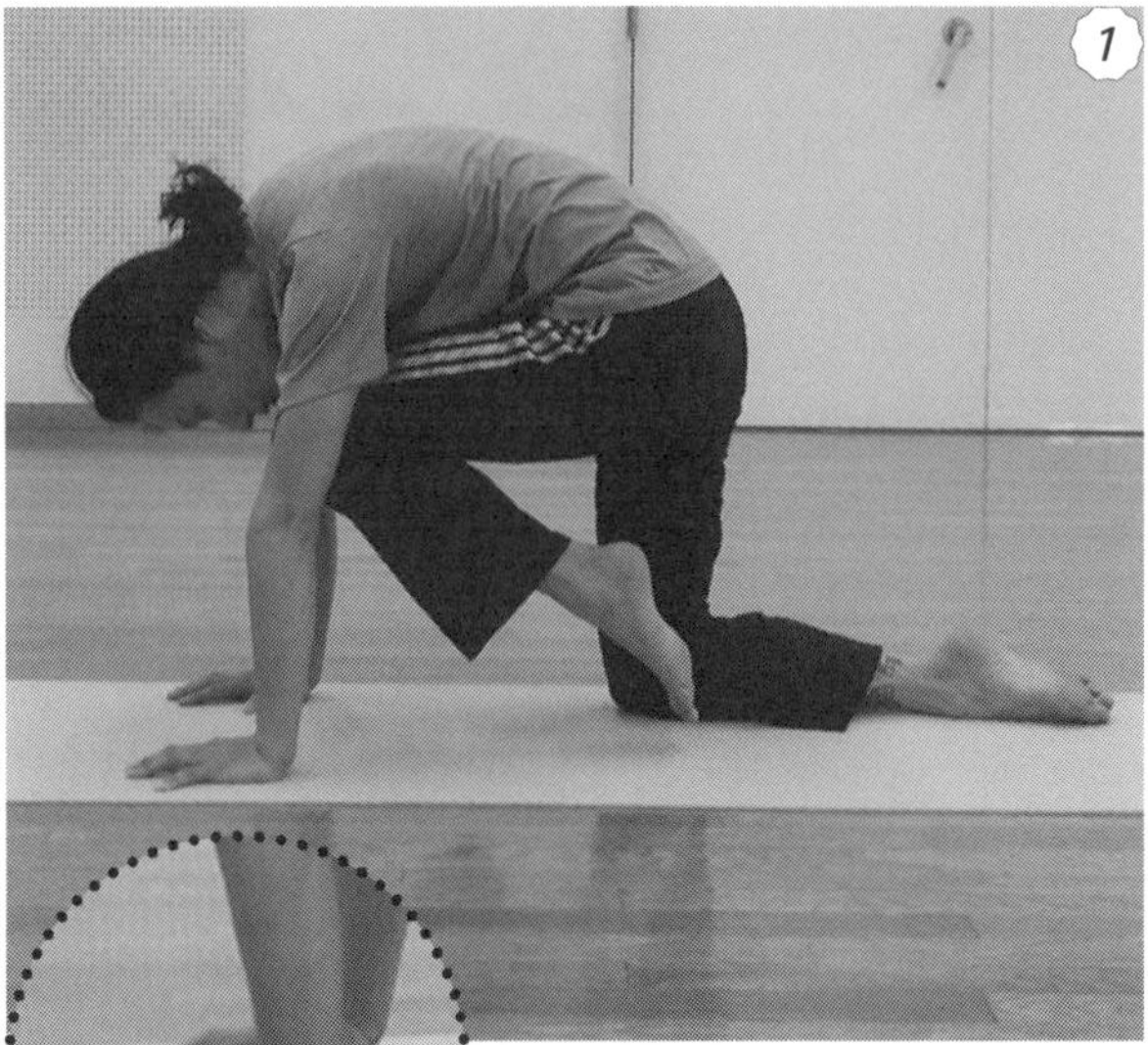

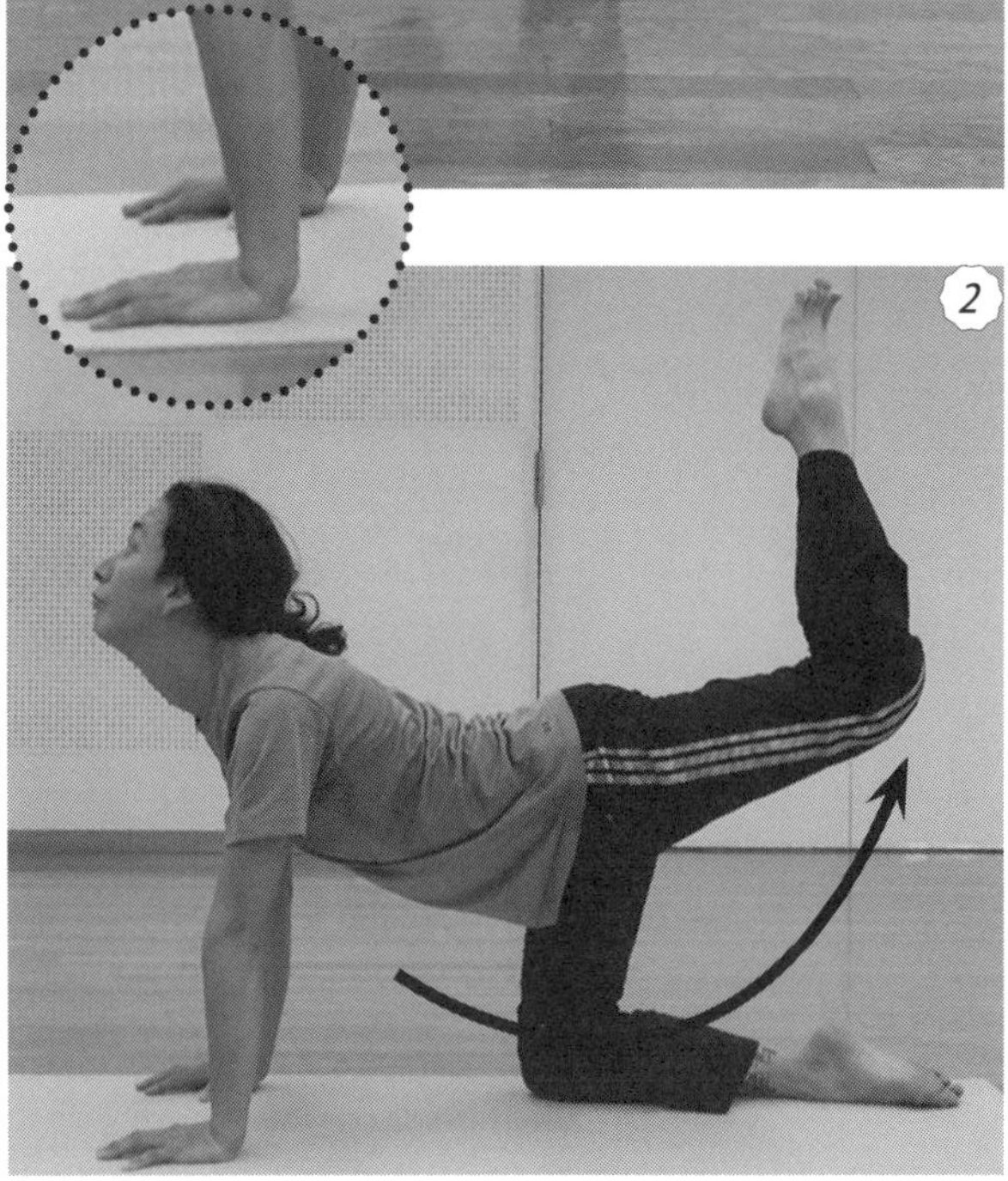

虎のポーズ2

先述の「虎のポーズ」同様、3点で体を保持しつつ、足を床に平行に振り出します。ムドラがなければなかなか難しい動きです。

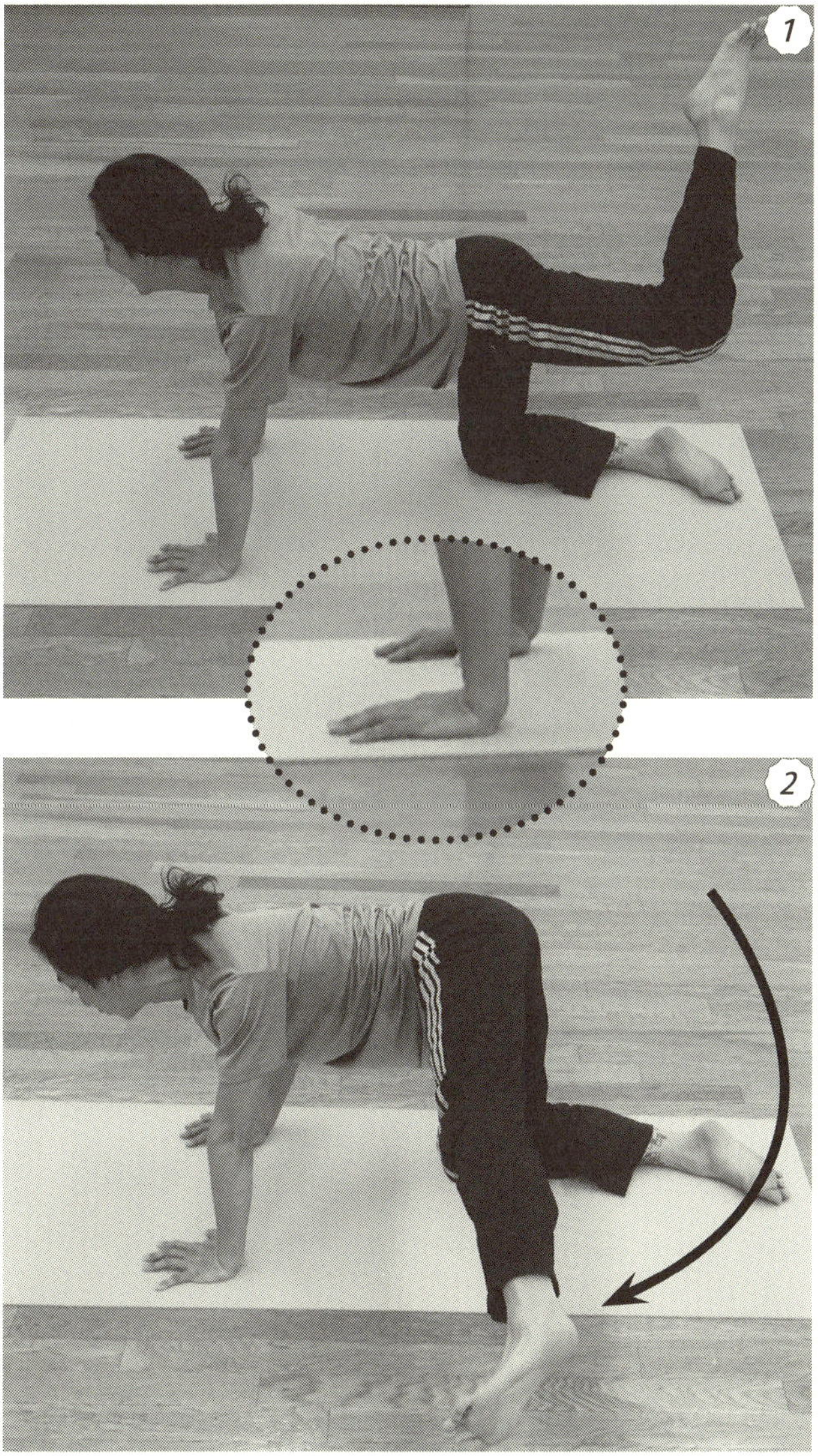

ツイストのポーズ

両足を伸ばして座り、上体を立てます。両手を頭の後ろで組むムドラを作り、上体をひねります。何という事のない動きですが、ムドラのあるとないとでどう違ってくるかを確かめてみて下さい。

ウェストの上の方をねじる運動は、副腎をマッサージし、ストレスや疲労をとり、炎症を抑える効果があります。

1

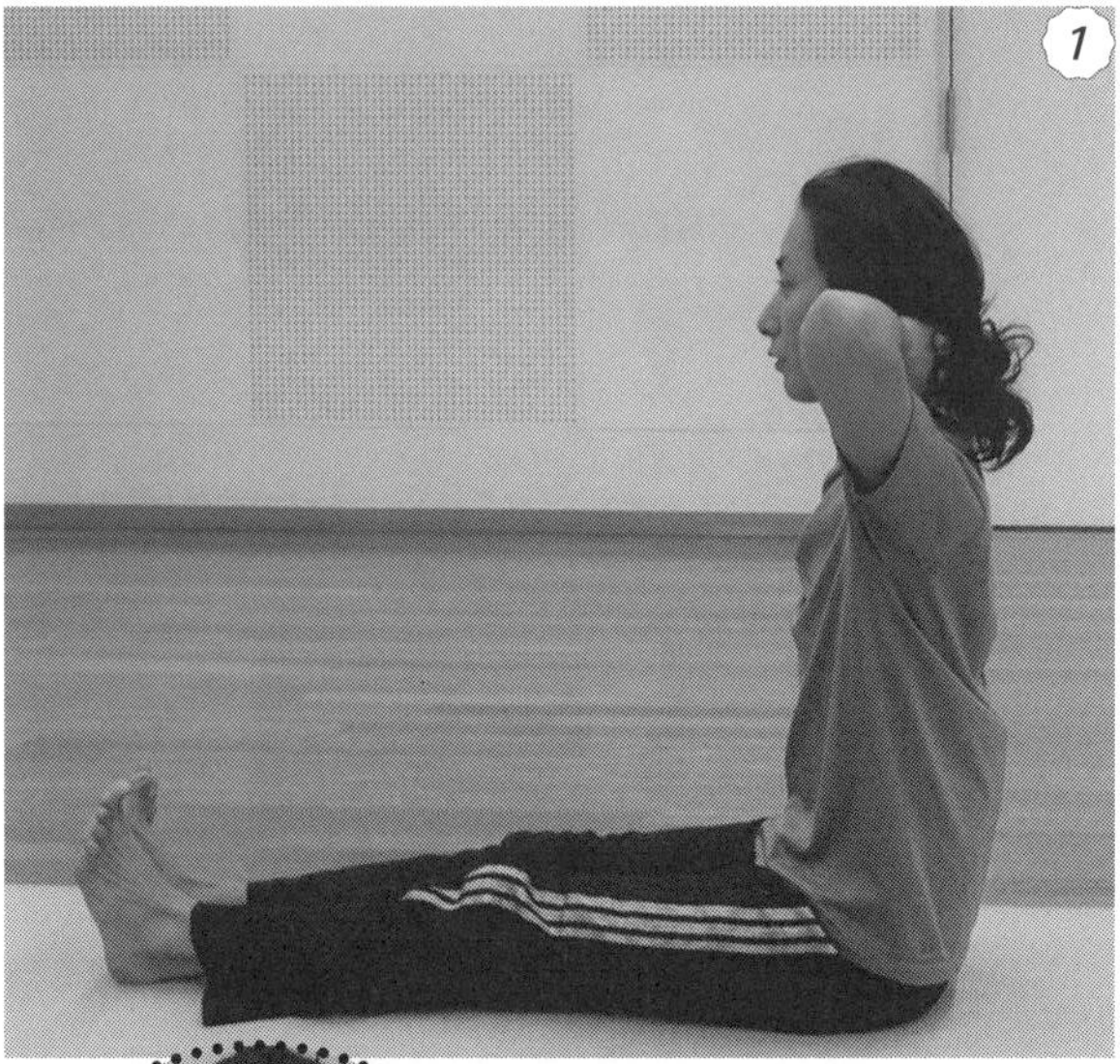

2

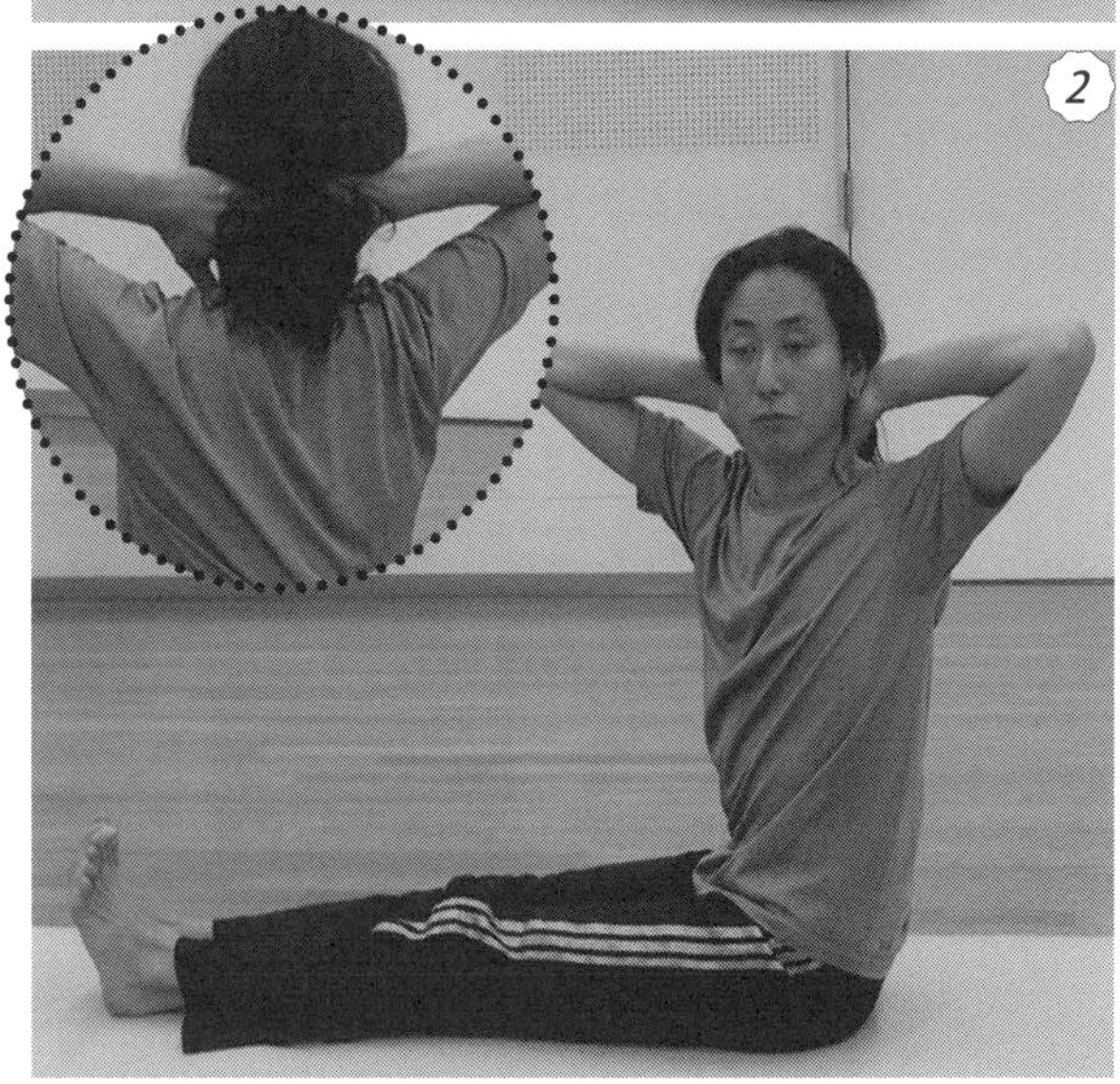

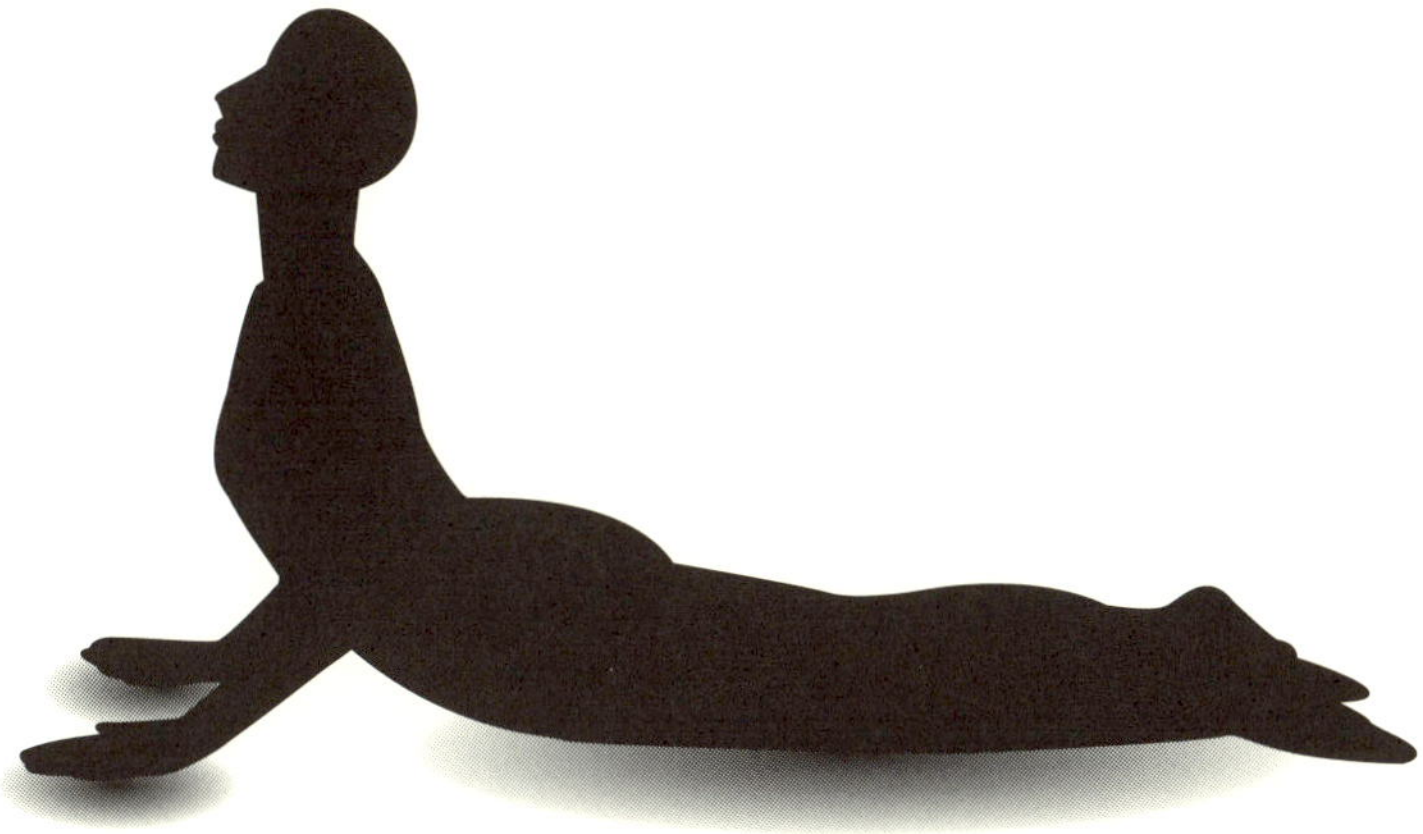

立って行なうもの、座って行なうもの、とやっていただきましたが、最後は横たわって行なうものです。

ムドラの本質の一つが〝拘束〟にあるのはすでにご理解いただいていると思いますが、横たわる事によって生じる大きな接地圧は、身体に対して大きな拘束力を持つ事になります。そしてさらに、接地しないムドラも加えれば、新たな、質の違うバリエーションが生まれます。

横たわって行なう運動は、当然ながら〝楽〟に行なえるものが増えてきますので、ぜひ日常化させるように、行なってみて下さい。

〝楽〟だからと、運動として質が低いもの、と解釈してしまってはいませんでしたか？

そんな事はありません。

〝ムドラ〟として利用すれば、立った状態ではできなかったにもかかわらず、できてくる動きも、少なくないのです。

③ 横たわって行なう体操

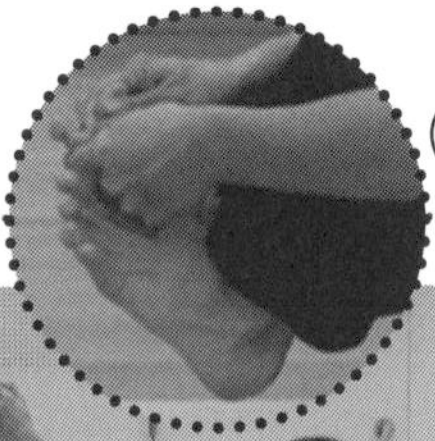

舟のポーズ

両手で両足親指をつかむムドラを組み、そのまま足を伸ばしてV字状にバランスをとる「舟のポーズ」をやります。そして足を伸ばしたままゆっくりと後ろに転がります。ムドラなしではなかなか伸びてくれない〝奥〟の部分が伸びます。

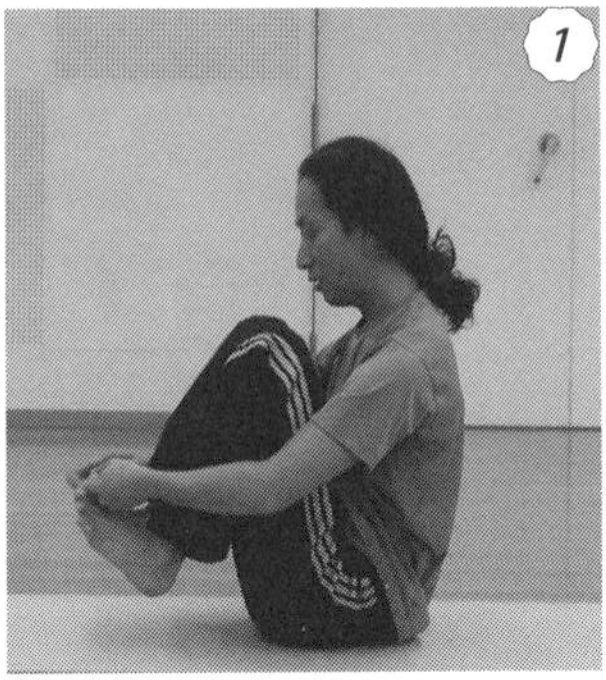

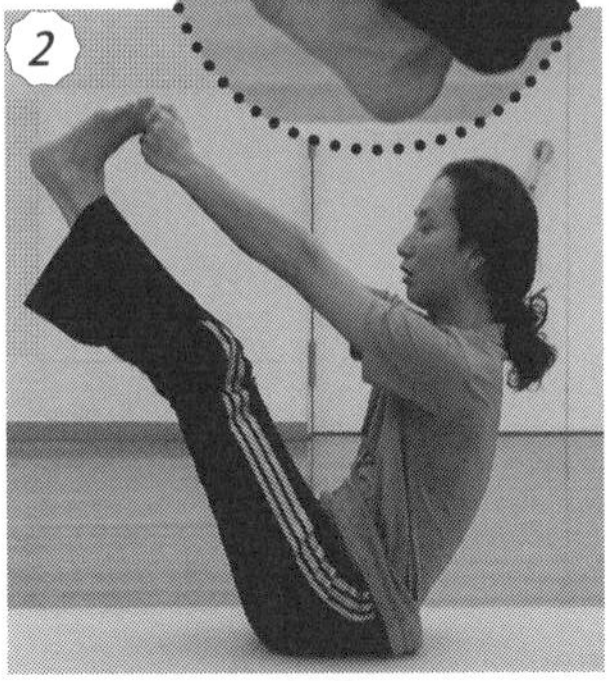

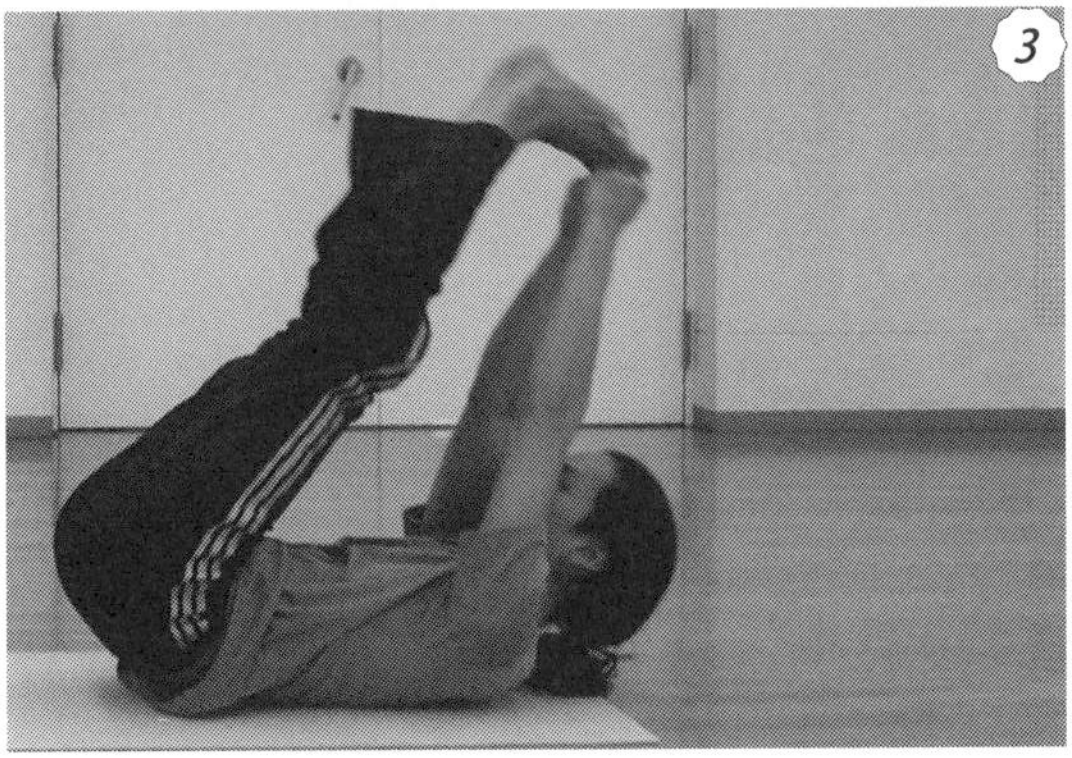

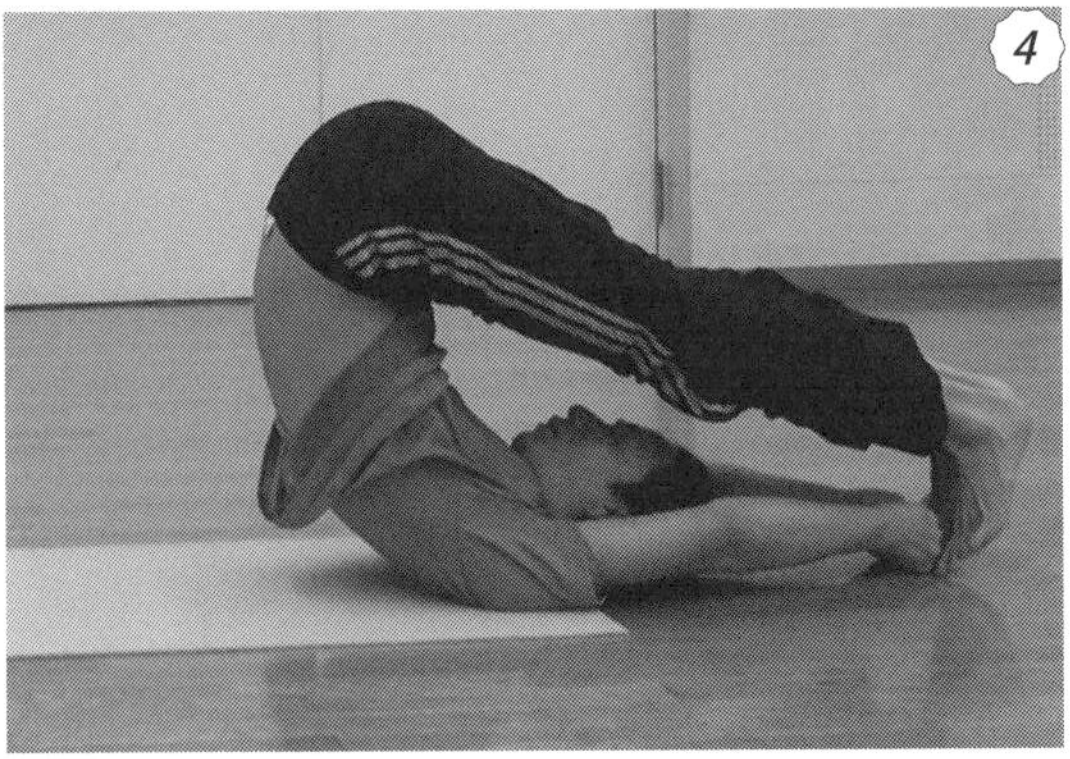

コブラのポーズ

腹ばいになり、床に掌を着けるムドラを作ります。そこから少しずつ頭を上げていきます。立った状態で体を反らせる運動よりもはるかに安定的に楽に、かつ深く反らせる事ができます。

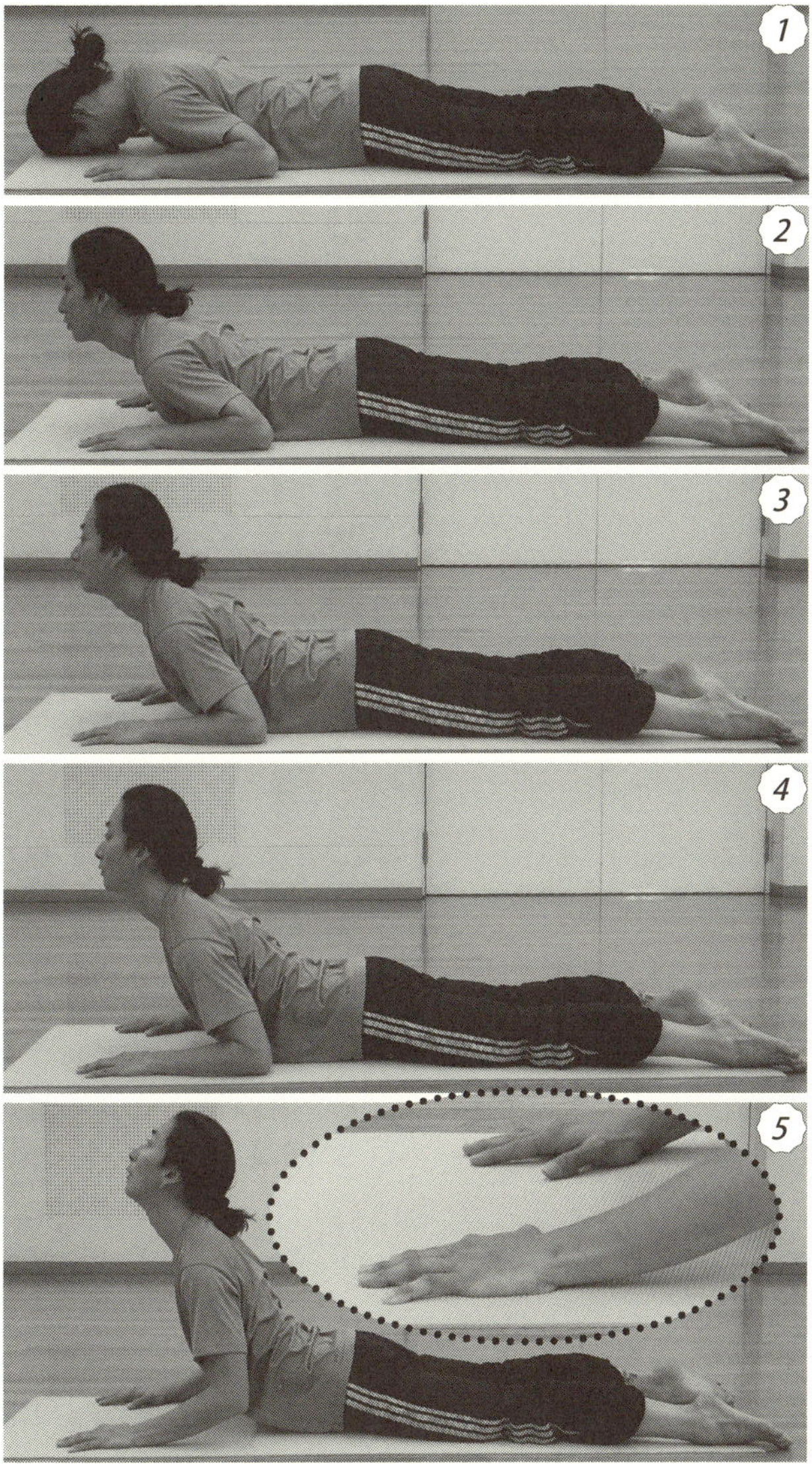

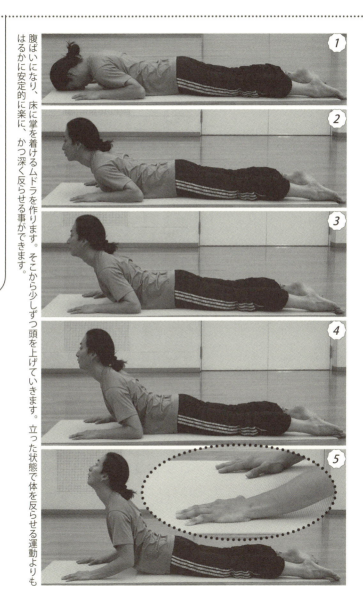

病床のコブラ〜胸を反るワニのポーズ

うつ伏せから手を床に着けるムドラから上体を持ち上げる〝コブラのポーズ〟をとります。無理に反り上がろうとする必要はありません。さらに、肘を着いて頬杖をつくムドラに切り替えると、無理なく体が持ち上がるでしょう。そして膝から下を交互にバタバタさせましょう。気持ち良いストレッチ感が得られます。こんなに楽にできて気持ち良い運動があるのです。

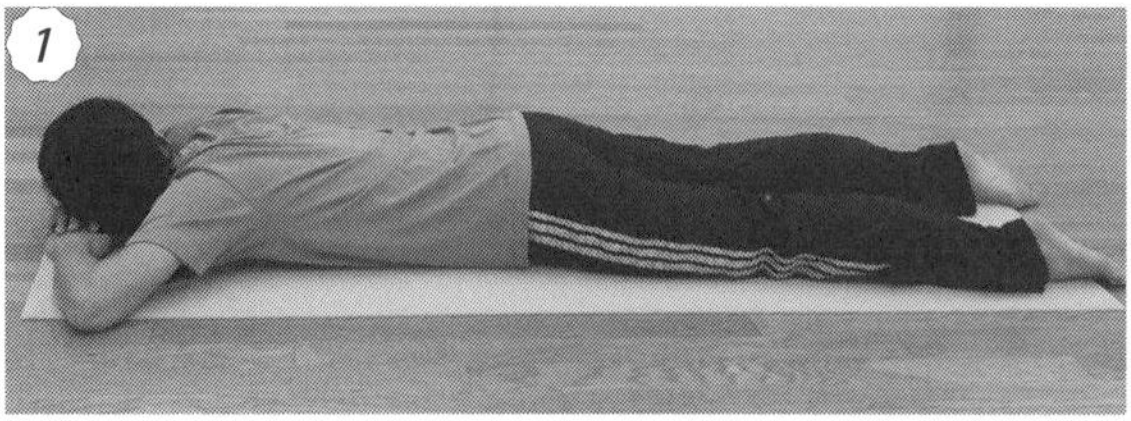
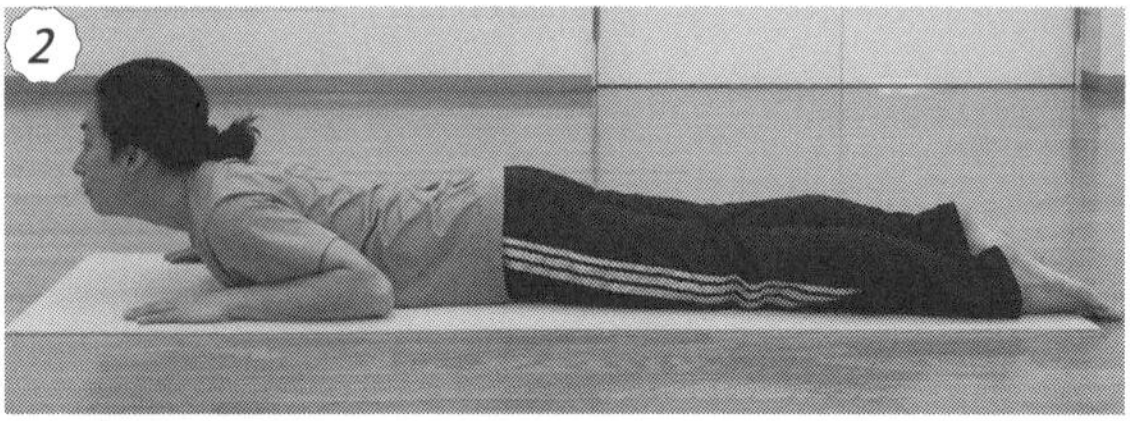
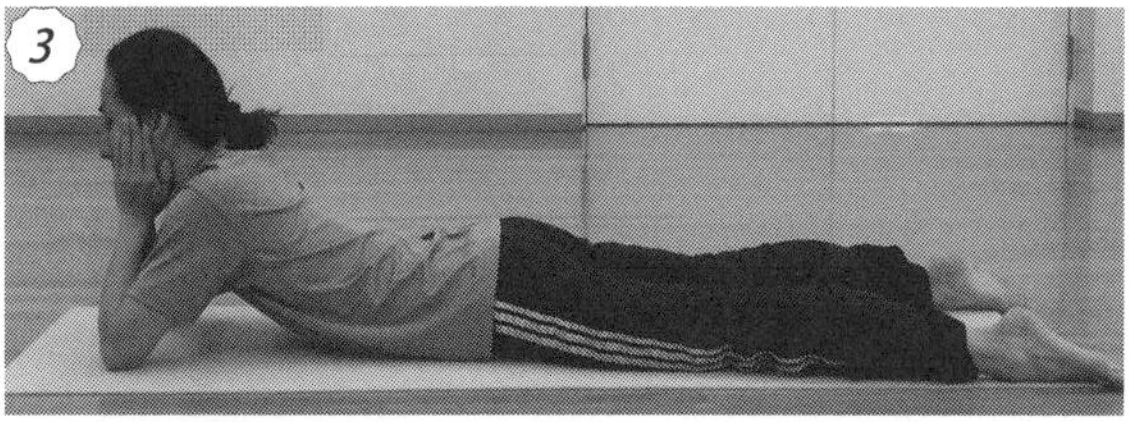
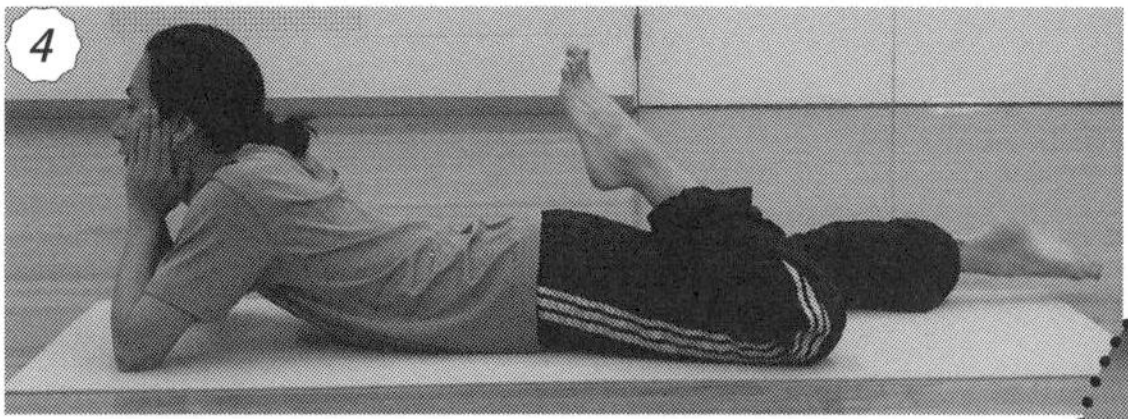
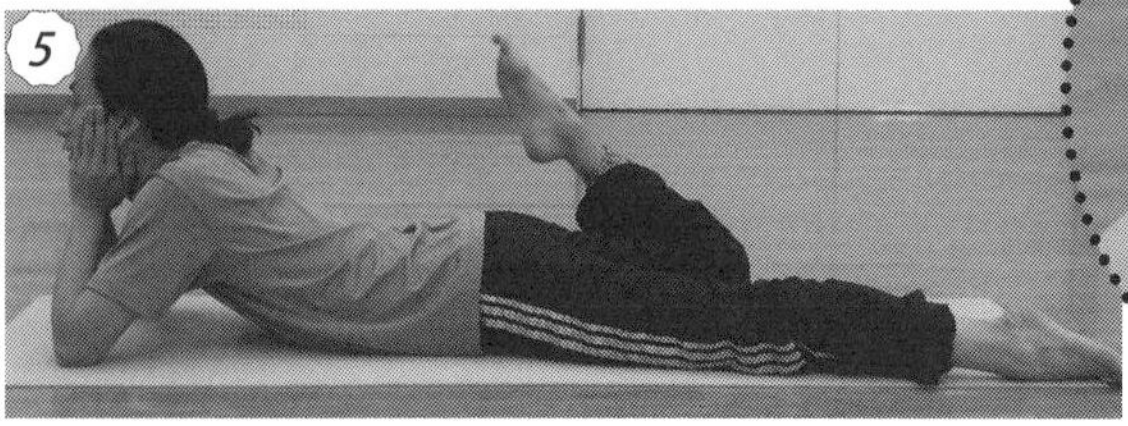
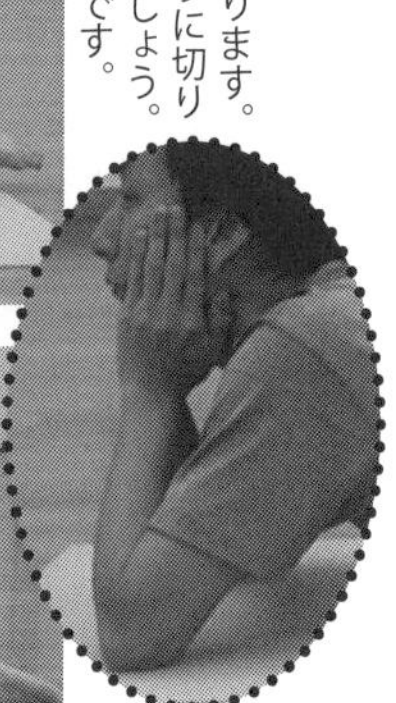

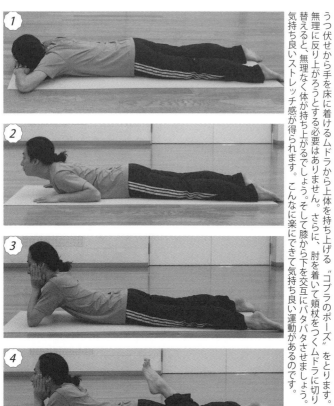

バッタのポーズ

うつ伏せになり、手を前方に伸ばした状態から両手両足を持ち上げます。手を後方に置く一般的な〝バッタのポーズ〟とは、違った気持ち良さがあります。続いて、右手と左足、左手と右足、という組み合わせで交互に上げます。全身が繋がる感覚が得られます。

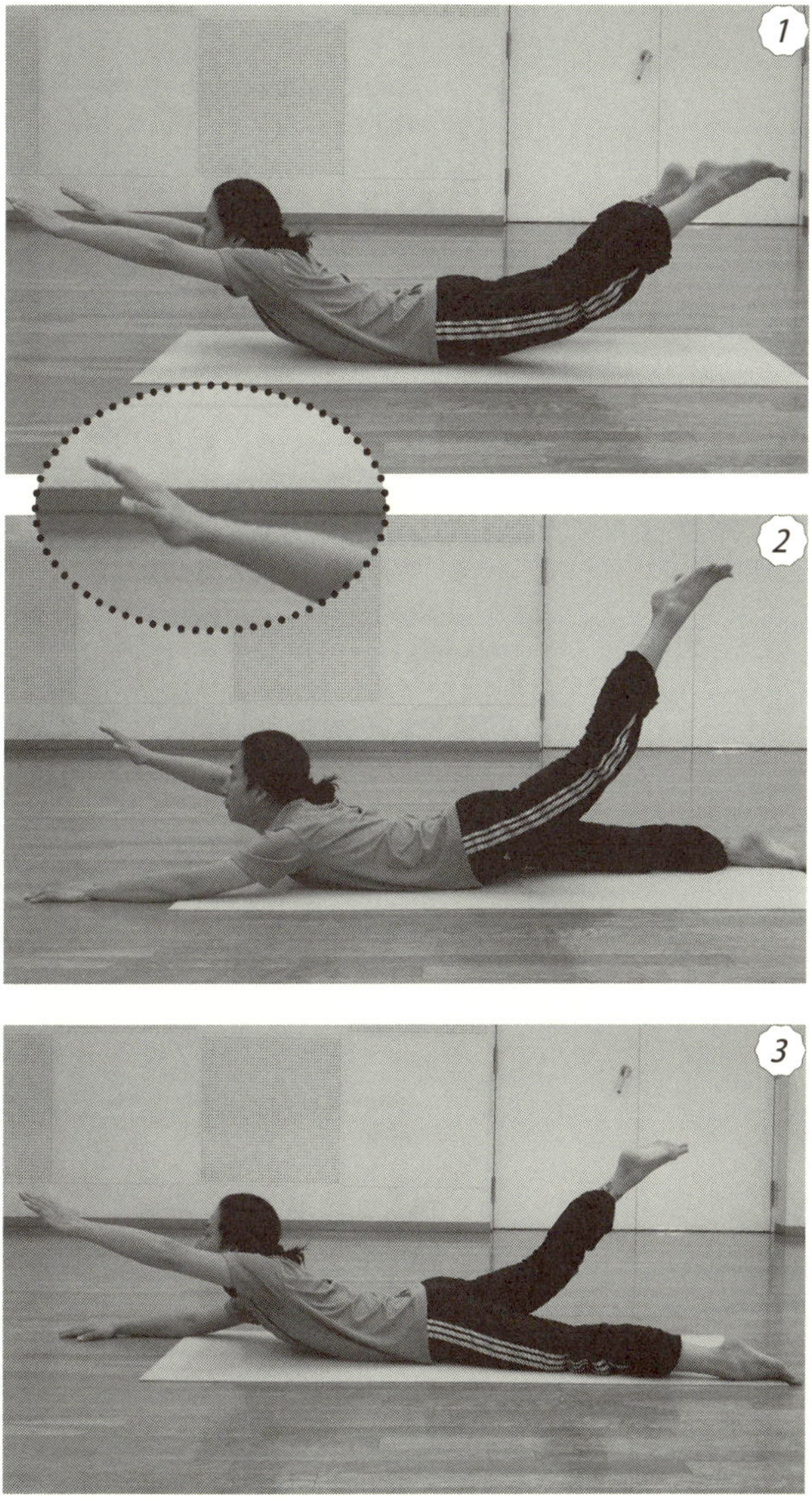

横寝〜自由半身運動

腕枕を作って横向きに寝ると、下側の半身がムドラとして固定され、上側の半身が自由な状態になります。自由な側の脚をゆっくりと前後に振ってみましょう。さらに足の親指をつかむムドラを組んで、足を最高点に持って行ってみましょう。足の動きにつれて肩甲骨、腕、脚、股関節など全身のストレッチになります。

1

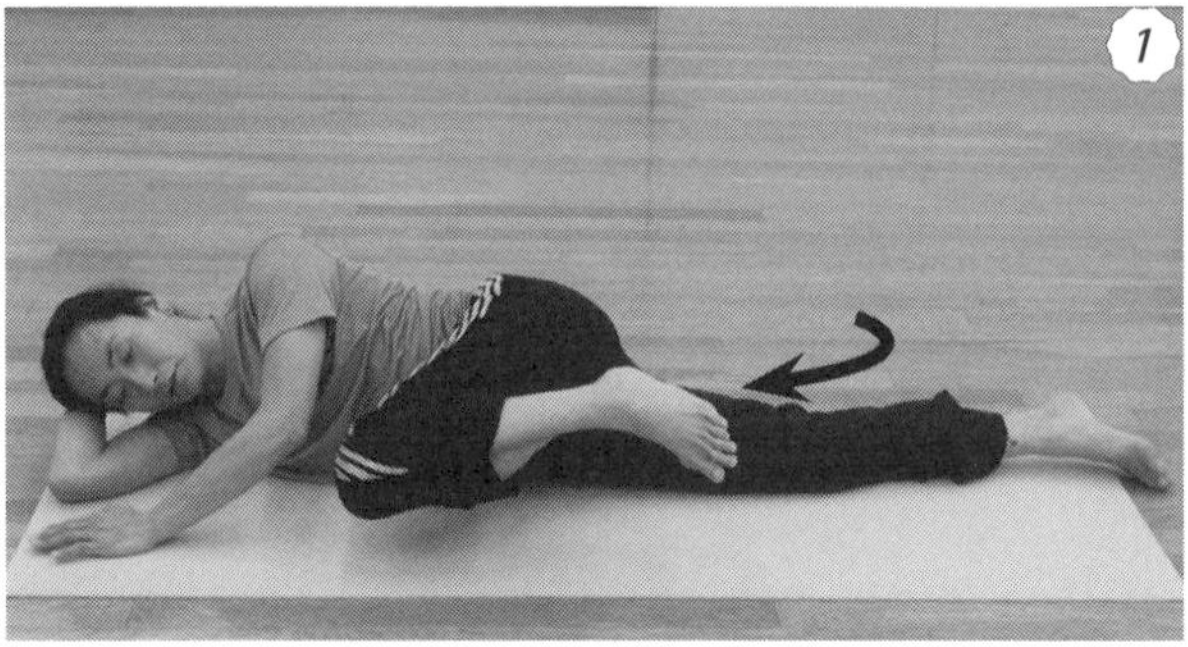

2

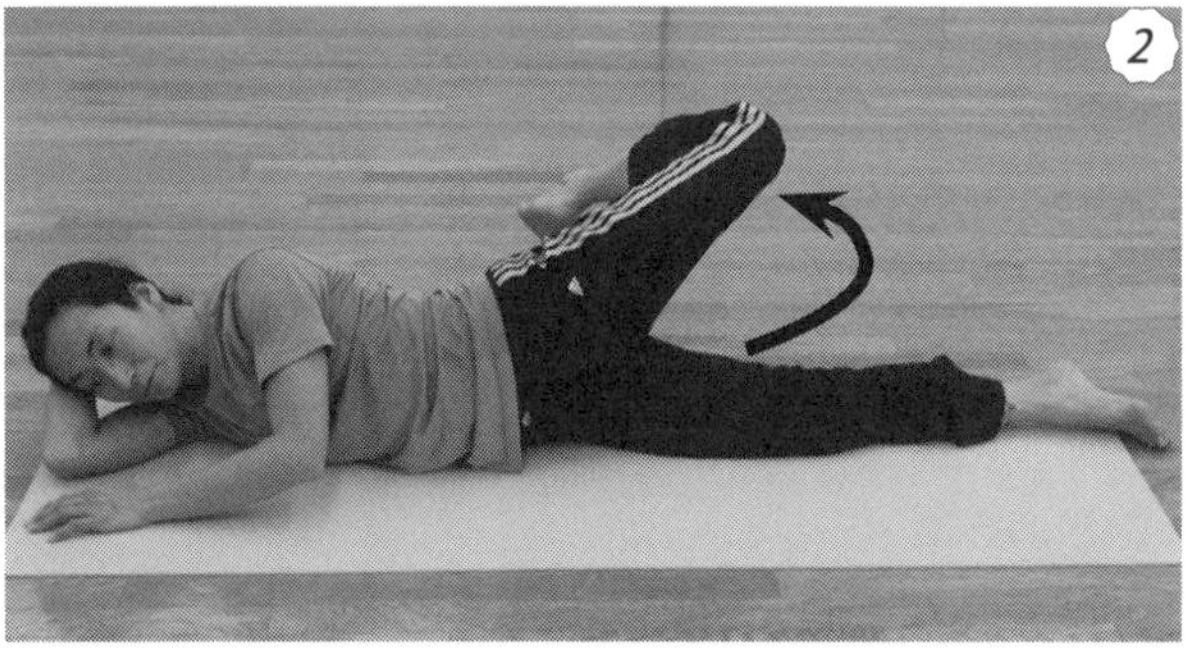

3

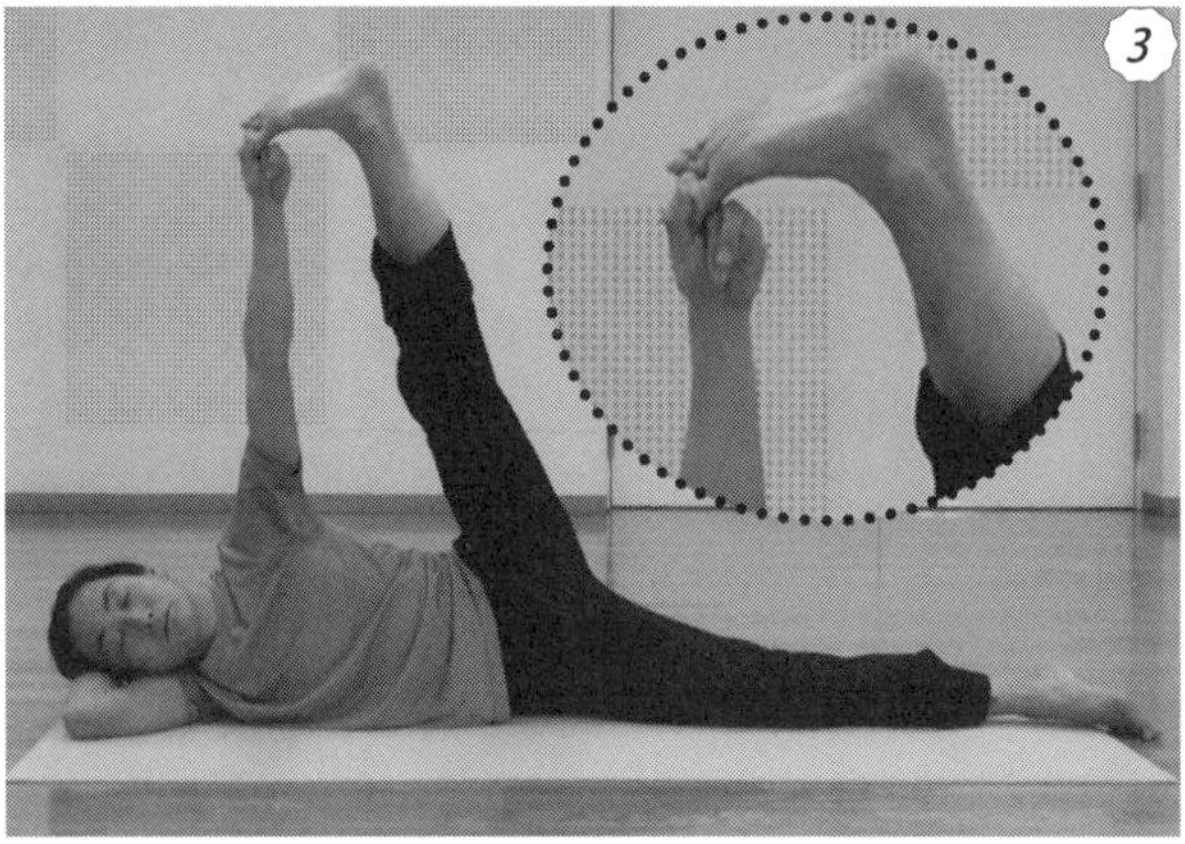

ラクダのポーズ

膝立ちになって、腕を外旋させるように後方へ持っていき、体を反らせながら両足首を内側からつかみます。このムドラによって、体が後ろに倒れないように踏ん張るための余計な力が要らなくなります。また、腕が支柱になり反りを深くする事もできます。

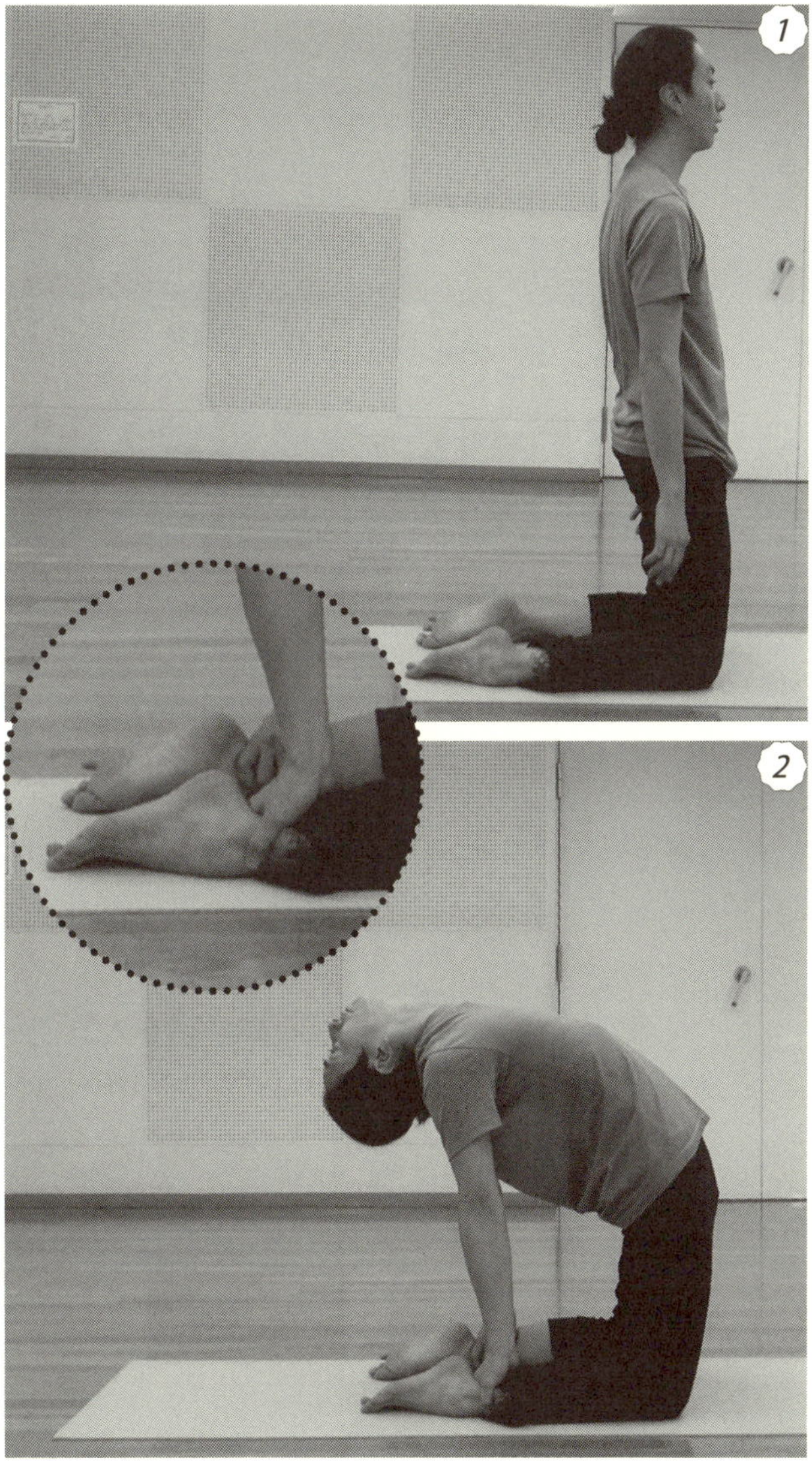

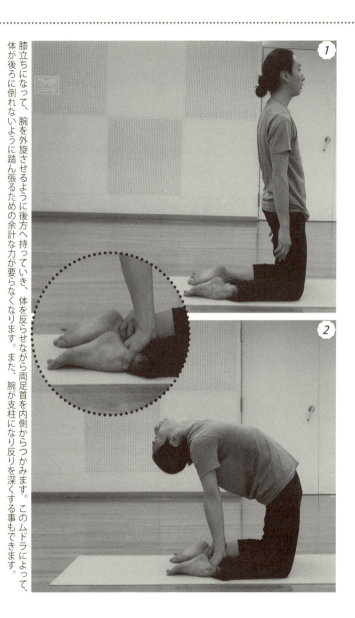

車輪のポーズ

仰向けに寝た状態から両手両足を床に着け、手足の力も利用しながら腰を持ち上げて反り上がります。手足のムドラがある事によって、立った姿勢からやるとこれほど深い反りにはなりません。くれぐれも無理のないレベルで。

1

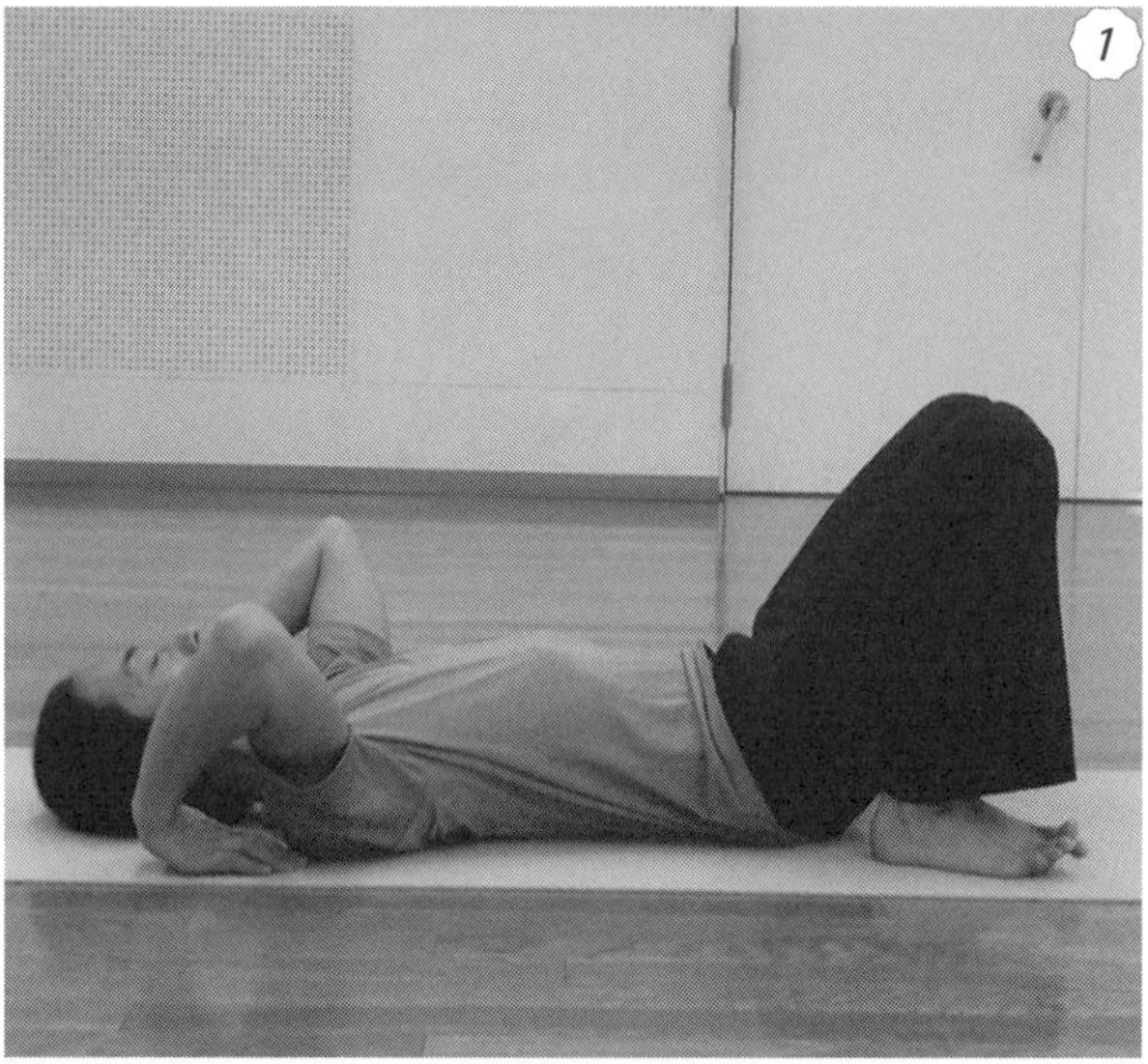

2

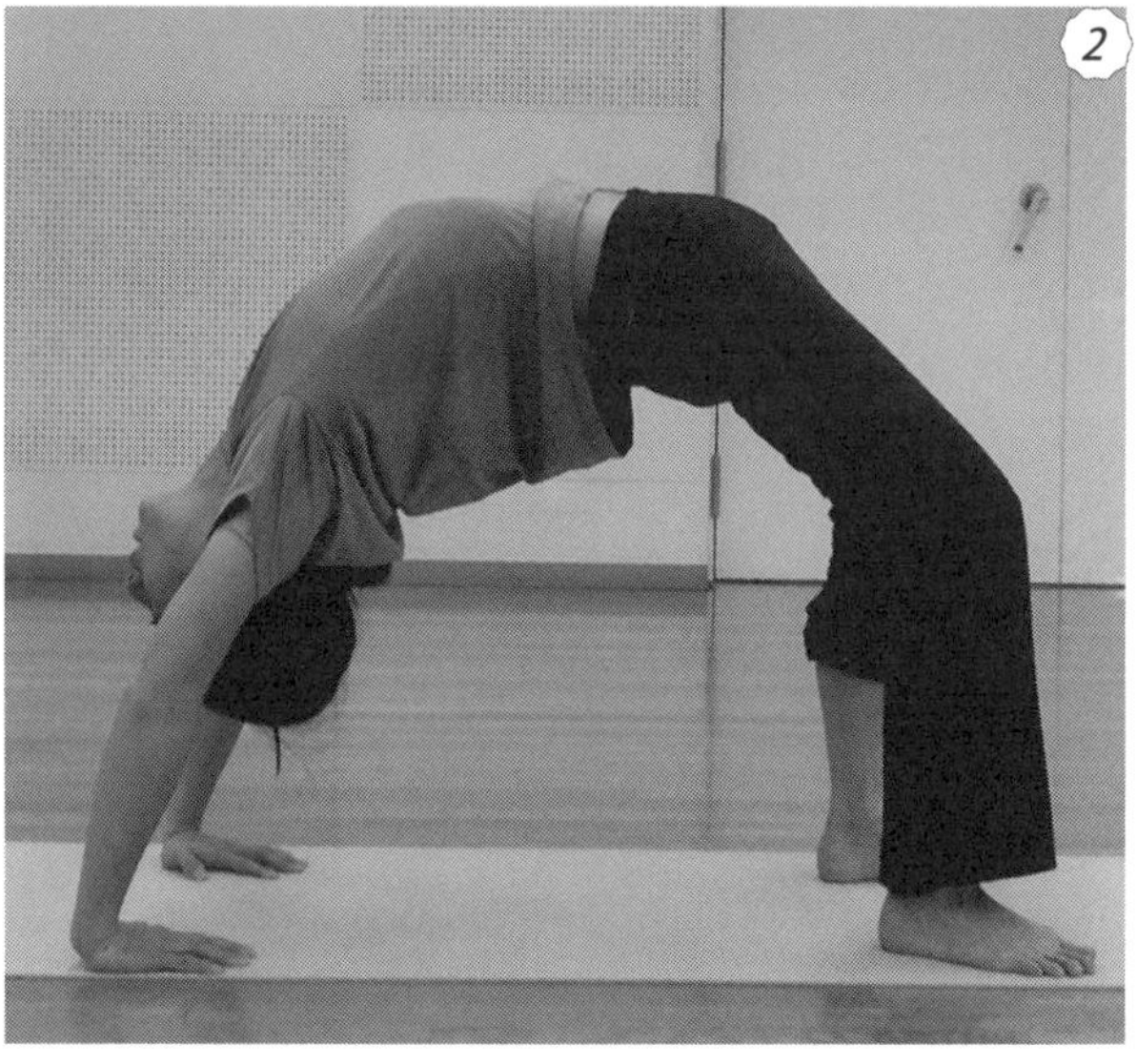

肩のポーズ

仰向けに寝た状態から腰を床から持ち上げます。その状態で腰の下で両手を組むムドラを作ります。この動きによって肩甲骨が寄せられ、全体としてまとまりをもった安定感が得られます。この姿勢をキープするのも、かなり楽にできるはずです。

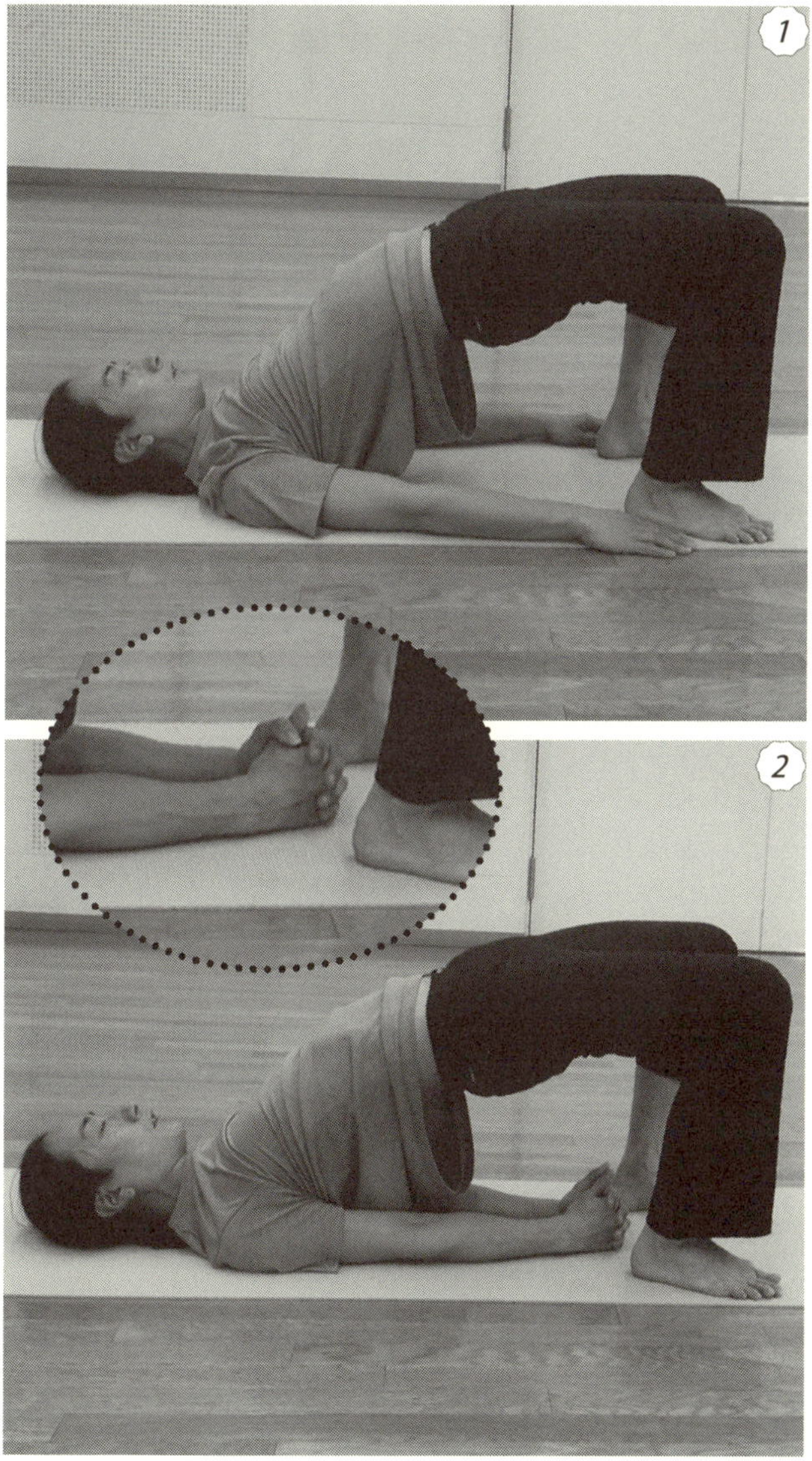

弓のポーズ

うつ伏せの状態で両足首を後ろ手につかみます。そこから、手と足とで引っ張り合うような力を加えながら、反り上がります。これもムドラなくしてはできないポーズです。

1

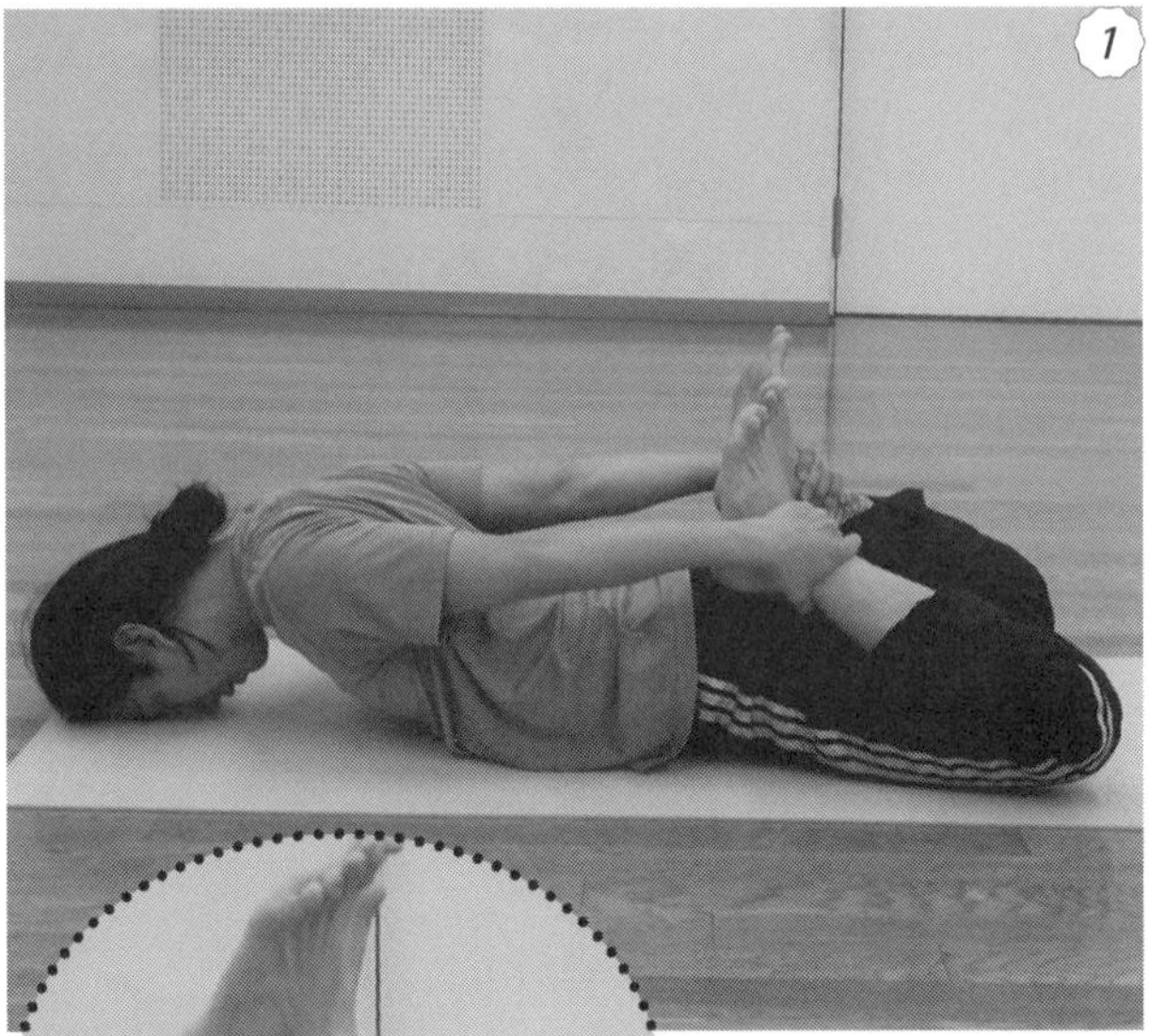

2

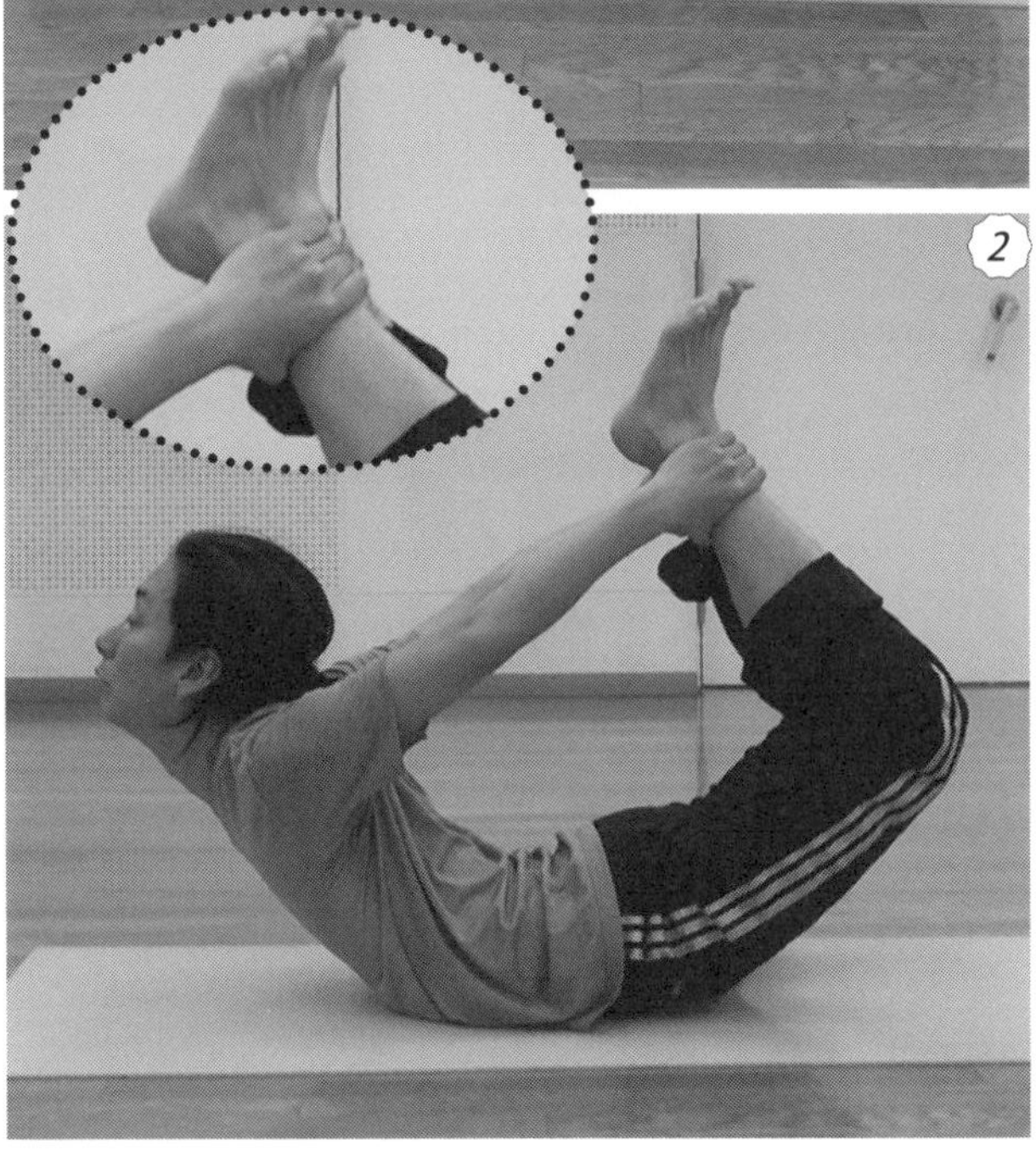

しかばねのポーズ

全身をリラックスさせる“しかばねのポーズ”は、全身を床で拘束するムドラでもあります。この時、手では親指と人差し指で輪を作る“チン・ムドラ”を作ってみましょう。心が穏やかになり、意識が自分の内面に向かうようになります。一連の最後にはもちろんの事、各ポーズの合間にも適宜差し挟むようにしましょう。

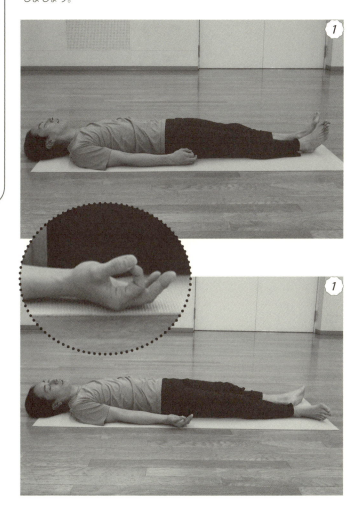

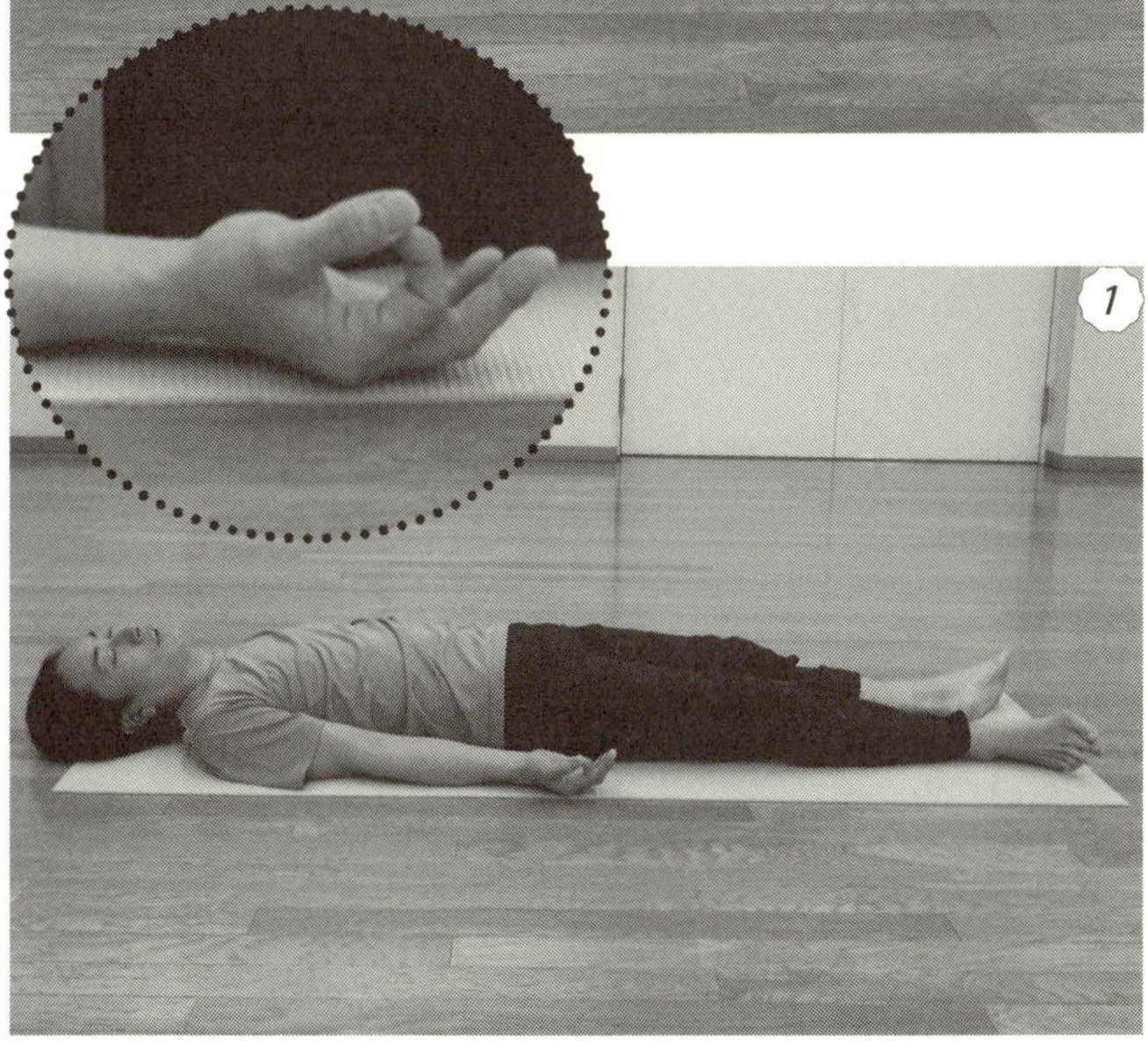

第3章

ムダ毛の目的や生理など

1 よく知られているムドラの目的や医療効果など

第2章のクリニックのヨガ体操に使っているムドラは、楽に体操を行ない確実に美と健康を手に入れるために体操を補う技術でした。それは演者によって少しずつ違ってきますし効果も違うはずです。しかし、ムドラ単独の医療効果を知る研究書は存在しません。ムドラの目的や医療効果を知る最も参考になったのは、"Asana Pranayama Mudra Bandha"[1]（通称オレンジブック／ヨガのバイブル）でした。〝オレンジブック〟でムドラに一つの章を与えていますから重要な技であることは間違いないのですが、そのバイブルですら十分に書ききっていません。

『現代人のためのヨーガ・スートラ』には「ムドラの使用は秘伝のものであり、師から個人的に学ぶものであるため、ヨーガ・スートラでは多くは語られていない」と述べるにとどまっています。

このように本書のようなムドラに特化した文献は世界に類を見ないものです。それを理由にムドラについて書き流して読者を裏切るわけにはいきません。〝オレンジブック〟で引用しているムドラをここで総覧として整理すれば、ムドラの目的や効果をあぶりだすことができるはずです。

ここでは〝オレンジブック〟に紹介されているムドラを基本として、スリー・チャクラバルティの本[3]や外科医が書いた医療ヨガ[4]を手掛かりに解説を試み、ここで分かった事をムドラの生理の解説に引用しております。

チン・ムドラ

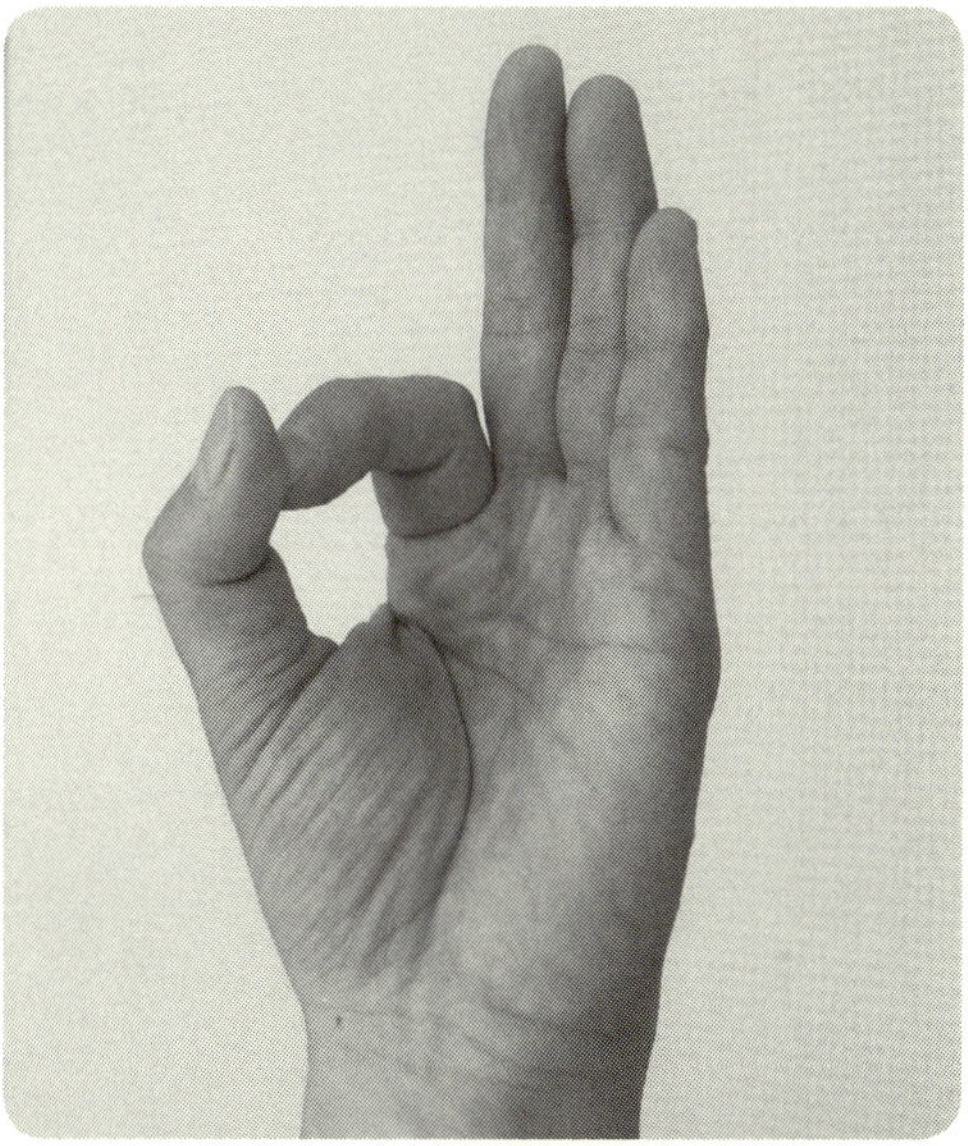

人差し指を親指の腹に軽く当て、輪を作る。

〈効果〉

○大脳の血行を良くする。

○心を穏やかにし、意識を内面に向かせやすくなる。

○不眠症を解消する。

☆**新活用法！**

○長時間可能なムドラでどんなポーズとも相性がいい。一日に合計45分を目安に、散歩時や睡眠時など、習慣化を！

○構想を練る時などに用いればよいアイデアが出てくるかも！

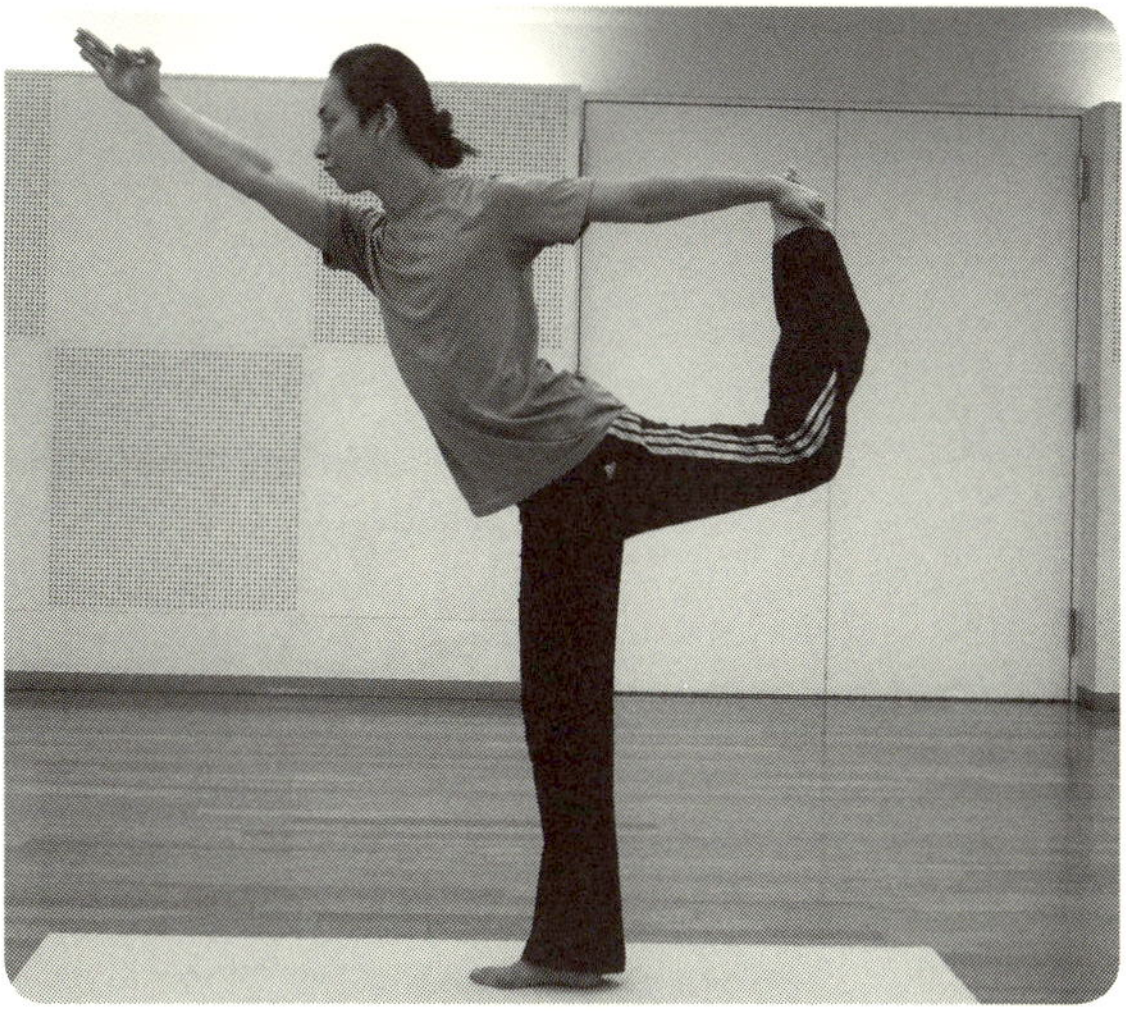

チン・ムドラを用いた〝シバのポーズ〟

プリティヴィ・ムドラ

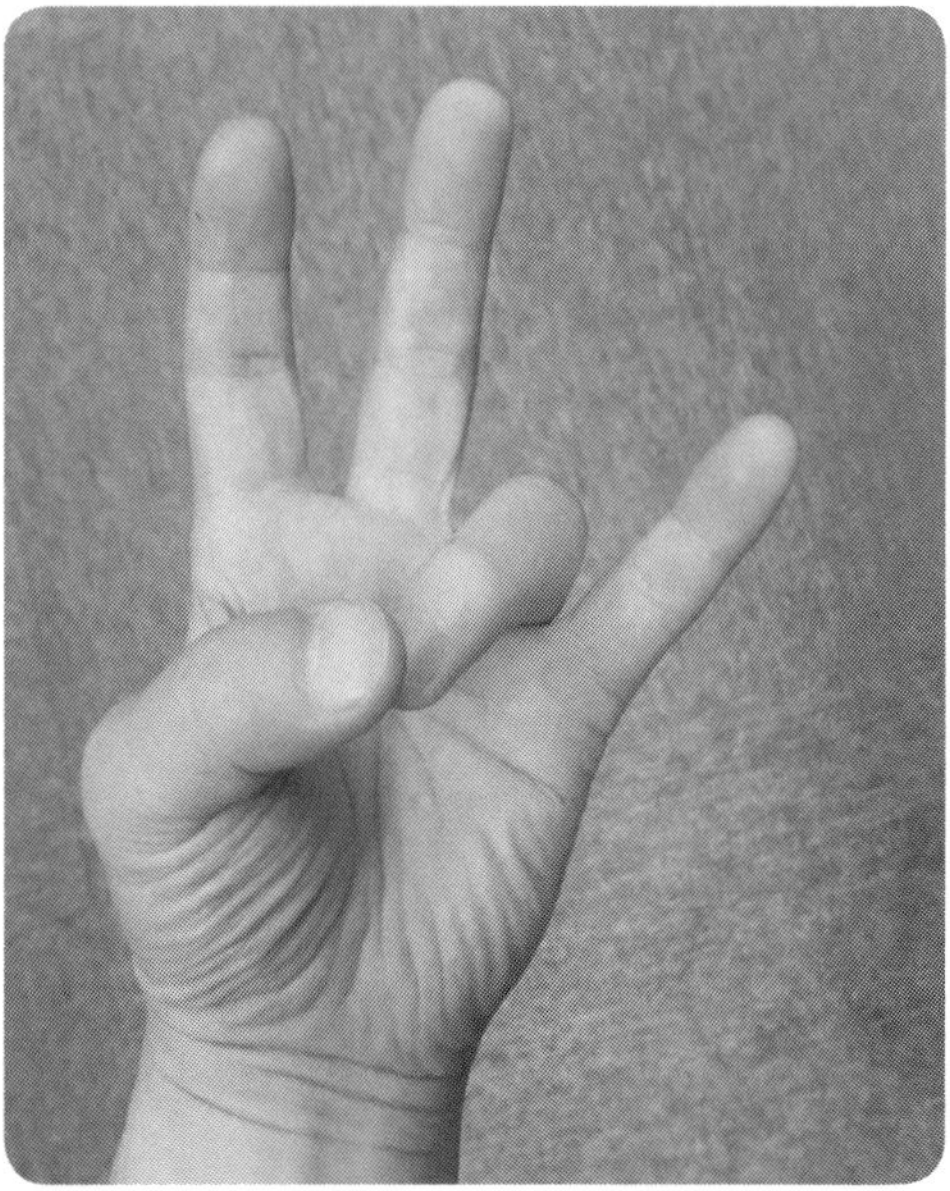

薬指を親指の腹に軽く当てる。

〈**効果**〉

○栄養不足改善。

○思考の柔軟性をもたらす。

☆**新活用法！**

○チン・ムドラ同様、長時間可能なムドラでどんなポーズとも相性がいい。通勤時や散歩時など、いろいろな場面で。

○新たなアイデアが欲しい時に！

○身体を効率的に休めたい時に！

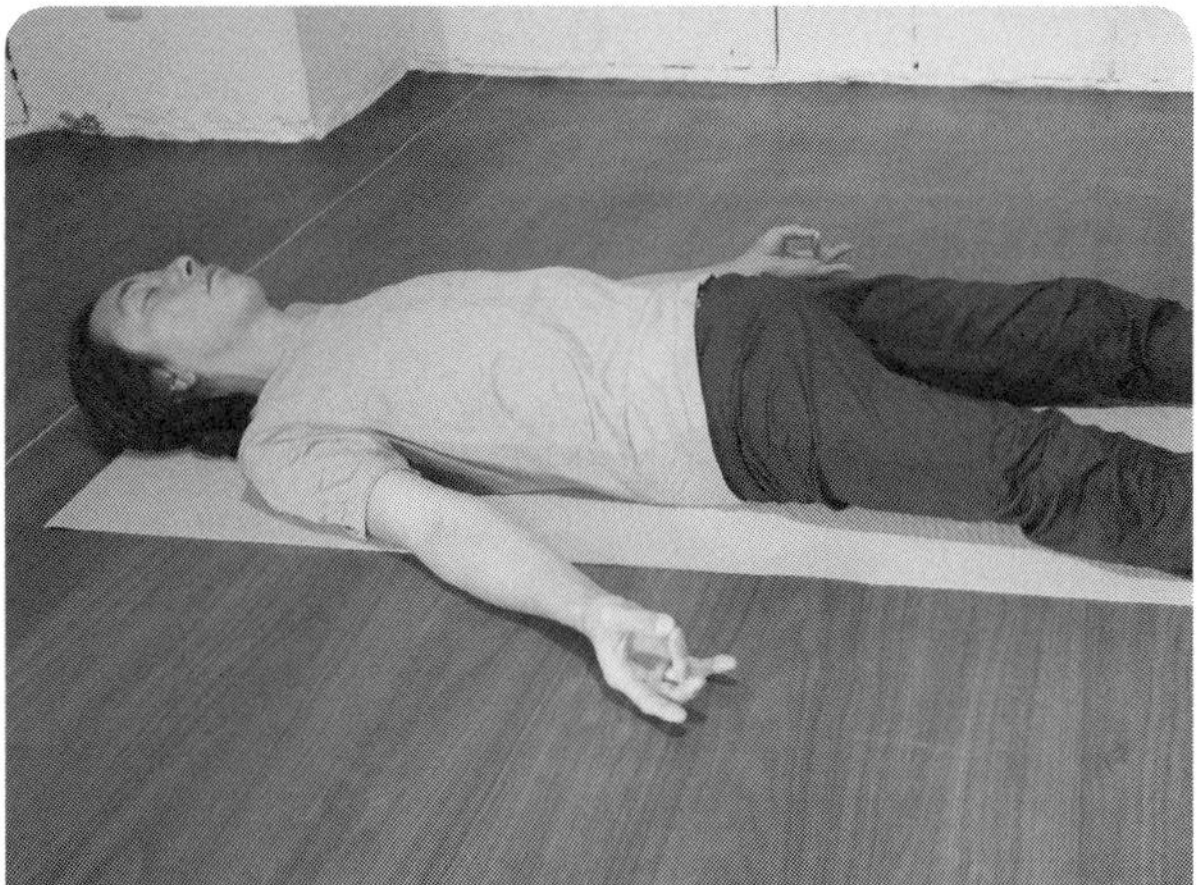

睡眠導入時や体を休めている時などにプリティヴィ・ムドラを用いると心身ともにリラックスできる。考え事をするにも好適な状態に。

スリヤ・ムドラ

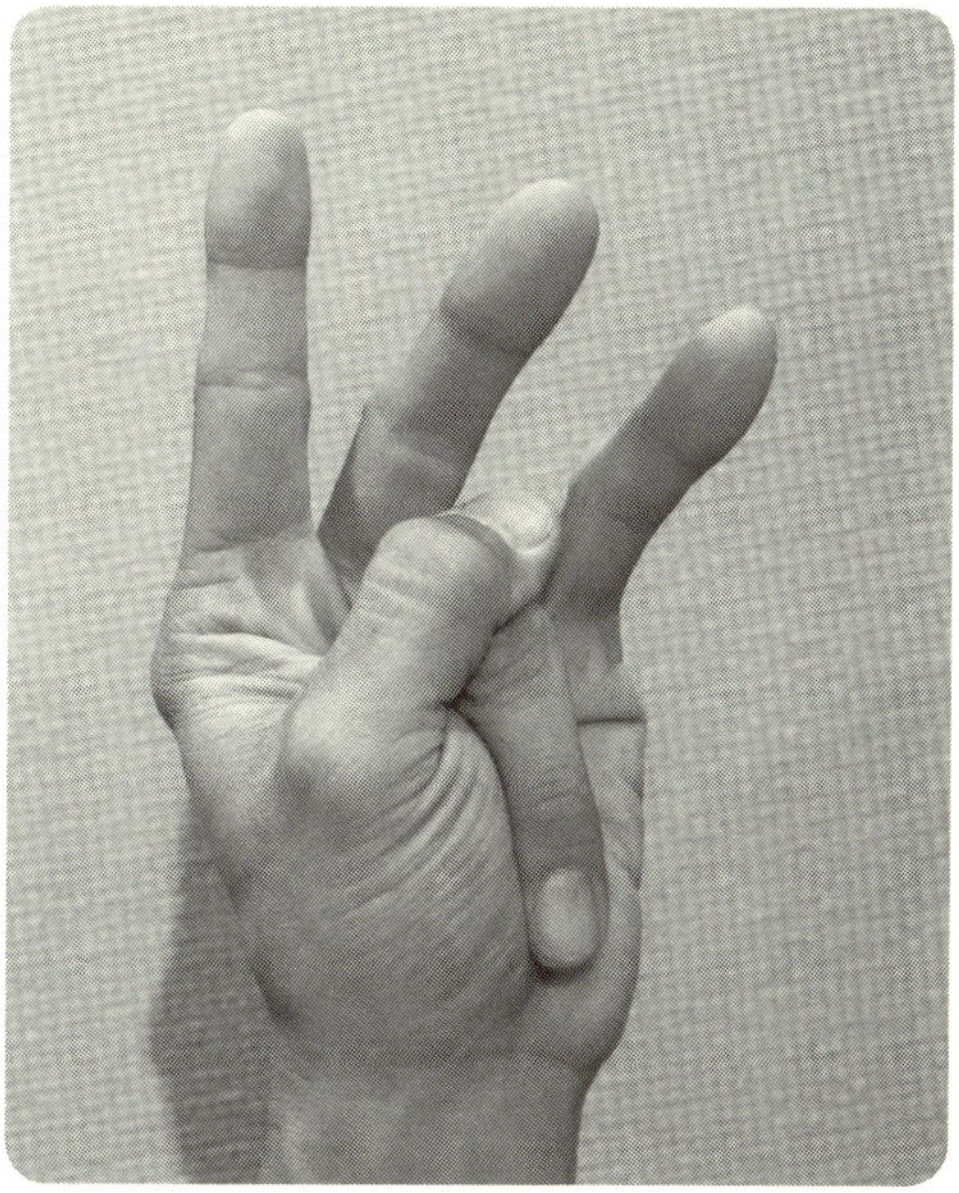

薬指で親指の根元（拇指球）に触り、親指を薬指の第二関節に乗せる。

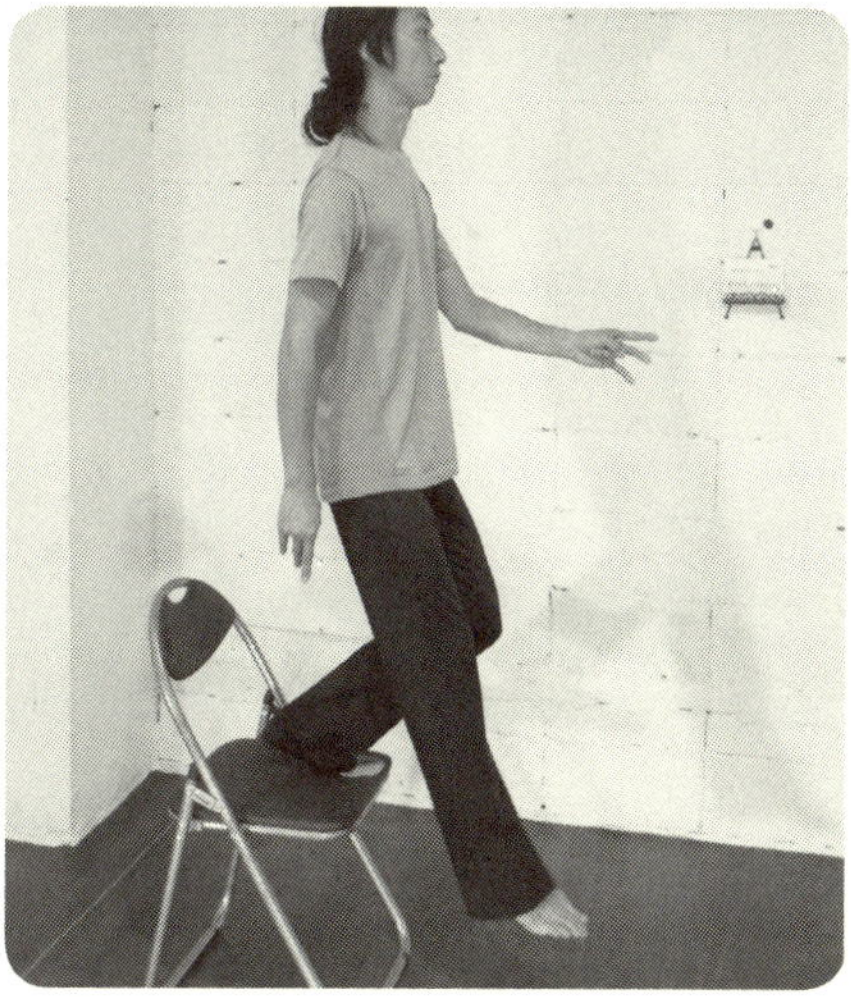

階段を下りる時や、高い台から下りる時など、注意を払わなければならない場面でスリヤ・ムドラを用いると注意力が喚起される。

〈効果〉

○疲労感、倦怠感を取る。
○総じて体を軽くする。
○眠気がとれる。

☆**新活用法！**

○注意が要る長い階段を下りる時に。
○車を運転中、眠くなった時（信号待ちや休憩時）。
○集中して成し遂げたい仕事の直前。

プラーナ・ムドラ

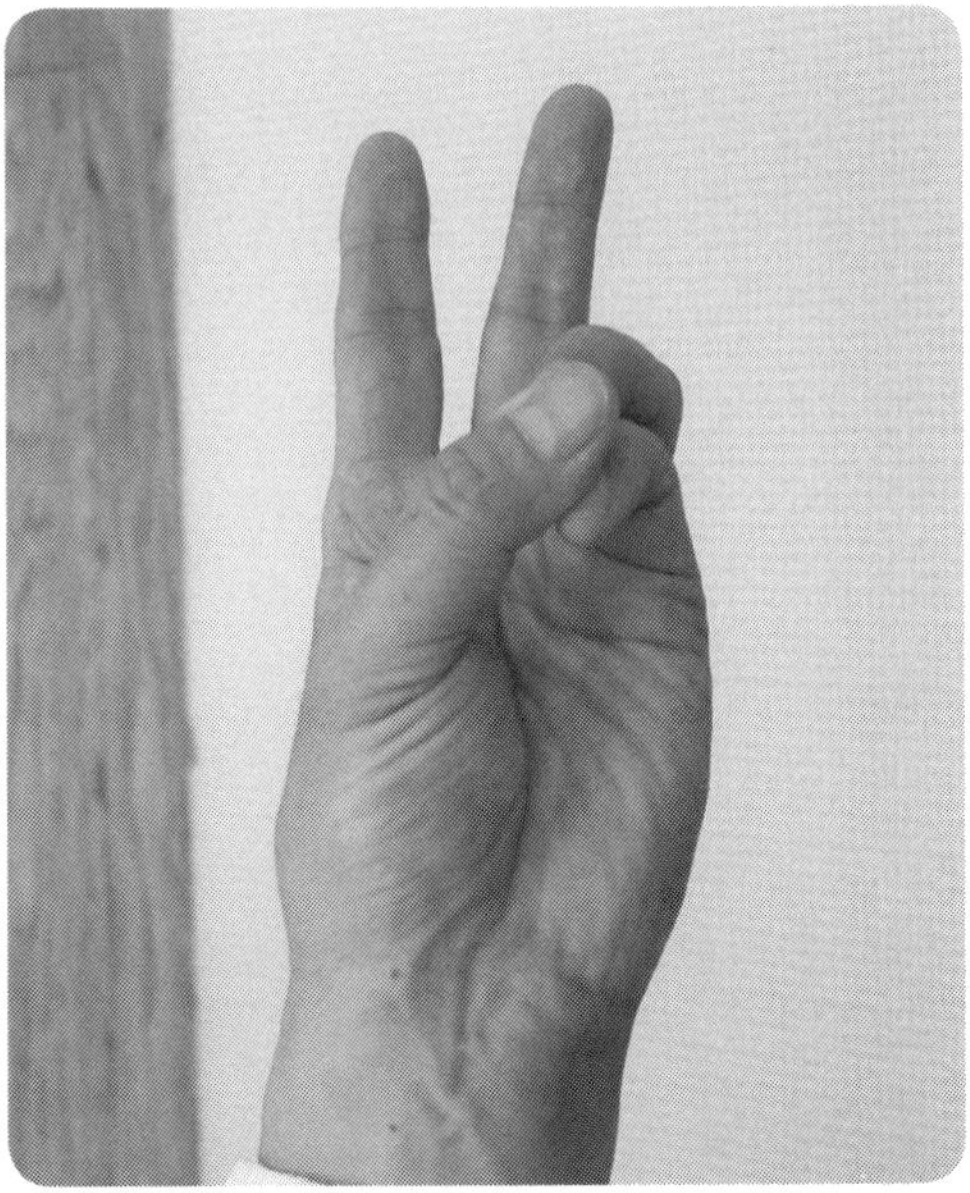

薬指と小指で親指の腹に軽く触れる。

〈効果〉

○全身が若返る。
○免疫力を上げ、医療の相乗効果がある。
○甲状腺機能減退症を改善する。
○弱視を改善する。

☆**新活用法！**

○パソコン作業などで疲れた目を休めたい時。眼球運動（回転、上下、左右）をしながら。
○首や喉を動かす運動時。

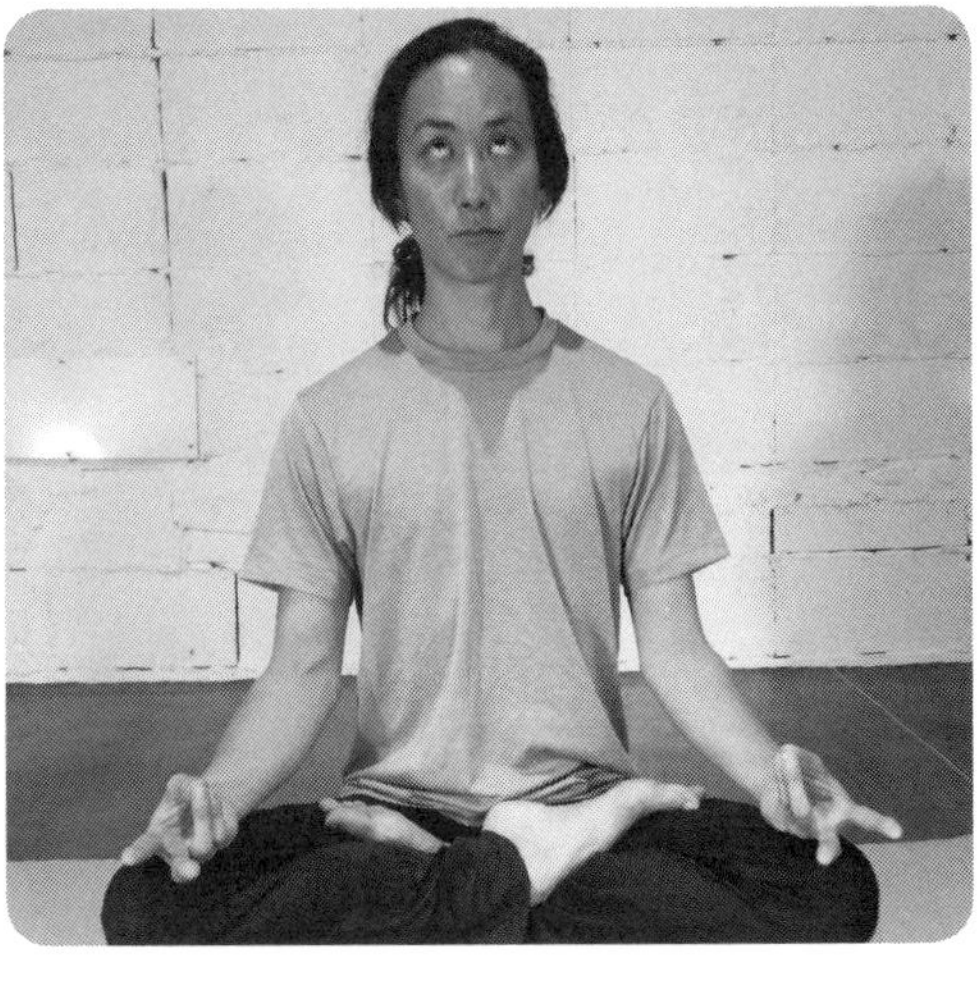

プラーナ・ムドラを用いて眼筋をストレッチする眼球運動。

バルン・ムドラ

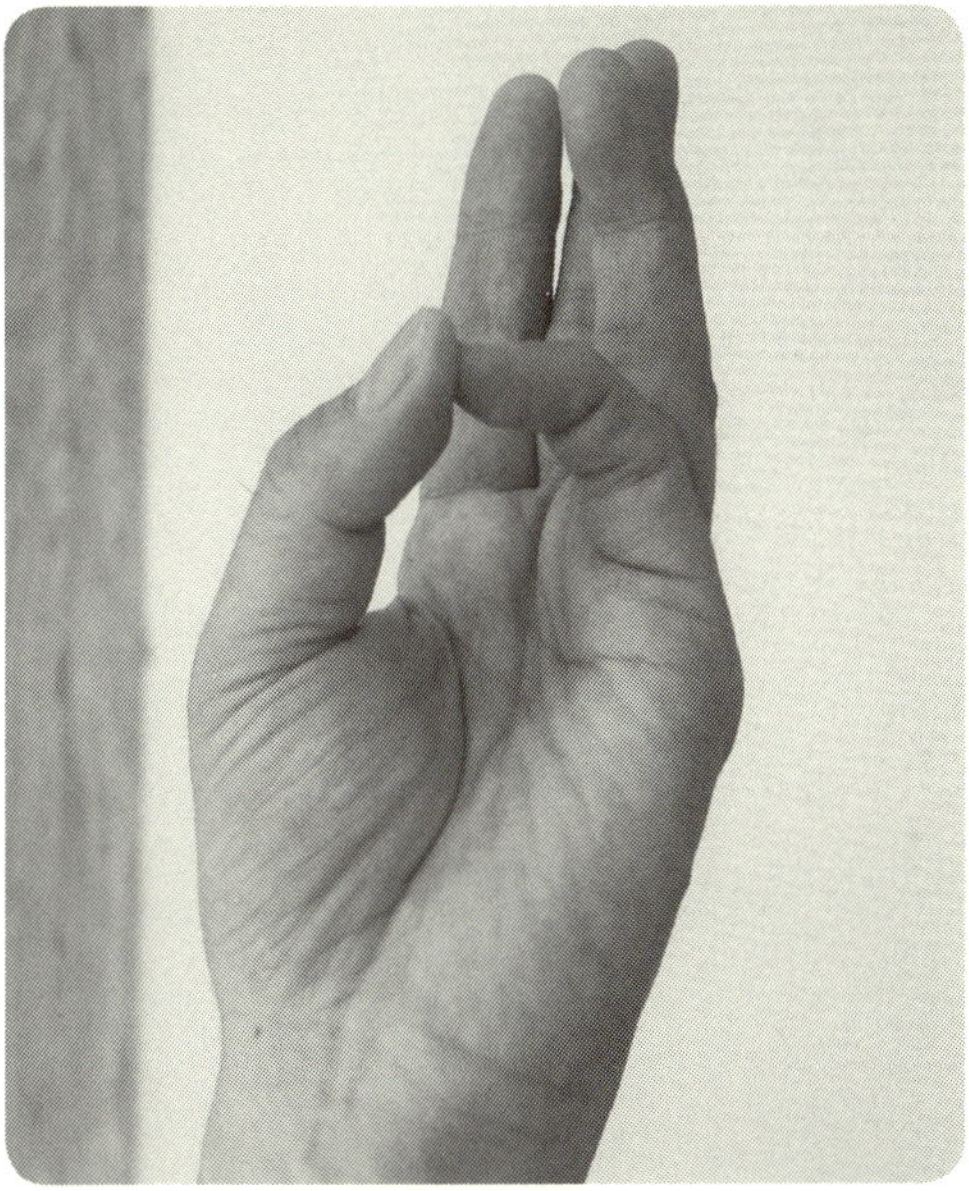

小指で親指の腹に軽く触れる。

〈効果〉

○体内に十分な水分、体液を保持する。
○腎臓障害を改善する。
○血行を良くする。

☆新活用法！

○長時間可能なムドラでどんなポーズとも相性がいい。ちょっとした合間に、習慣的に。一日45分くらいを目安に！
○慢性的な疲労感、だるさを感じる時に！

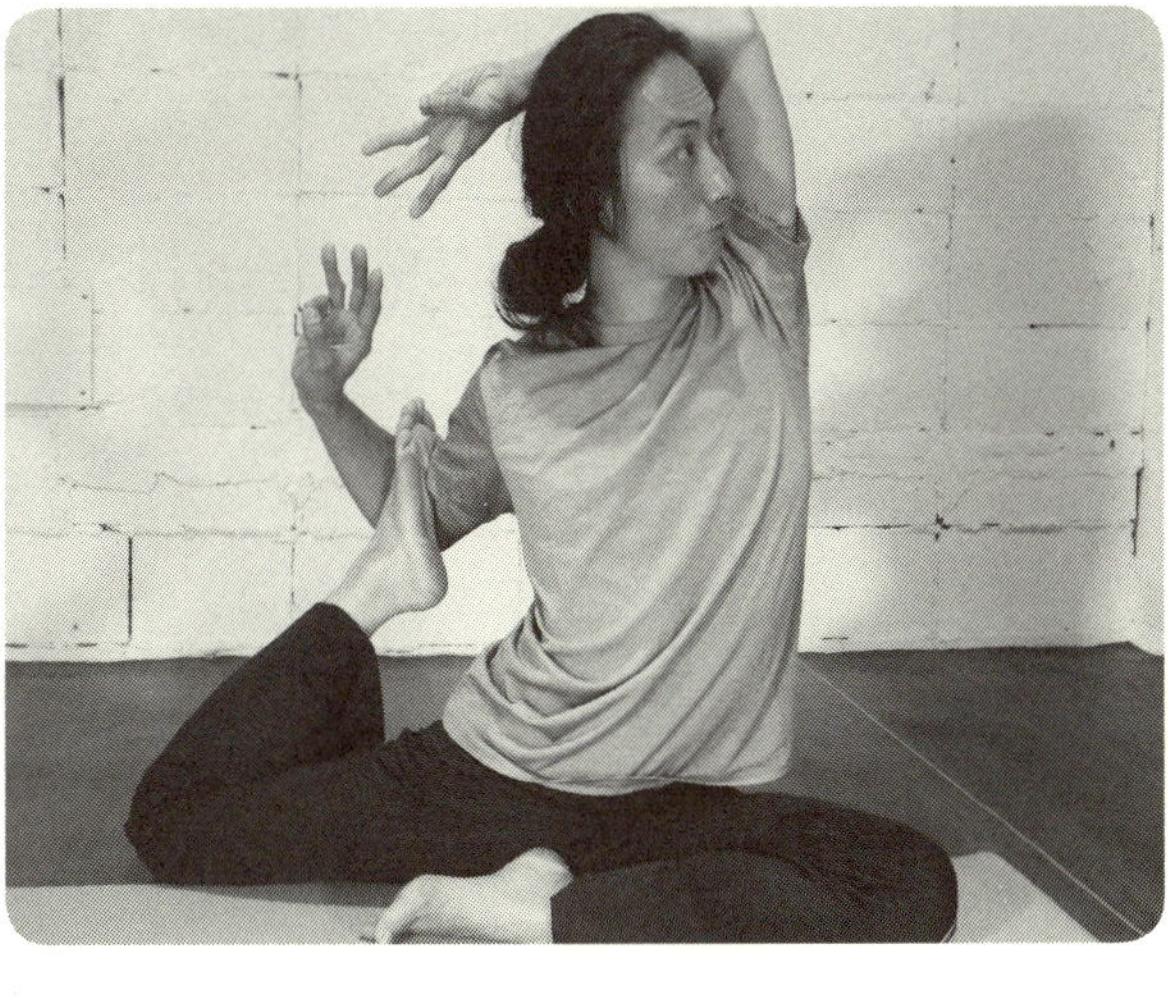

弓のポーズは本来両手を組んだ形となるが、組まずにバルン・ムドラを用いると、また違った効果がある。柔軟性の問題から組めない人にも。

ヨニ・ムドラ1

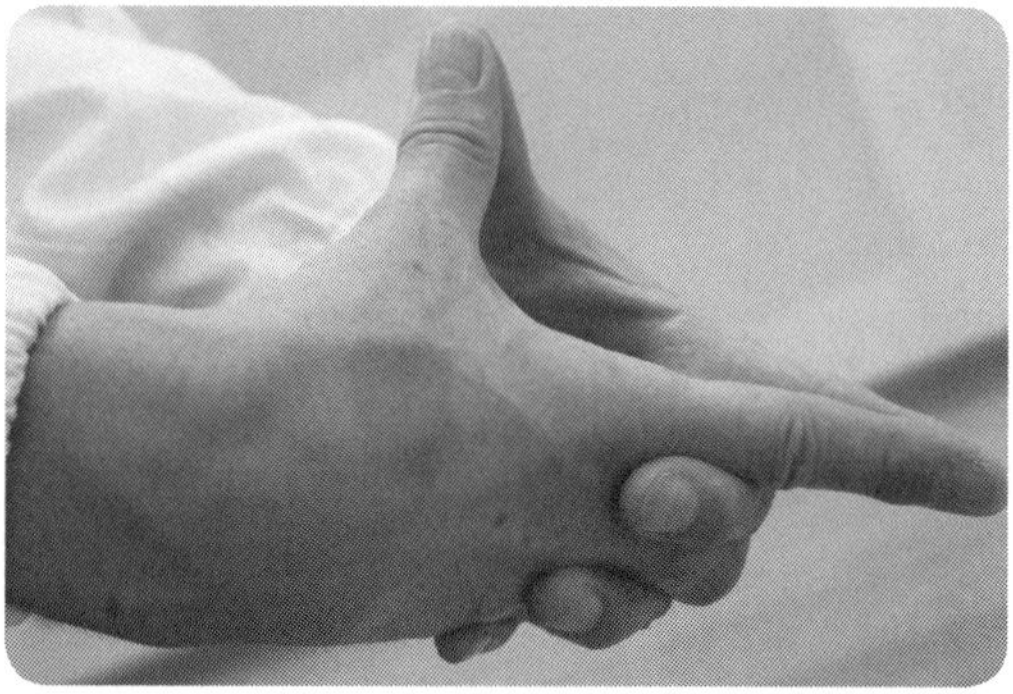

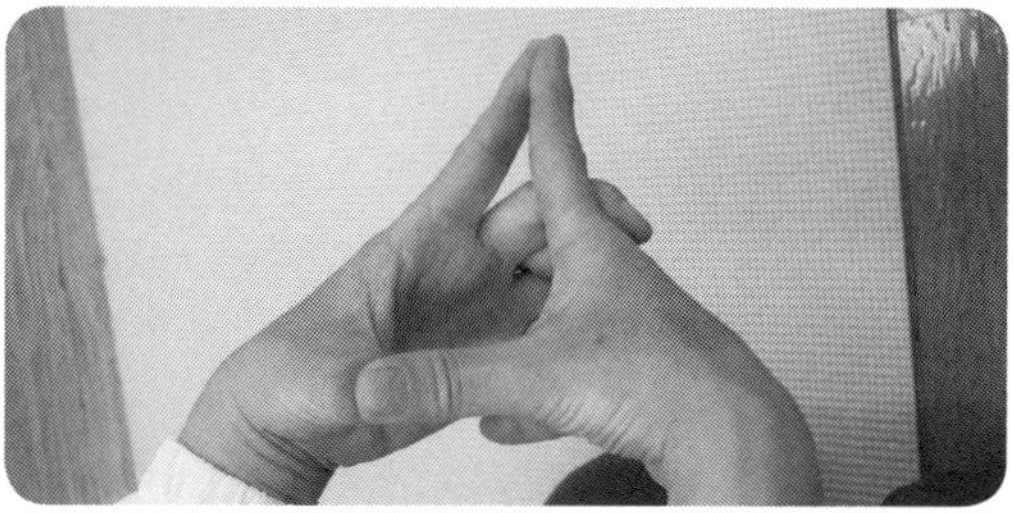

左右の親指と人差し指を合わせる。

〈効果〉

○体のエネルギーのバランスを保ち、左脳と右脳のバランスを良くする。

○体が安定し、姿勢が良くなる。

○集中力が高まる。

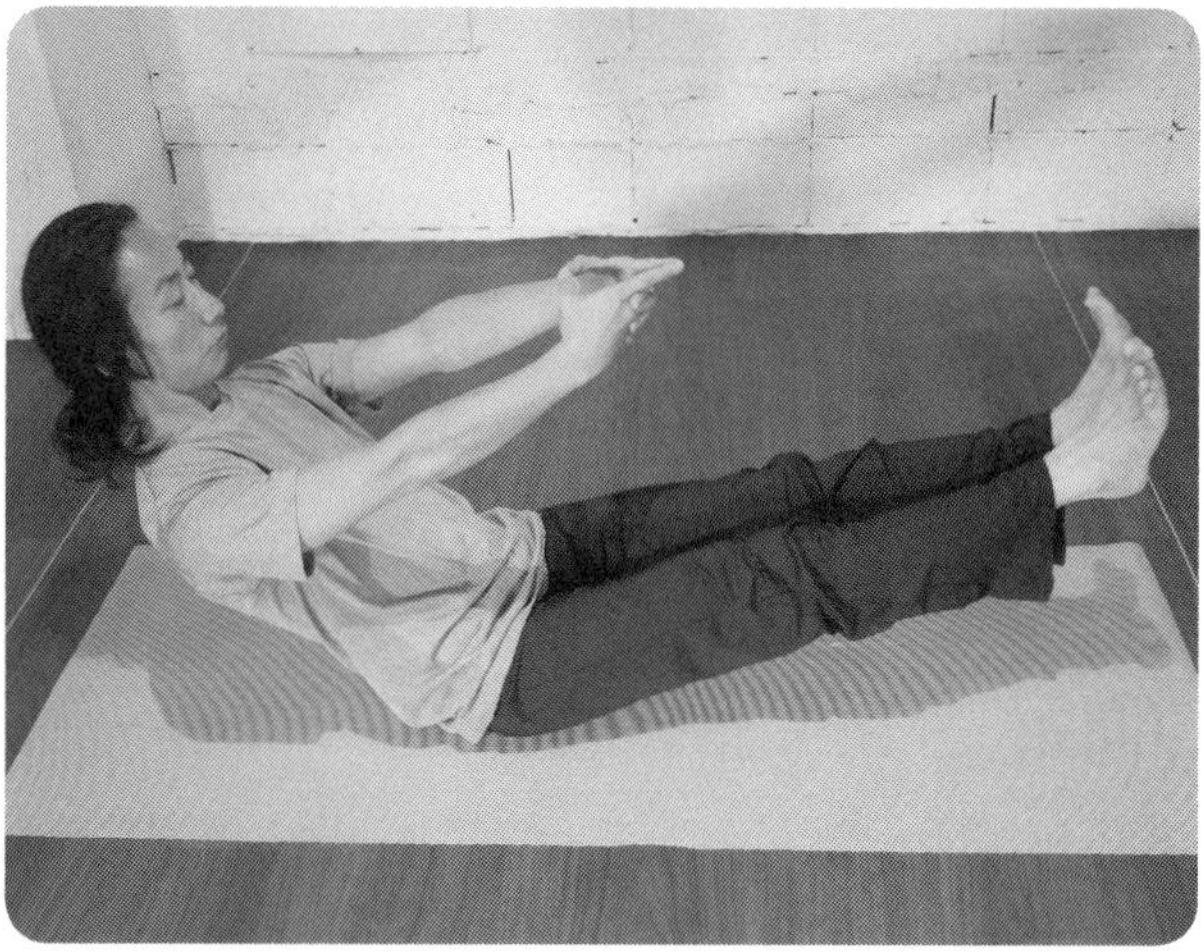

ヨニ・ムドラ（1）を用いたボートのポーズ。

ヨニ・ムドラ２

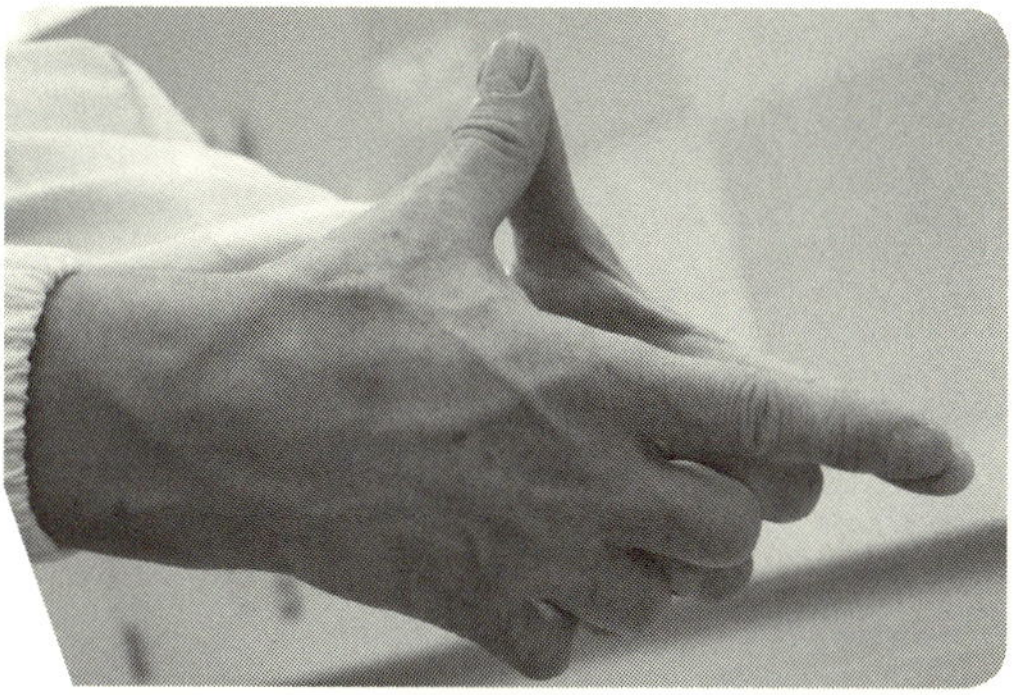

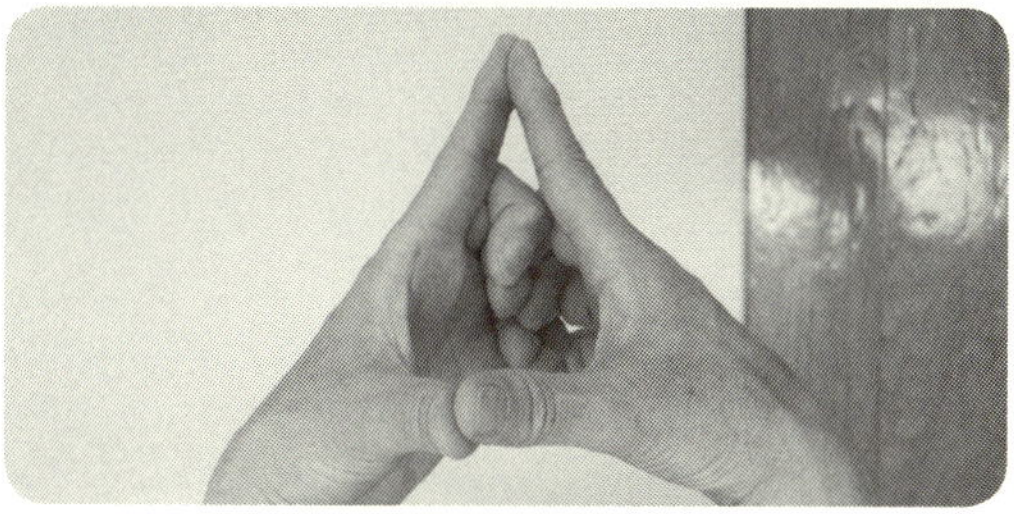

手の甲側から交互に組んで、左右の親指と人差し指を軽く合わせる。

〈効果（ヨニ・ムドラ１と同じ）〉

○体のエネルギーのバランスを保ち、左脳と右脳のバランスを良くする。

○体が安定し、姿勢が良くなる。

○集中力が高まる。

☆**新活用法！**

○バランスが求められる動きに！

○力が入るポーズとの組み合わせで！

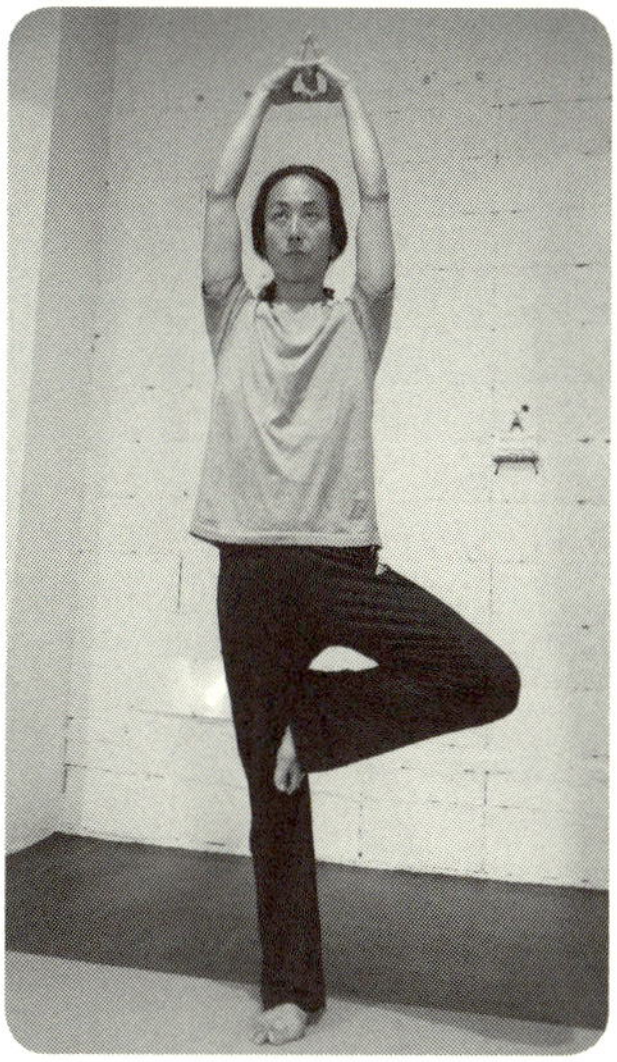

ヨニ・ムドラ（２）を用いた片足立ちのポーズ。

バイラバ・ムドラ

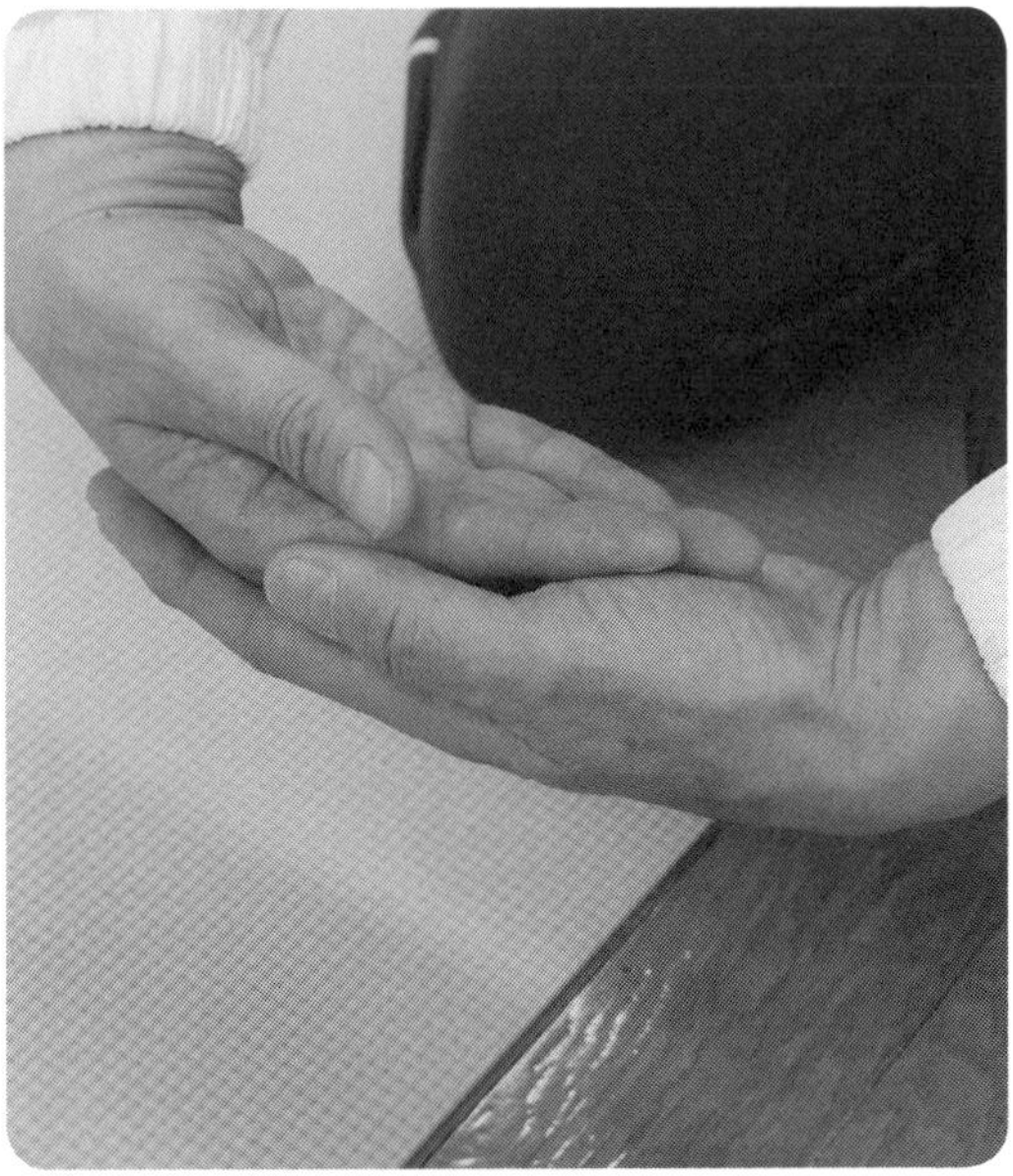

左手に右手を重ねる。

〈効果〉

○力のバランスをまとめ、頭と背骨を中心とした姿勢を整える（両手を組むムドラに共通した効果）。

○気の流れが養われる。

☆新活用法！

○激しい呼吸法（カパラバティ呼吸法）時に体を安定させる。

○腰、下半身を動かす運動時に！

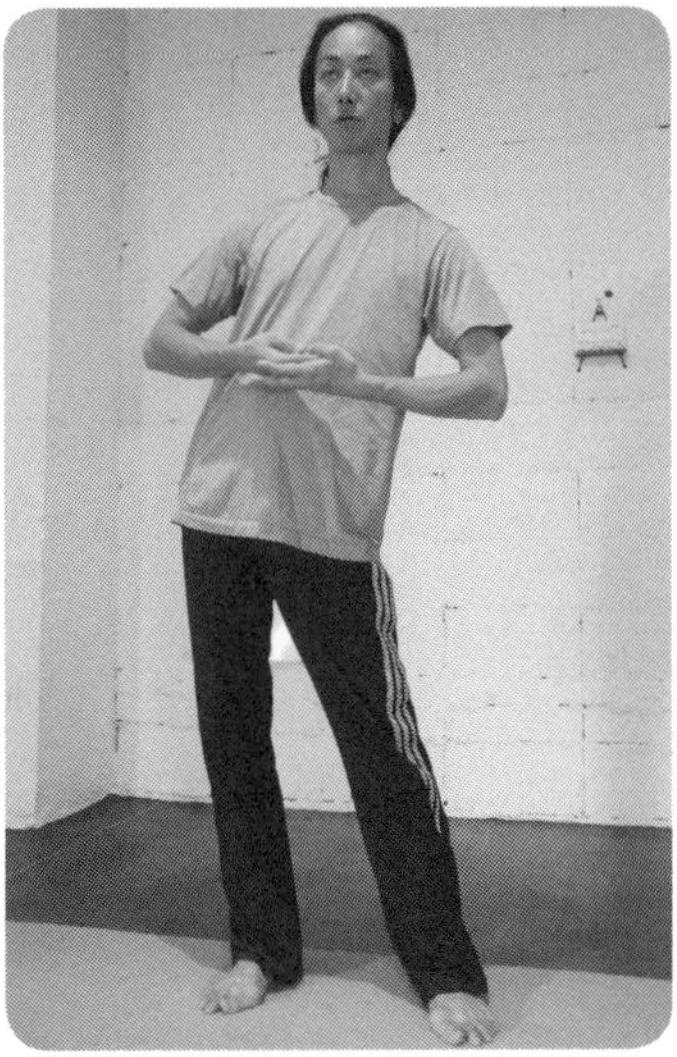

腰を回す運動を行なう時にバイラバ・ムドラを用いると上体が安定し、腰が自由になる。

シャンムキ・ムドラ

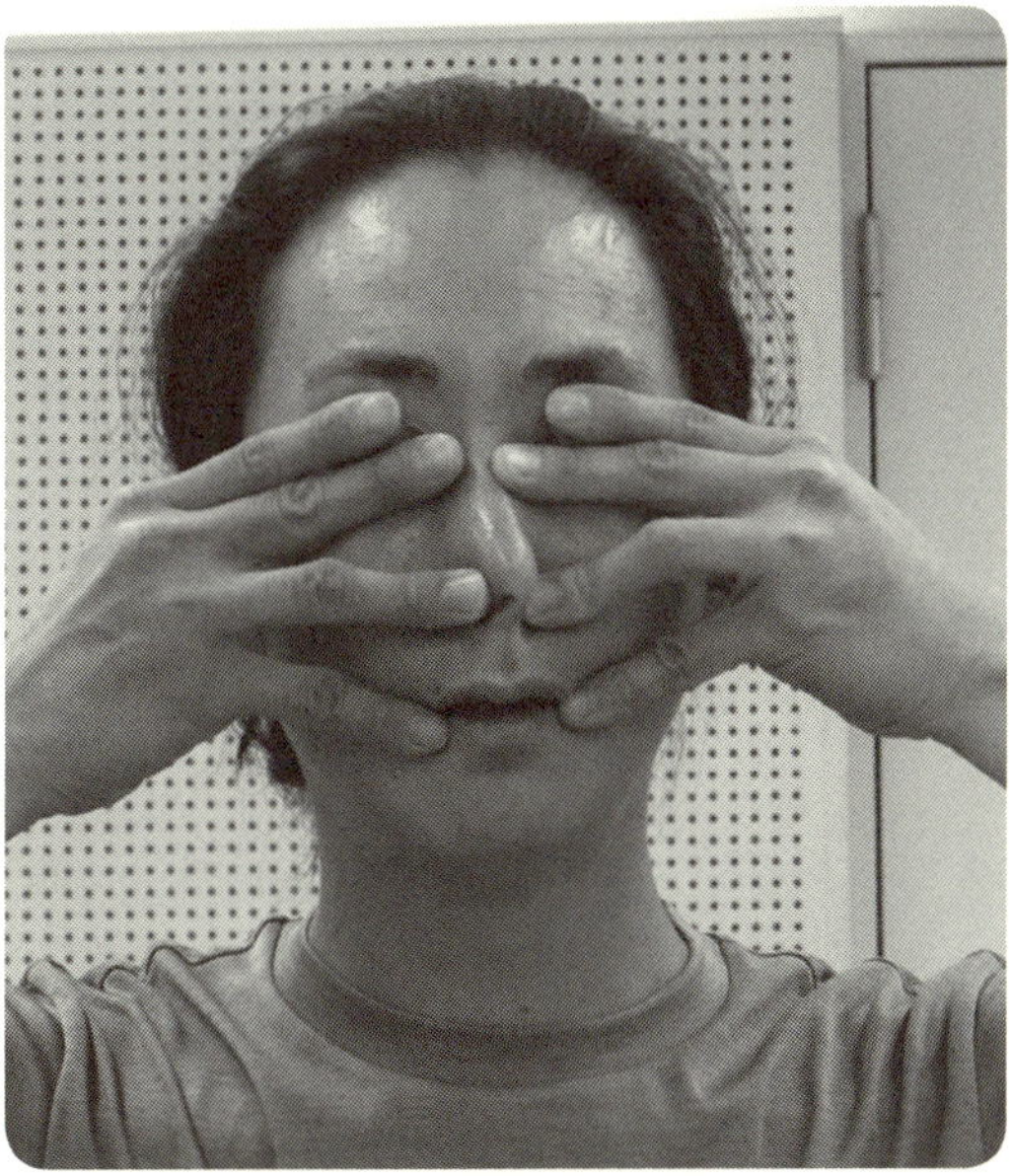

眉毛を人差し指、目を中指、鼻を薬指で閉じ、小指を口元に当てる。

〈効果〉

○このムドラを使ってビーピングをした時の医療効果[4)]：不安／ストレスによる情緒不安定／不眠症／神経質／興奮症／高血圧／頭痛／眼精疲労／耳鳴り

ビーピングの方法

口を閉じた状態で、「オ〜〜〜〜〜〜〜〜」と言うと鼻にかかる響く音、ビープ音（beep）が出る。声帯ヒダが振動して喉から鼻まで振動する。親指で耳孔に入れ、順次目鼻を指で押さえる。口元だけかすかに開けてビープ音を出し振動を鼻孔や耳孔、頭骸全体に伝える。息が続くまでビーピングを続ける。ビープ音に集中し、ビーピングをくり返すことを3回、約1分間。2分行なう。状況に応じて回数をご自分で決めて行なうとよい。

ビパリータカラニ・ムドラ

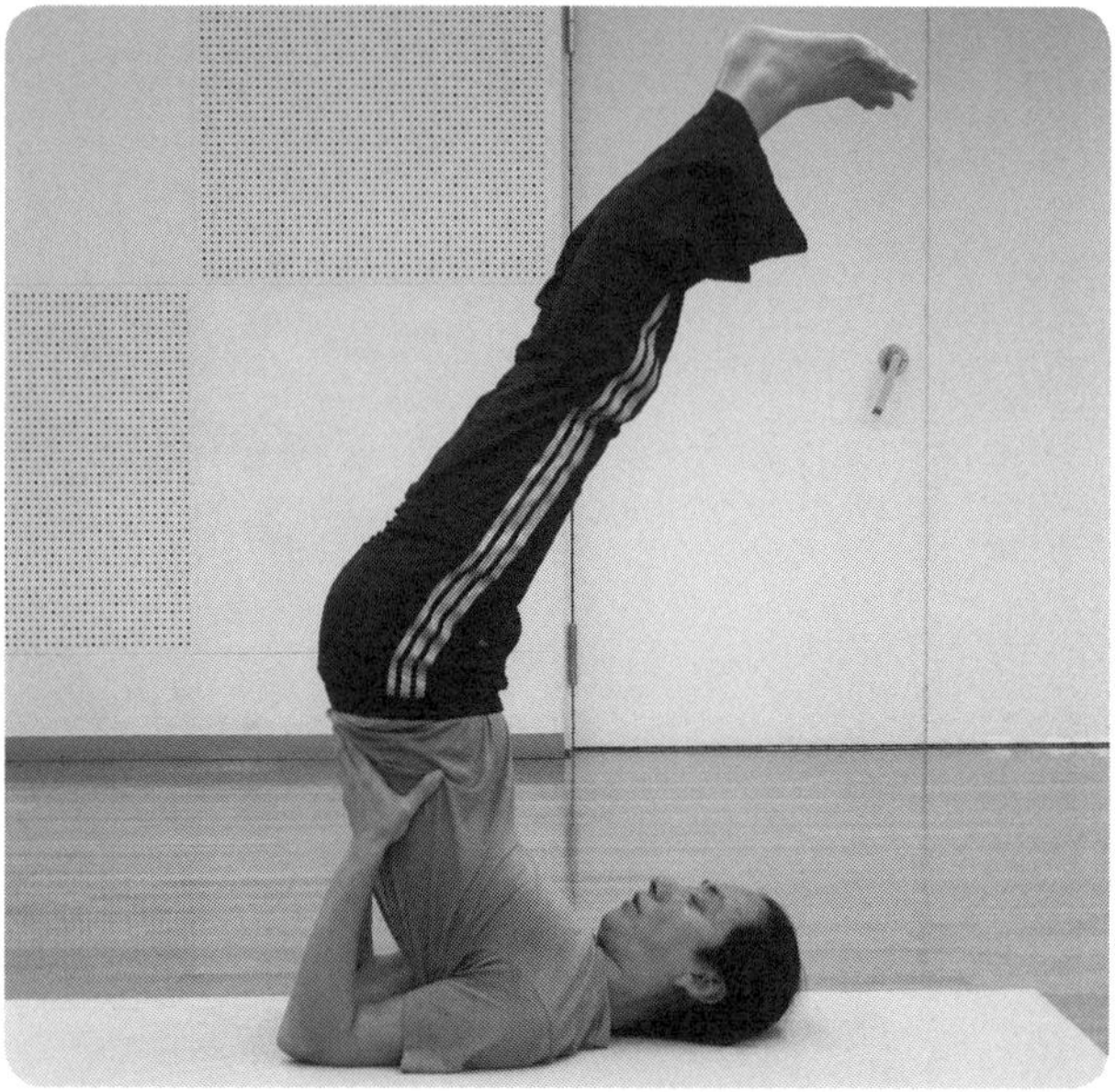

肩立のポーズを緩くしたもの。
腰に手を当てて持ち上げ、肘～肩～後頭部の接地で倒立する。中央のチャクラ（臍周辺の神経叢）を意識してゆっくりと呼吸する。
※気を招くムドラで長時間行なう必要があるため、心臓や喉に疾患のある方や高血圧の方は行なわない事。

〈効果〉

○首から脳、垂体、松果体、副甲状腺の血行が改善され、ホルモンの分泌が調整される。
○甲状腺を刺激する事によって自律神経のバランスを良くし、循環、呼吸、消化、生殖、神経、内分泌、免疫システムが調整される。
○目、鼻、耳、舌、顔の皮膚の感覚と脳が活発になる。
○下半身の充血、痔などの腫れを取る。
○たるんだ腹部臓器を元の場所に戻す。
○心身の疲れを軽減する。
○雑念を鎮める。

タダギ・ムドラ

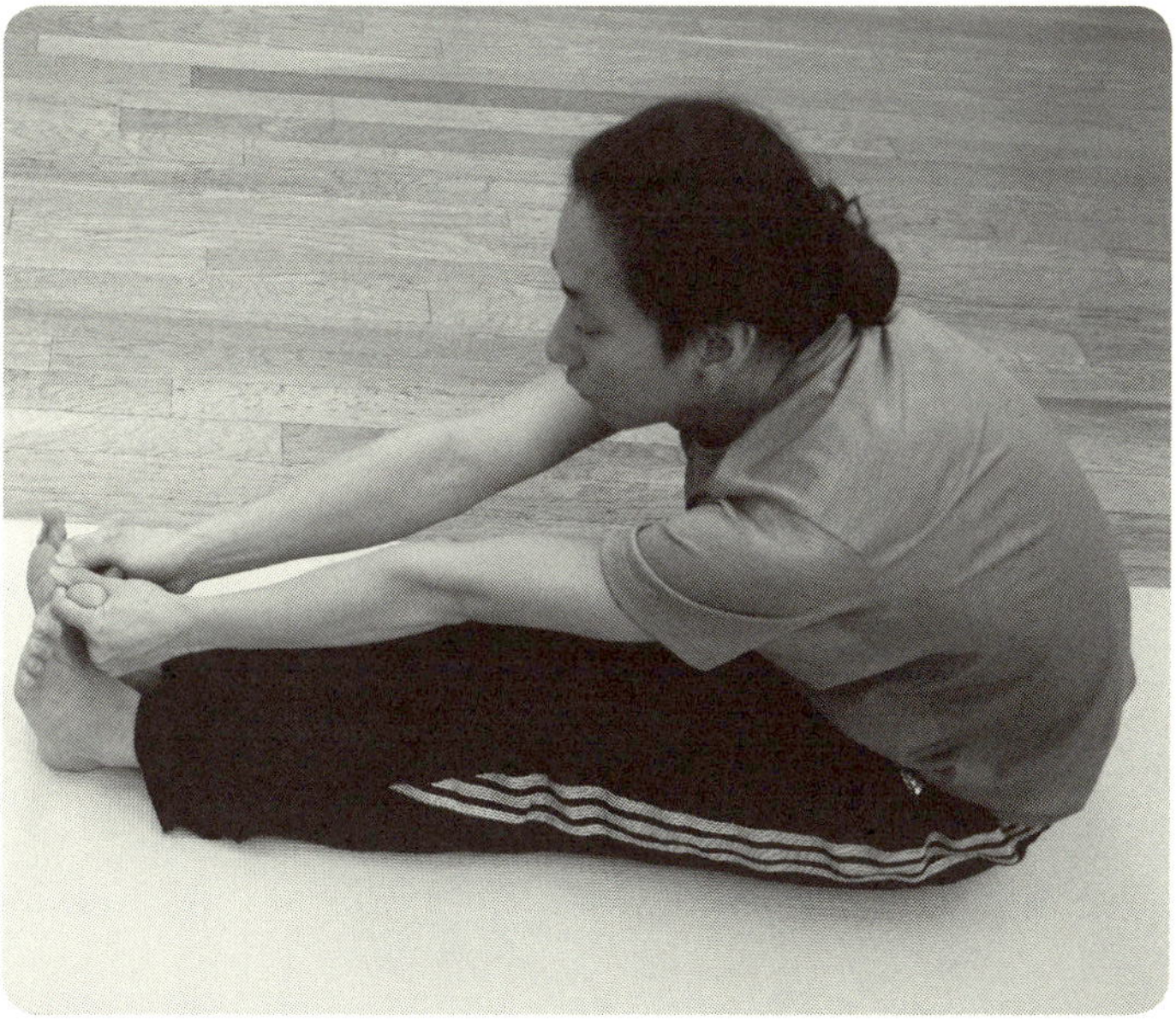

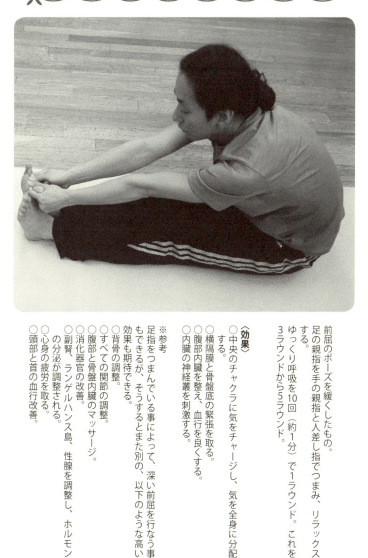

前屈のポーズを緩くしたもの。
足の親指を手の親指と人差し指でつまみ、リラックスする。
ゆっくり呼吸を10回（約1分）で1ラウンド。これを3ラウンドから5ラウンド。

〈効果〉
○中央のチャクラに気をチャージし、気を全身に分配する。
○横隔膜と骨盤底の緊張を取る。
○腹部内臓を整え、血行を良くする。
○内臓の神経叢を刺激する。

※参考
足指をつまんでいる事によって、深い前屈を行なう事もできるが、そうするとまた別の、以下のような高い効果も期待できる。
○背骨の調整。
○すべての関節の調整。
○腹部と骨盤内臓のマッサージ。
○消化器官の改善。
○副腎、ランゲルハンス島、性腺を調整し、ホルモンの分泌が調整される。
○心身の疲労を取る。
○頭部と首の血行改善。

ヨギ・ムドラ

背中で後ろ手に組み（左手で右手首をつかむ）、座禅の状態から前屈をする。（正座の状態から行なった方が楽にできる。）

〈効果〉

○背中、関節、筋肉をストレッチし、関節炎や腰痛の原因を軽減する。
○横隔膜、心臓、肺、腹部内臓、太陽神経叢、骨盤内臓をマッサージし、内臓機能を高め、神経を鎮める。
○脳下垂体、副腎、膵臓、生殖腺を刺激し、ホルモンの分泌を調整する。

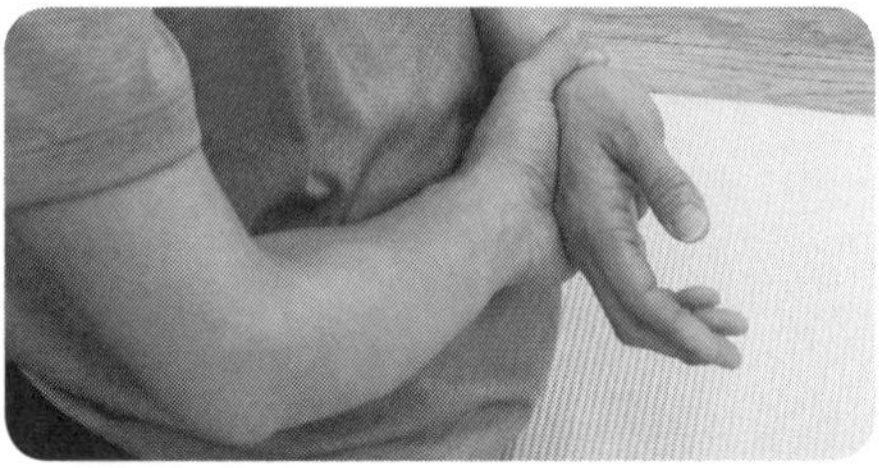

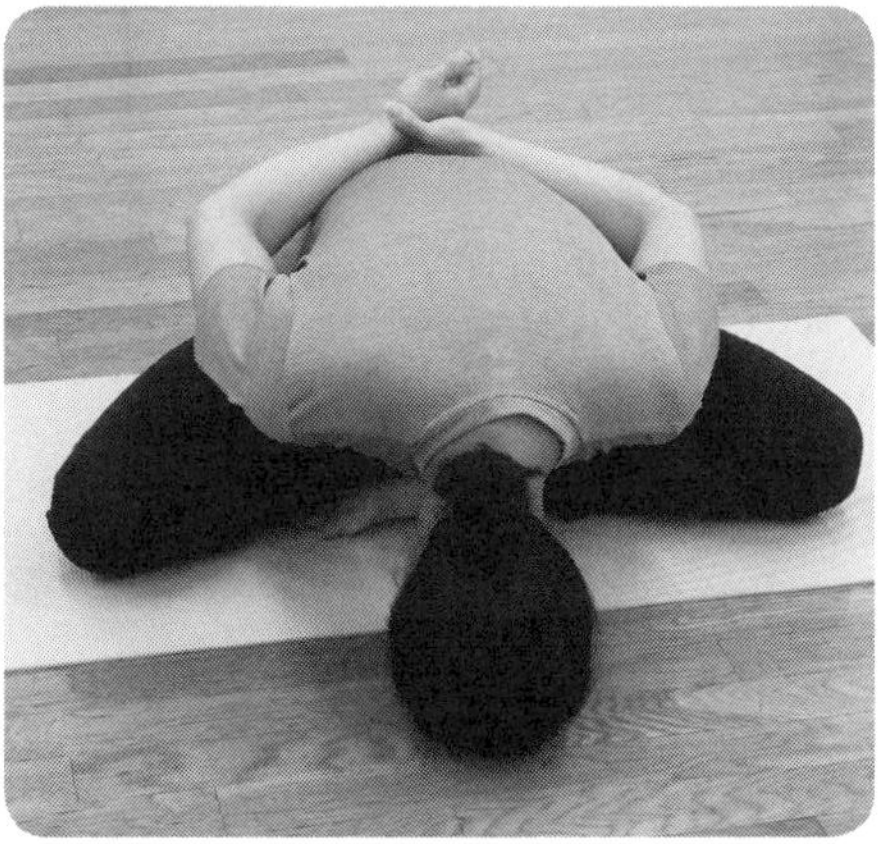

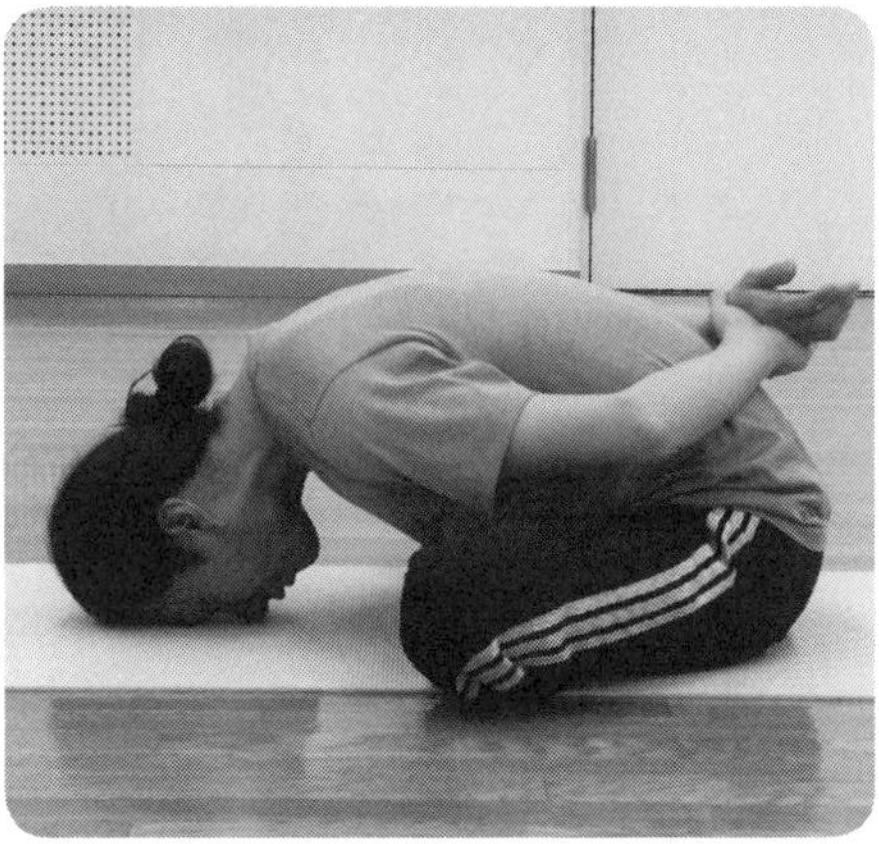

親指ムドラ

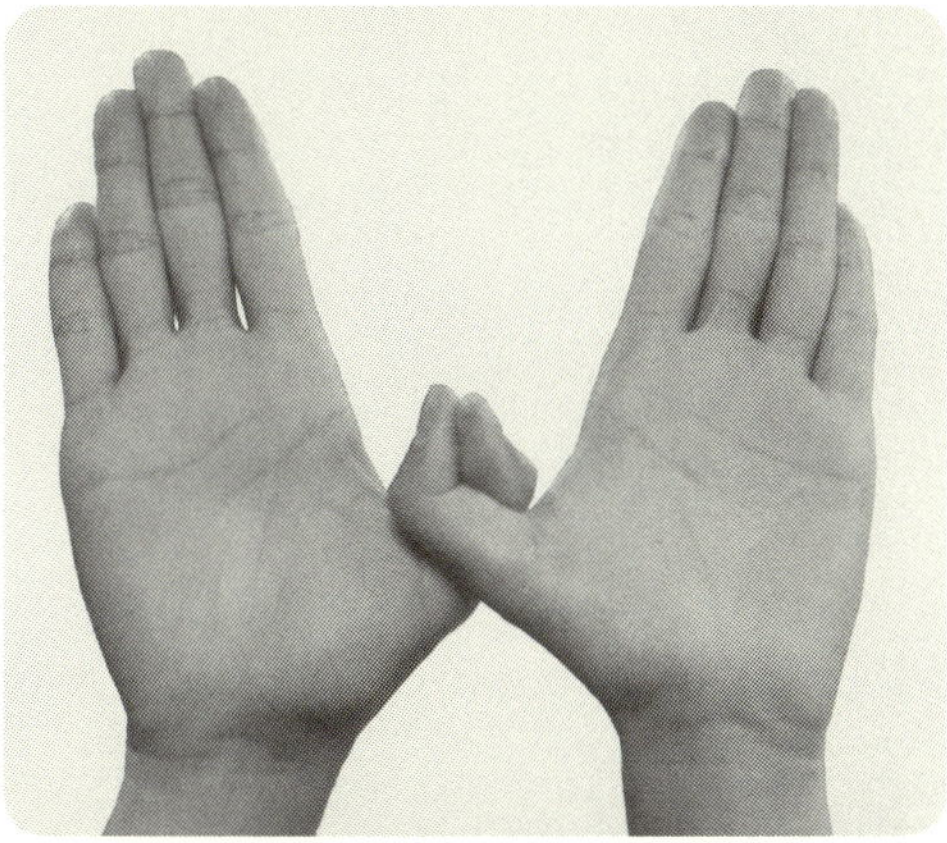

親指を重ね、カギのように曲げて引っ張り合わせる。

〈効果〉

○物理的な拘束によって全身の連動性をもたらし、前屈・後屈、左右の曲げ、ひねりなどの体幹運動がより深くできるようになる。

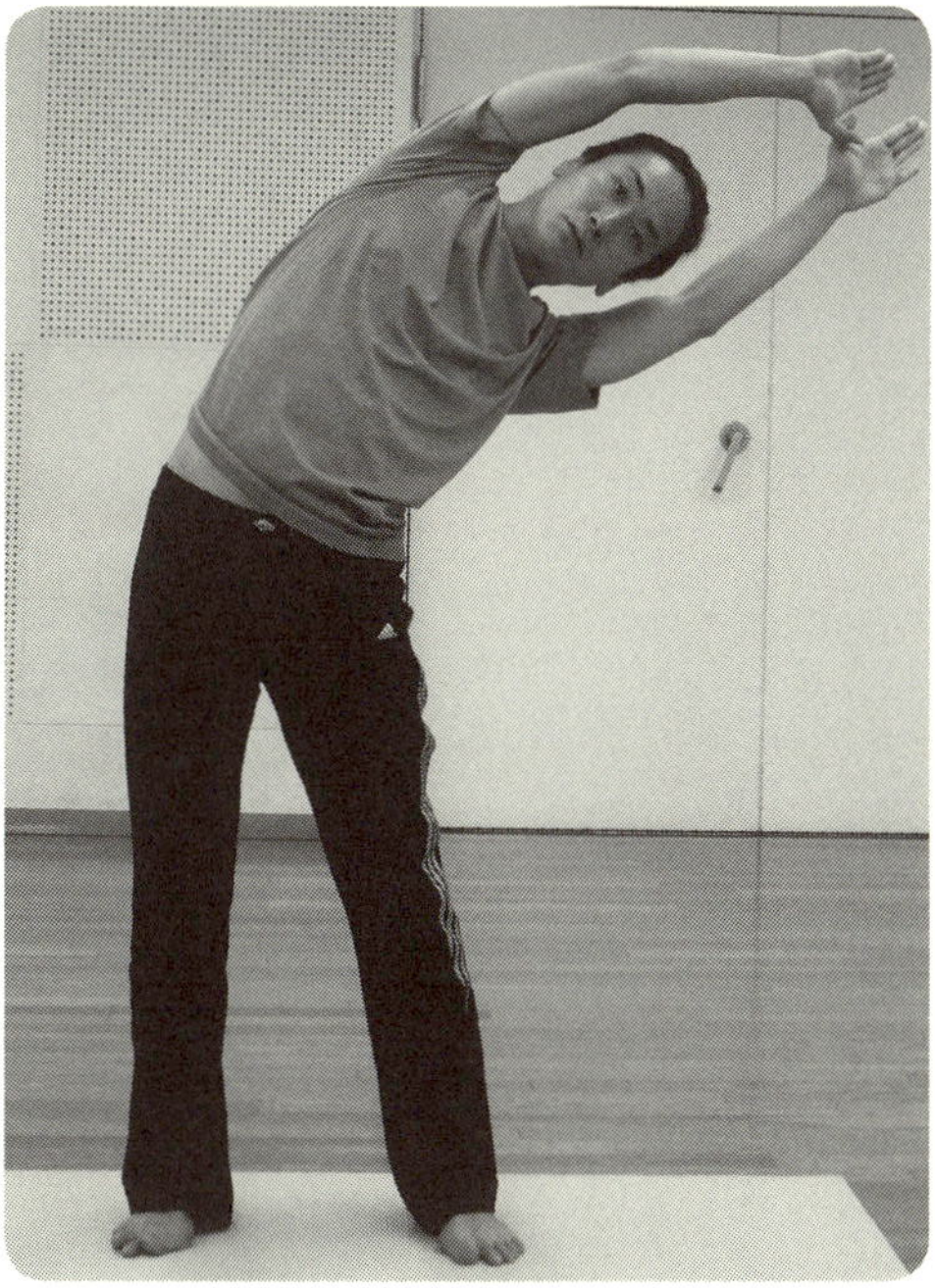

親指ムドラを用いた、体側を伸ばす運動。自然により深い曲げとなる。

肩ムドラ

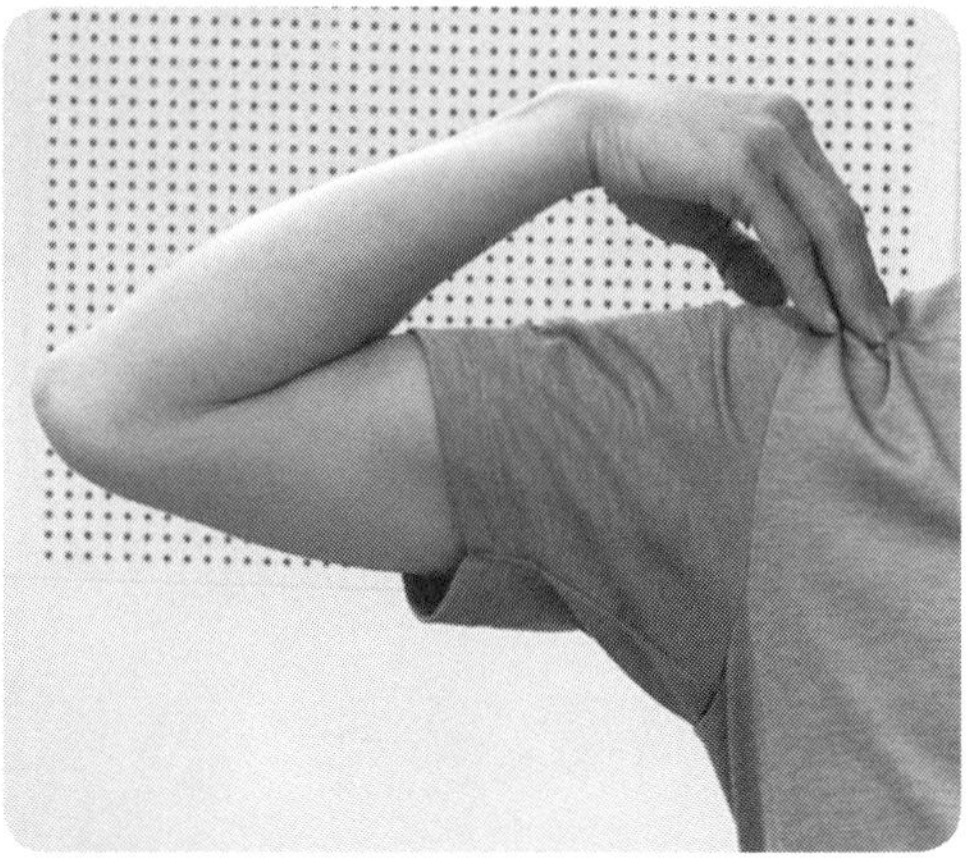

肩に指先を着ける。

〈効果〉

○腕を肩に拘束する事によって固定点となり、地への固定点である両足との間部分である腰や体幹部がフリーとなり、動かしやすくなる。

肩ムドラを用いたひねり動作。自然に深いひねりが生まれる。

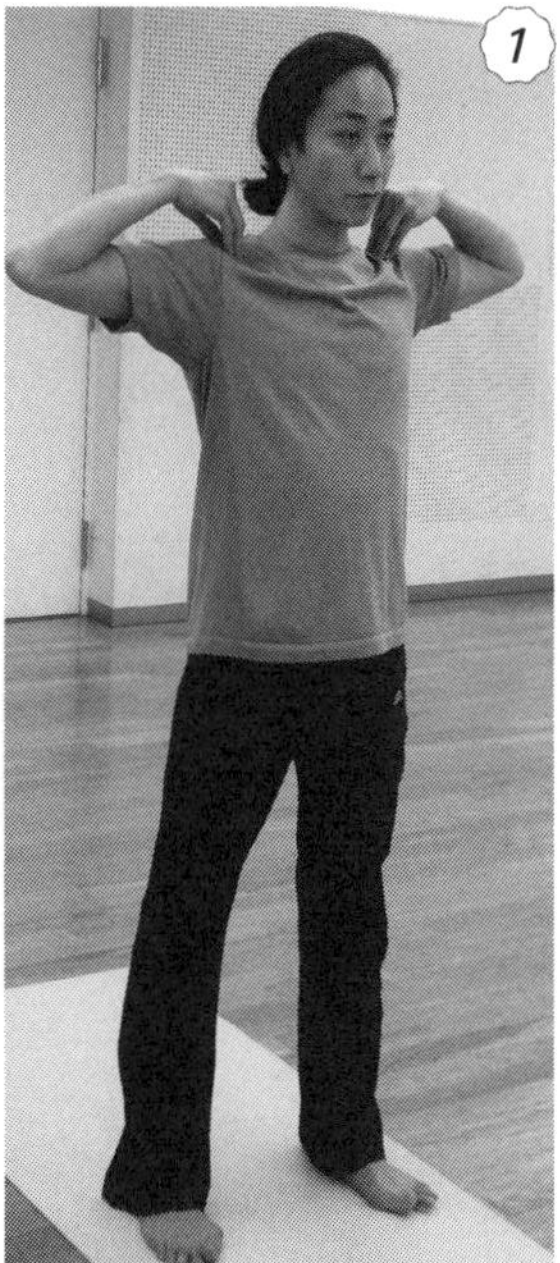

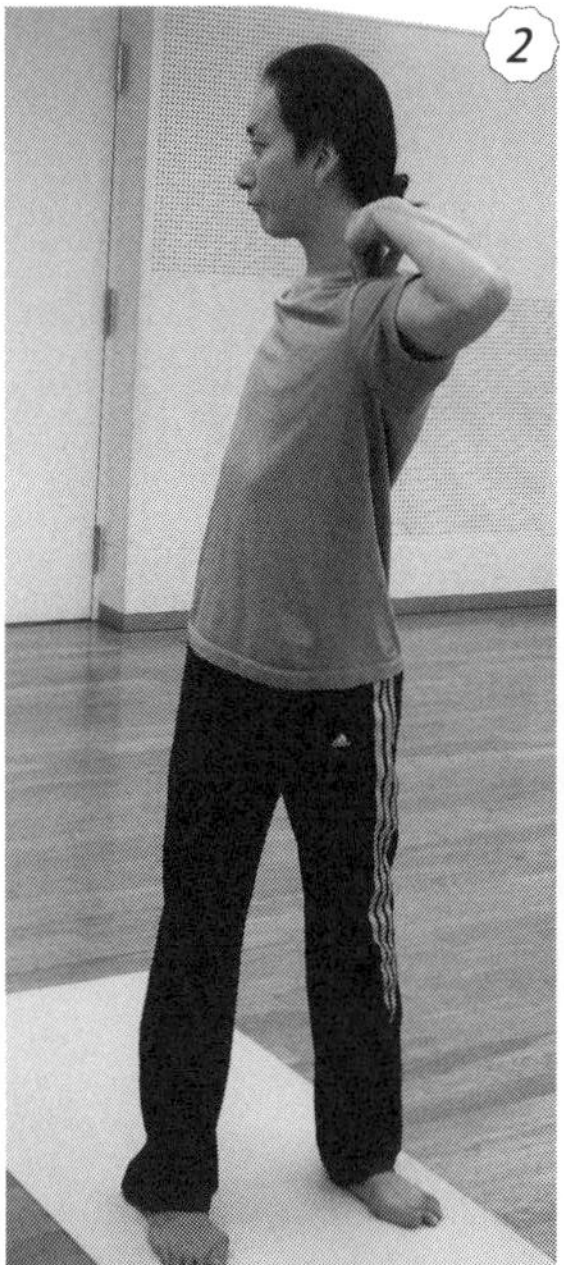

頭ムドラ

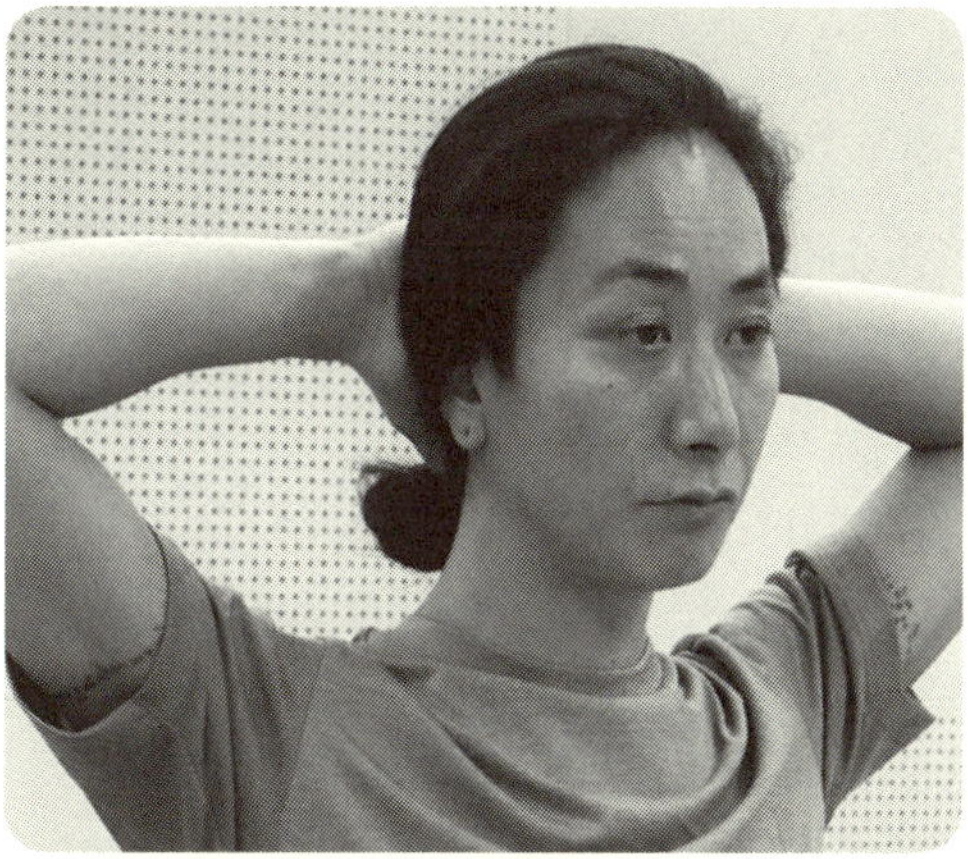

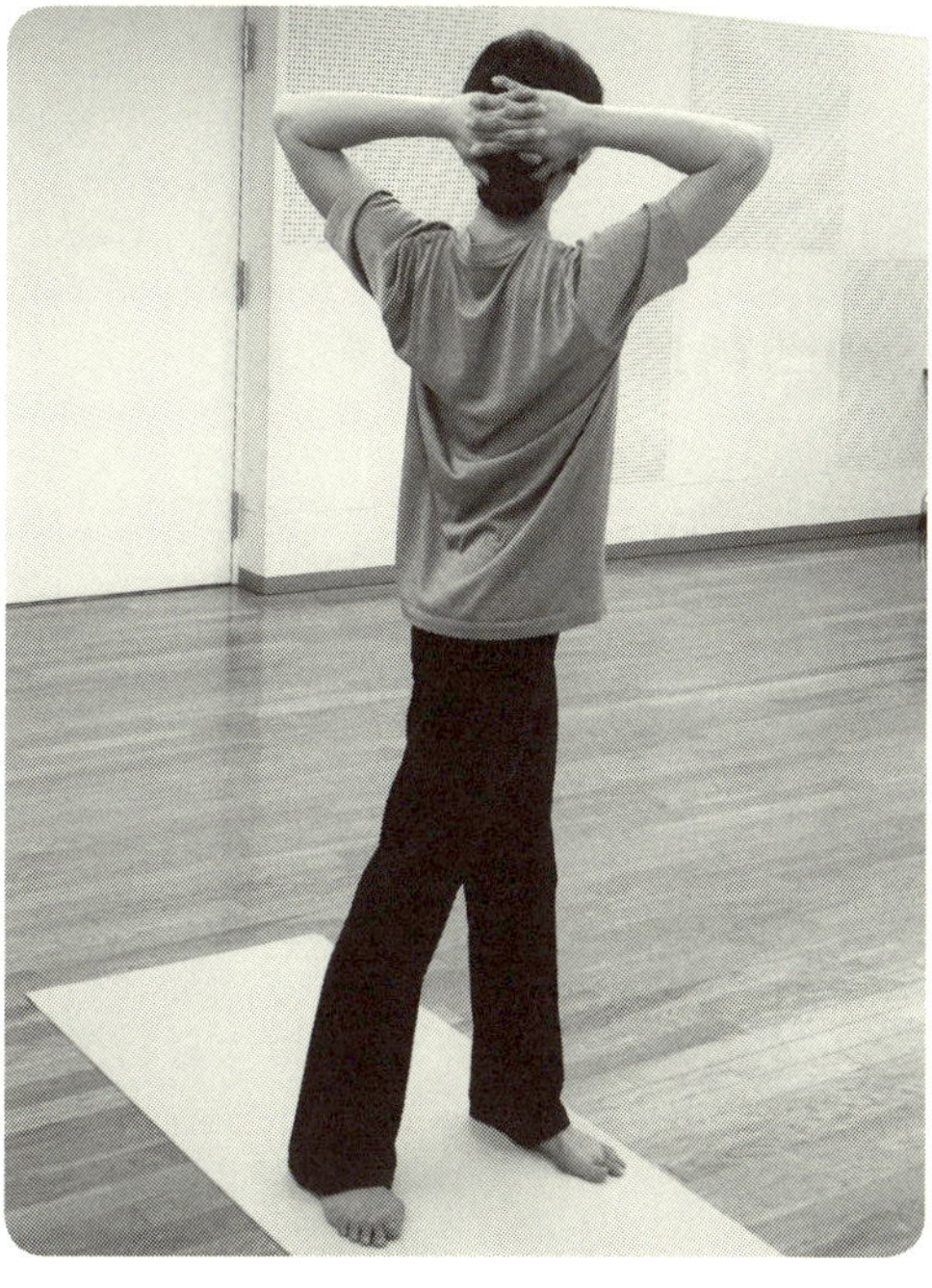

頭ムドラを用いたひねり動作。自然に深いひねりが生じるとともに、首から全身の連動性が生まれる。

両手を組んで後頭部に当てる。

〈効果〉

○腕を肩に拘束する〝肩ムドラ〟の効果と同時に、首のひねり運動を固定する事によって上半身を一体化させる事ができる。

床ムドラ

床に手を着く。

〈**効果**〉

○床に置いた手が固定点となり、相対的に体幹が動かしやすくなる。

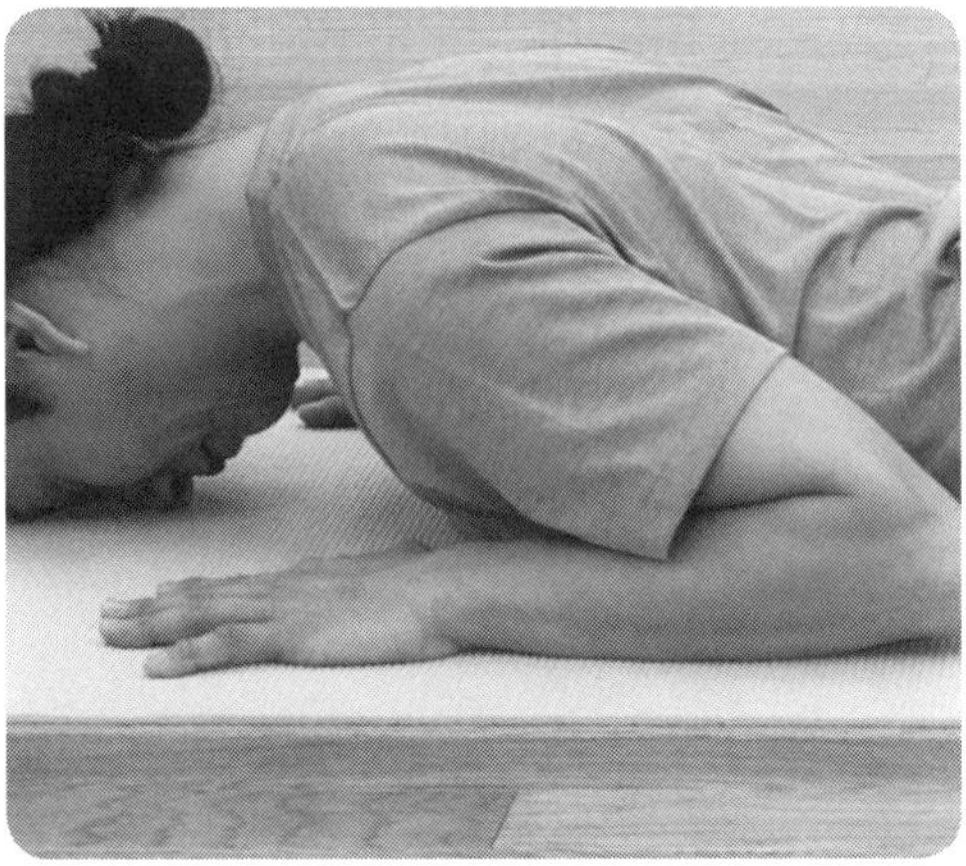

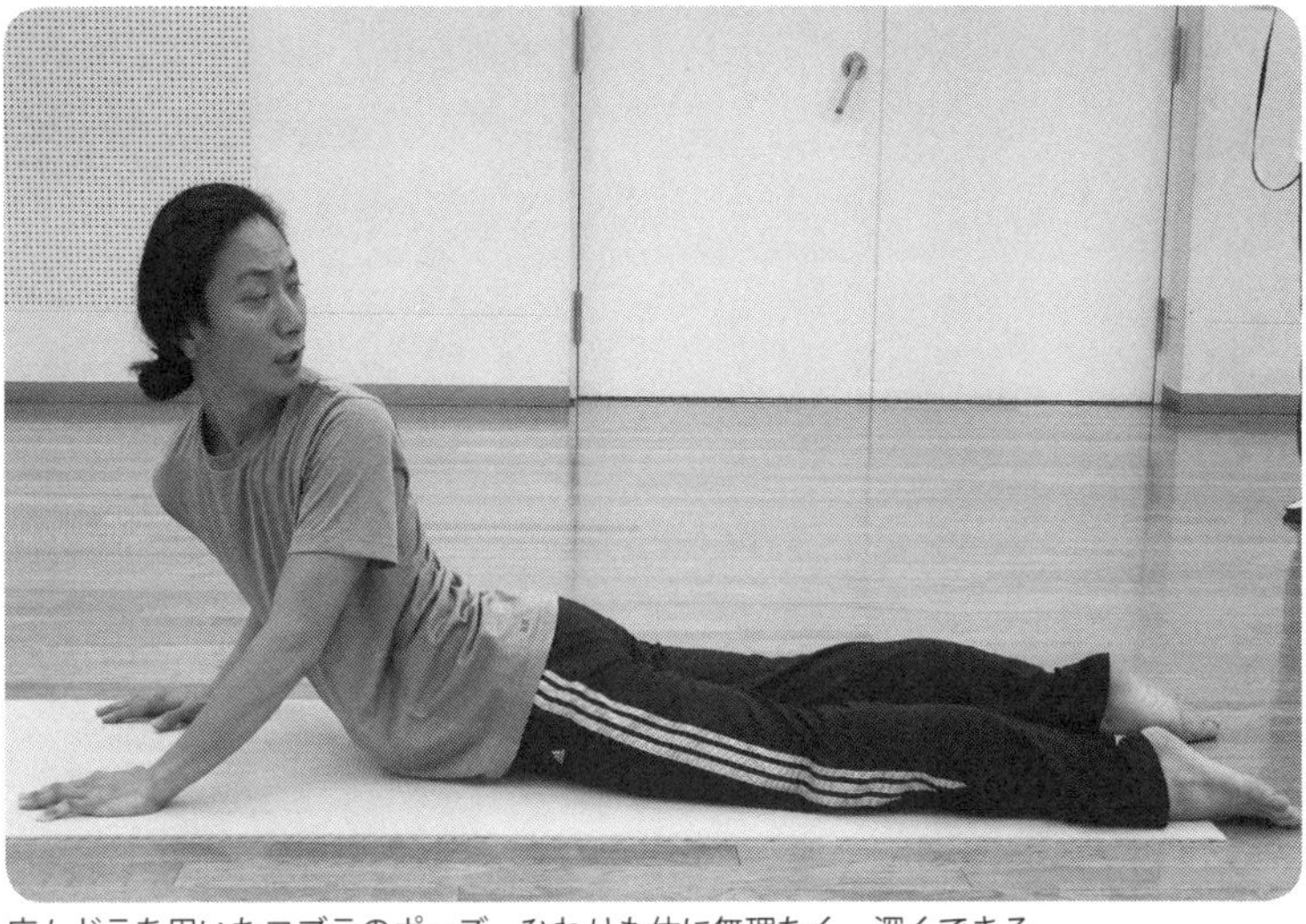

床ムドラを用いたコブラのポーズ。ひねりも体に無理なく、深くできる。

2 ムドラが助ける健康の正体

文献を整理してムドラの目的や医療効果などが見えてきました。ムドラを使った体操を行なうと体が最大限に動きます。これは解剖学的意味合いの他にも理由があります。これは、ムドラによって左脳と右脳の活動のバランスが整えられ、脳神経が四肢と胴体をバランス良くコントロールするようになるからです。姿勢が良くなり、柔軟性と体力（免疫力と運動能力）も身に付き、自然に体調が良くなります。ムドラを取り入れると体操の医療効果が上がります。古代インドの知恵から生まれたムドラならではのことです。

ムドラによって骨格はより安定した構造となり、力を加えるとよくしなり、骨格はよく伸展するようになります。まずこういった解剖学的な効果をもつと同時に生理学的な効果も持っているのです。体幹がよく動くようになると内臓がマッサージされ、機能が高まります。また、手は外に出た脳と言われるように、手を使って体操をすると脳の血流量が増え、姿勢が良くなれば神経回路が良くなり、「体のコミュニケーション／反応が良くなり、体全体が生き生きとしてきます。結果として、自然にやる気も出てきます。これが健康のメカニズムです。

③スポーツにみるムドラ

気のエネルギーの流れを作り、身体の機能を高めるムドラは、実はいろいろなスポーツや武道にも活用されていると思います。意識的に行なわれているもののみならず、無意識に使っているものも少なくないような気がします。

空手は〝拳〟をはじめとして〝手刀〟など、さまざまな形で打撃を行ないます。これらは単に「当たる部分を硬くする」ような意味合いのみならず、「全身の力をまとめ、集中させる」という意味合いを強くもっています。空手はムドラなしには成立しないのです。

イチローがマウンドに立って打球を飛ばす方向に腕を上げバットを立てるのも、エネルギーの流れを導き、パワーを炸裂させるためのムドラとも言えるでしょう。

ゴルフのグリップにも剣道の剣の持ち方も、パワーを引き出すためのコツが存在します。これはすなわち、ムドラでしょう。

剣道、剣術では、刀をどのように握るかという事を〝手の内〟と呼び、非常に重要な問題とされてきました。刀の握り方によって動きやすいか動きにくいかも変わってきますし、力が伝わるか伝わらないかも違ってくるのです。

現代剣道と古流剣術とでは、刀の握り方は少し違っています。でも、共通している点は「小指〜薬指で締める」という事です。

空手の〝手刀〟

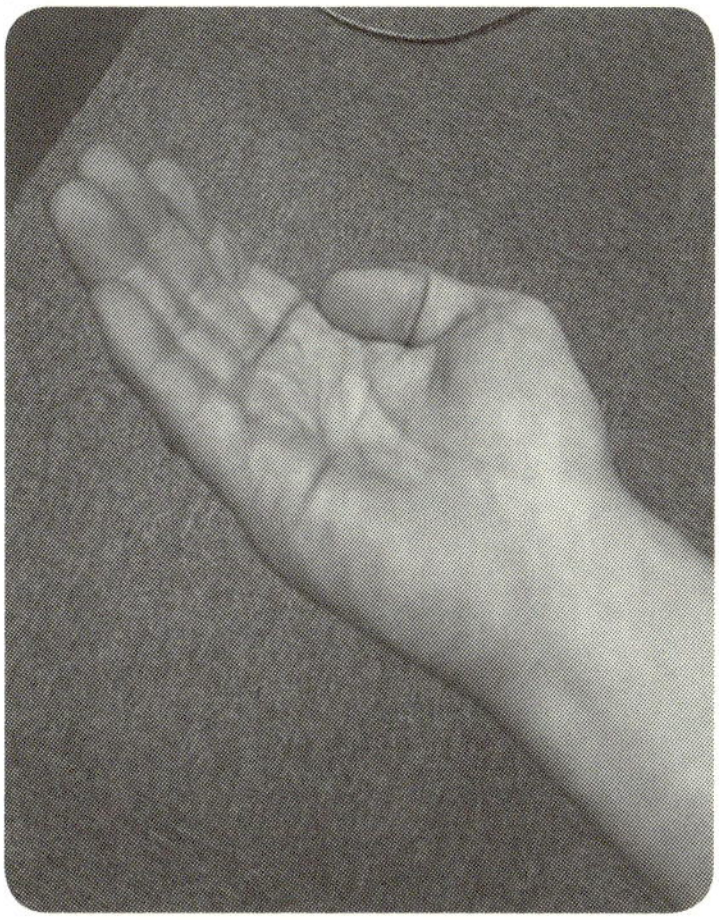

空手の〝正拳〟

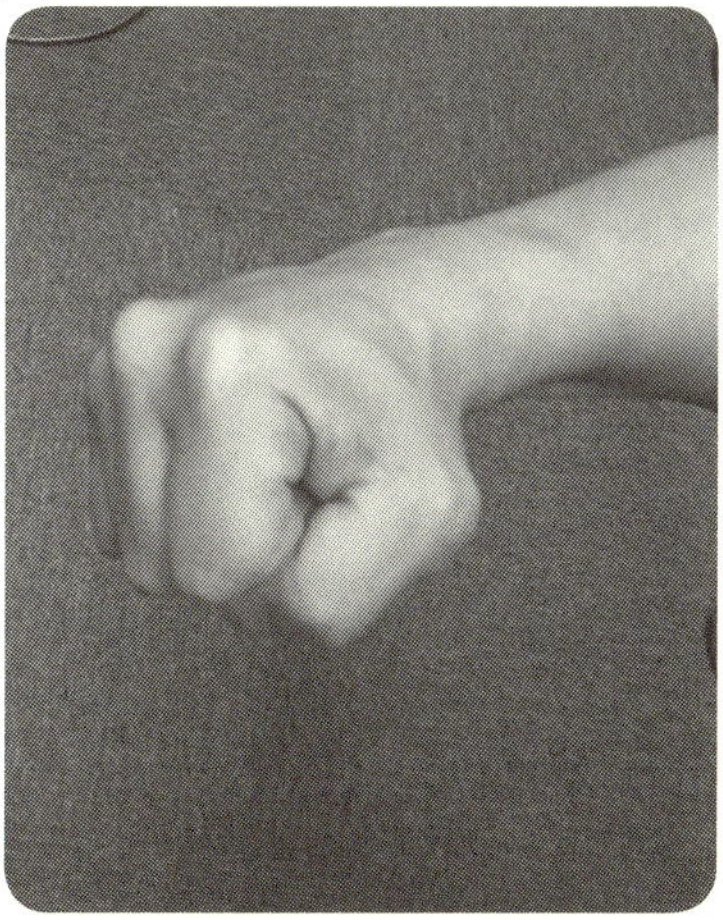

ゴルフのグリップ

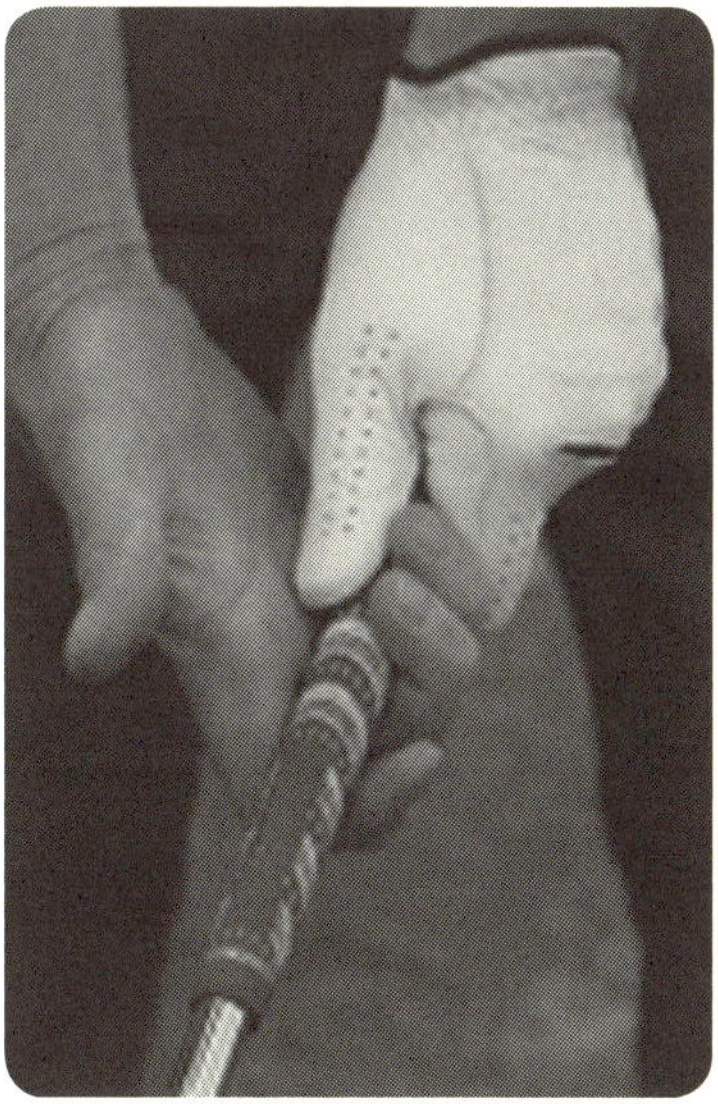

空手の〝中高一本拳〟

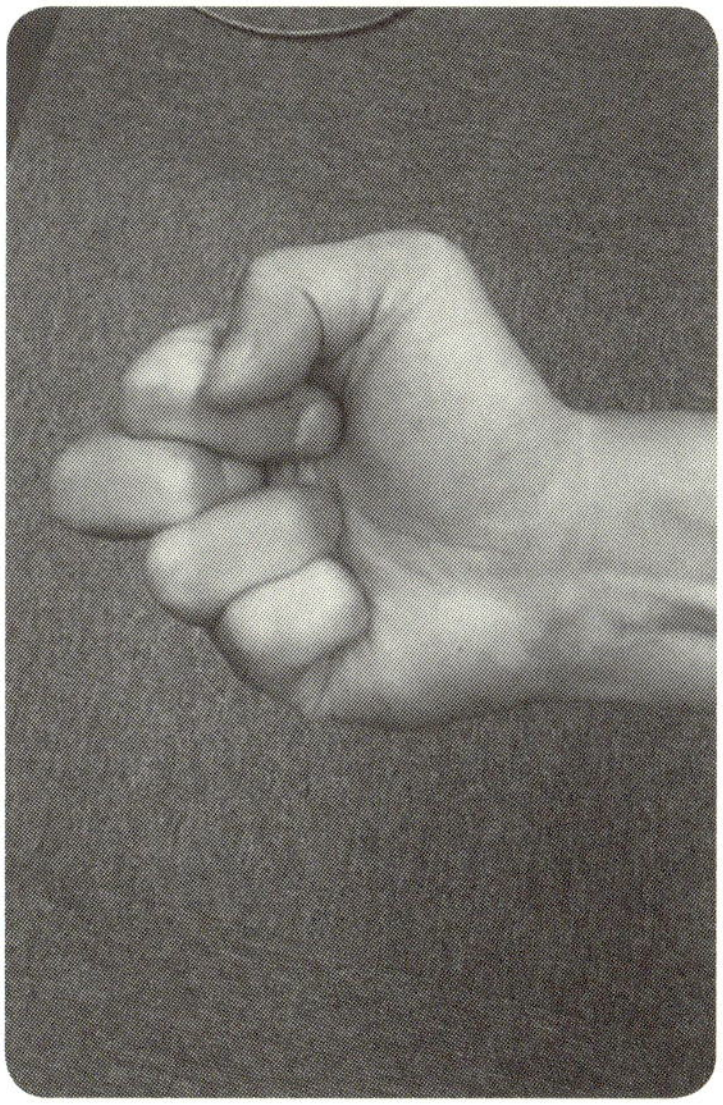

なんとなく人差し指～中指の側で締めた方が力が入りやすいような気がしませんか？　でも、違うのです。

武術の世界では「足は親指、手は小指」という言葉があります。これは剣術のみならず、柔道、柔術など素手で行なうものにも共通する言葉です。

この意味は、手は小指側から、足は親指側から力を起こすようにした方が、体幹からの大きな力が生まれやすい、という事です。つまり、手で体幹と繋がっているのは小指側、足で体幹と繋がっているのは親指側、という事です。

剣術では、人差し指を伸ばすような握り方もよく見かけます。

試しに、何か長めの棒を刀のように持って、小指側をギュッと締めてみて下さい。何となく全身が引き締まるというか、一つにまとまって充実するのが感じられませんか？

逆に、人差し指側、あるいは全部の指で締めてみて下さい。そうすると、何となく〝前のめり〟というか、全体に力んでしまって動きづらい感じになると思います。手の使い方次第で全身の状態が変わってくるのを感じてきたのは、きっと世界共通だったのでしょう。

皆さんは、刀の柄のところに〝目貫《めぬき》〟というものが仕込まれているのをご存知ですか？

柄巻の内側なので、外見的にはほとんど目に止まりません。けれども、刀には例外なく、必ず仕込まれているのです。これによって、柄にはちょっとした出っ張りができます。ちょうど握り手のところです。大きさとしては滑り止めになるほどでもありません。この〝目貫〟にどういう意味があったのか、実はわかっていないのですが、かすかな違いを手で感じ脳で認識する微妙な人間の感覚なのです。

“目貫”

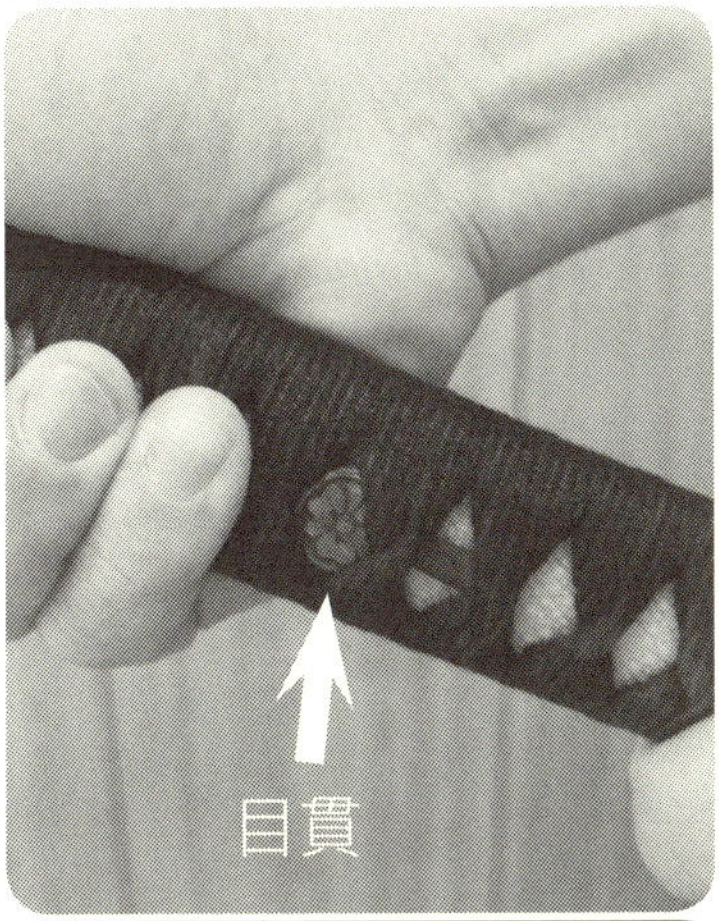

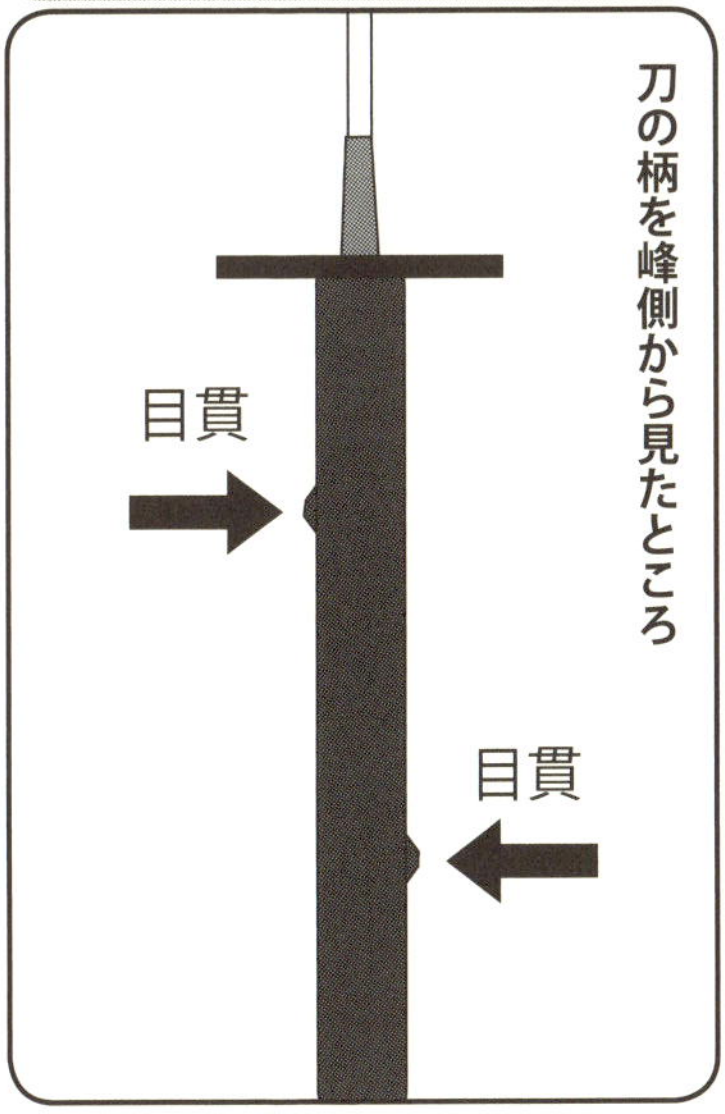

刀の柄には必ず左右１つずつ、非対称の位置に目貫が配されているため、微妙な位置に少し出っ張りが生じている。

剣の“手の内”

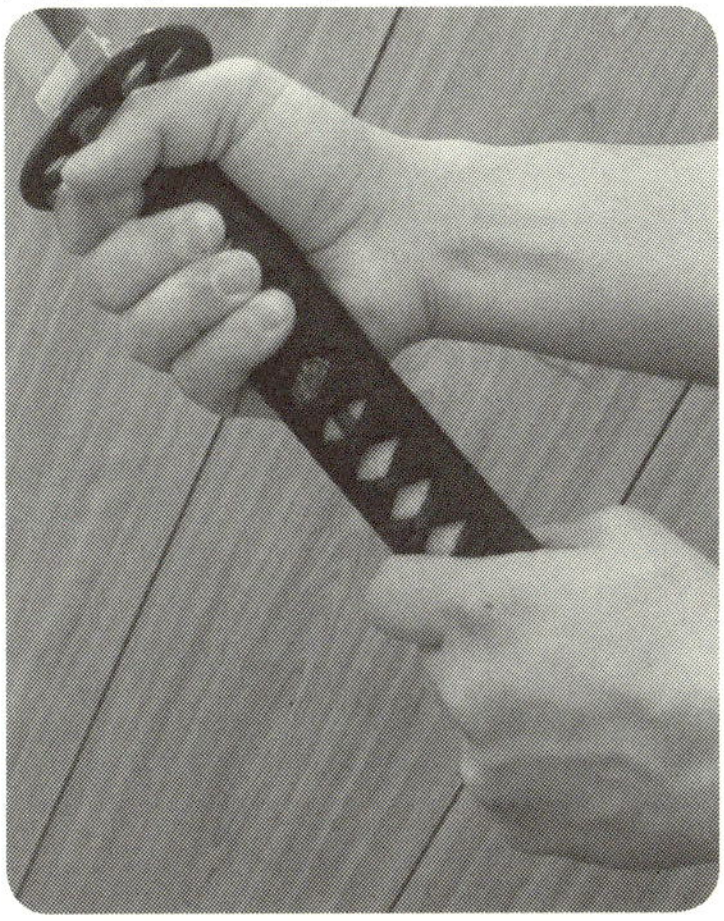

剣の構え “小指を締めて全身が繋がる”

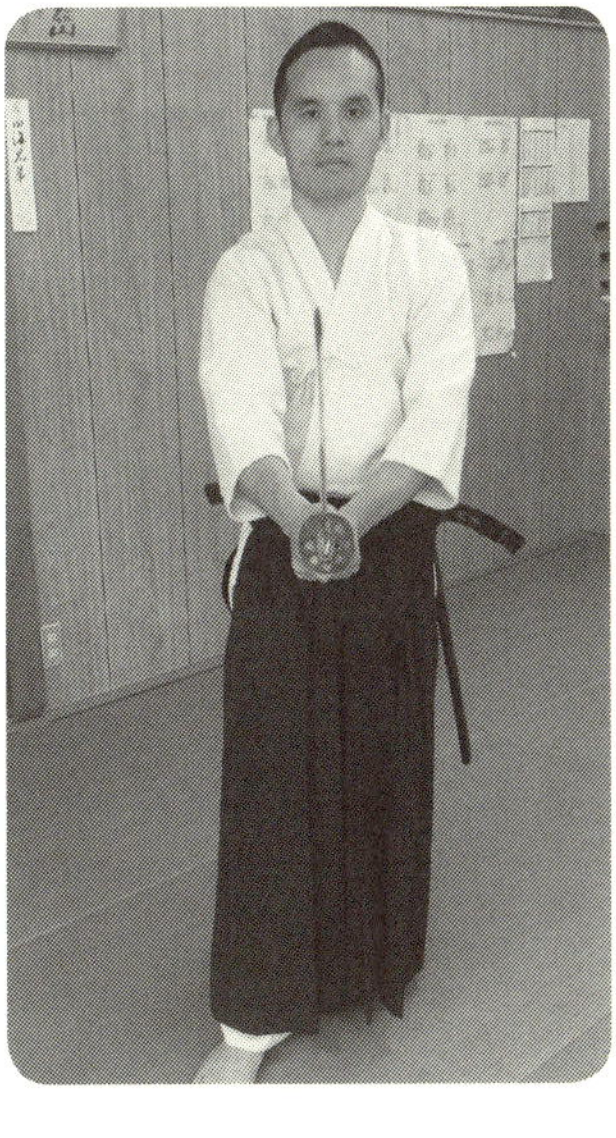

刀を構えて小指を締めると、それだけで全身がスッと一つにまとまる感覚が得られる。

第4章

M3体操

ムドラを用いた3分体操

1 ラジオ体操の進化形〝M3体操〟

私たちの間に、ラジオ体操ほど普及している体操はないでしょう。誰でも、学校に通っている頃にはさまざまな場面で少なからず経験している事と思います。もちろん、子供だけがやるものではありません。日々放送されているラジオやテレビの前で健康目的に習慣にされている大人の方も多いと思いますし、建築や土木工事の現場など、事故があってはならない肉体労働の現場などにおいても、仕事の開始前に一斉に行なうのは当たり前の光景です。

これほどに普及している理由は、何と言っても、全身に及ぶ体操が短い時間で行なえるという点が大きいと思います。

ラジオ体操は第一も第二も3分と15秒（195秒）の体操です。195秒の間に13段階の運動をします。各段階が平均15秒、ひとつの段階で平均16の動きをしますから、ひとつの動き（ポーズ）は1秒以下です。

ラジオ体操は第一と第二を合計して6分と30秒の体操です。血液は心臓を出てから心臓に戻るまで1分です。ラジオ体操を始めてから終わるまで血液は6・5回めぐります。その間、400以上の動作をします。ですからラジオ体操は体にとってかなり忙しい体操だと言えます。反動を使うからこそ可能な回数です。

〝世界最古の体操〟を端的に表現すれば、「反動を利用しないできわめてゆっくり体を動かし（いい呼吸になる）、手を組んだり床に着け（ムドラ）、体をしならせ、決めポーズを数秒間保持する」ということにつきます。ですから、短時間の体操でも、反動を使ったりするよりも、なるべく手を組み、ゆっくりやれば、自然と呼吸も深くなり、より効果的な体操になるのです。

日本人はラジオ体操を、音を消してさえできるレベルにあると思います。それほど国民に浸透した体操なのですが、体にとって忙しいので、ストレッチ度合いも、内臓を圧迫、あるいは伸展して行なうマッサージ効果も、筋肉や骨格への刺激も小さいため、「あァ、気持ちいい～」というのが味わえないのが残念です。

でもご安心、ムドラを使えばラジオ体操くらいの短い時間でも気持ちのいいストレッチが可能です。そこで、ラジオ体操の目的にかなった全身に及ぶ13種類の動作を3分でできる体操〝M3体操〟を構成してみました。

〝M3体操〟とはラジオ体操の13の要素を13のポーズに置き換えて一つのポーズを15秒間維持するものです。その際、ムドラを使って圧迫やストレッチ度合いを強くします。

ラジオ体操よりもゆっくりと行なえます。ゆっくりでも効果が深いのは、ムドラを使うからです。

ラジオ体操第一の要素と目的を整理すると以下のようになります。

要素／目的

① 背伸びの運動／背筋を伸ばす
② 腕を振って脚を曲げ伸ばす運動／脚の屈伸、かかとと膝関節の強化
③ 腕を回す運動／肩を柔軟にする

④ 胸を反らす運動／胸を伸ばす
⑤ 体を横に曲げる運動／体を横方向に曲げ背骨と胸の横を柔軟にする
⑥ 体を前後に曲げる運動／背骨を前後に柔軟にする
⑦ 体をねじる運動／体を左右にねじり首と背骨を柔軟にする
⑧ 腕を上下にのばす運動／腕を伸ばす運動
⑨ 体を斜め下に曲げ、胸をそらす運動／腰の柔軟性を高める
⑩ 体をまわす運動／腰の柔軟性を高める
⑪ 両足で飛ぶ運動／呼吸器官、循環機能の働きを高める、気分転換に同じようにやる
⑫ 腕を振って脚を曲げ伸ばす運動／クールダウン
⑬ 深呼吸／胸を広げて呼吸する

ラジオ体操第二の要素と目的を整理すると以下のようになります。

要素／目的

① 全身をゆする運動／全身の筋肉をほぐす
② 腕と脚を曲げ伸ばす運動／腕と脚の筋肉を伸ばす
③ 腕を前から開き、回す運動／腕と肩を柔らかくする
④ 胸を反らす運動／胸を伸ばして姿勢を正す
⑤ 体を横に曲げる運動／背骨と胸の横を柔らかくする

⑥体を前後に曲げる運動／背骨を前後に柔らかくする
⑦体をねじる運動／背骨をねじり骨盤内臓の血行を良くする
⑧片足飛び、駆け足、足踏み／四肢の血行を良くする
⑨体をねじり反らせて斜め下に曲げる運動／背骨全体を柔らかくする
⑩体を倒す運動／背骨を引き締める
⑪両足で飛ぶ運動／運動能力、呼吸器官、循環機能の向上
⑫腕を振って脚を曲げ伸ばす運動／クールダウン
⑬深呼吸／胸を広げて呼吸する

これらを参考に、そしてそれぞれに相当する動作を考えてみました。そうすれば、働かせる部位としてラジオ体操に引けをとりませんし、かつ、ムドラを活用する事によって、より静的で深い体操になるのです。

❷ 連続Ｍ３体操

ラジオ体操の13の目的に照らして13のポーズを15秒こらえるとラジオ体操の時間に収まります。慣れてくればラジオ体操の音楽に合わせてもできるようになるでしょう。

一つの目的をかなえるポーズはいろいろあるでしょう。ですから本書のポーズは一つの提案です。音

M３体操第一　（全13動作　各動作15秒 計約3分）

①背筋を伸ばす

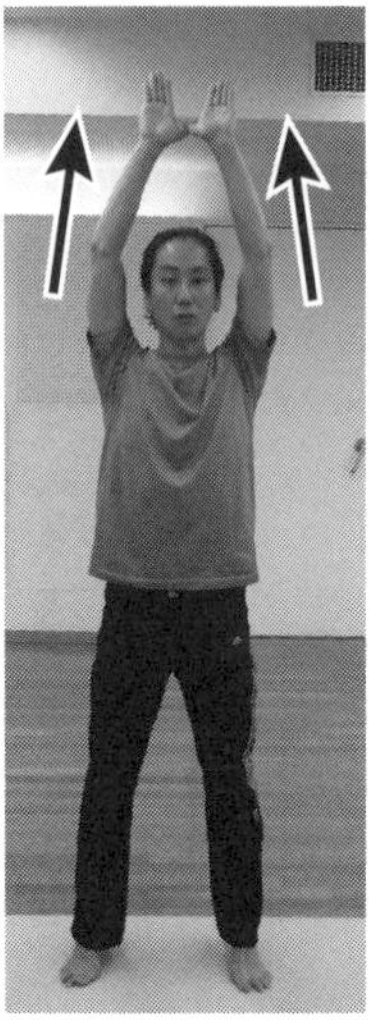

会陰が中心になるように立ち、親指をかけるムドラでバンザイをします。

②屈伸

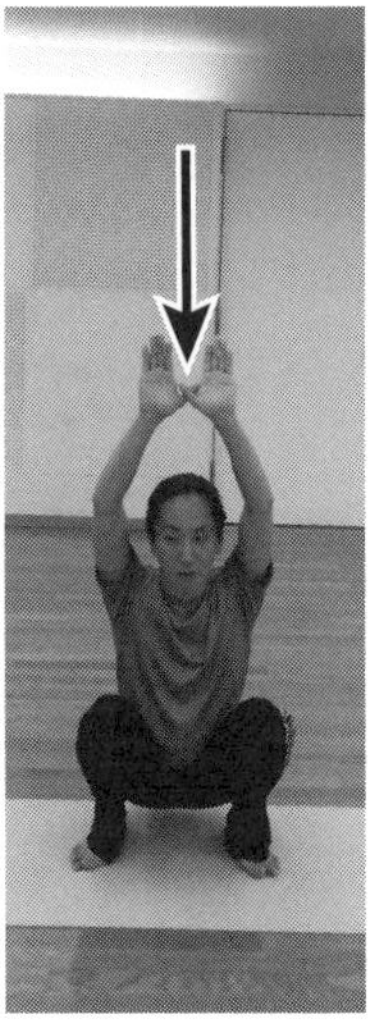

同じ親指ムドラでバンザイのまま、ゆっくりと屈伸します。かかとと膝関節の強化になります。

③肩回し

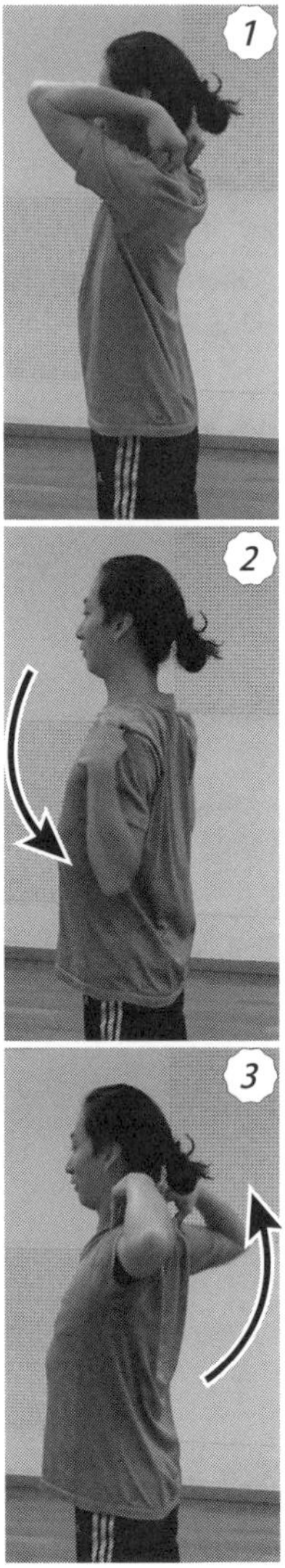

肩に指先を置くムドラで肩を前後に回します。

④胸伸ばし

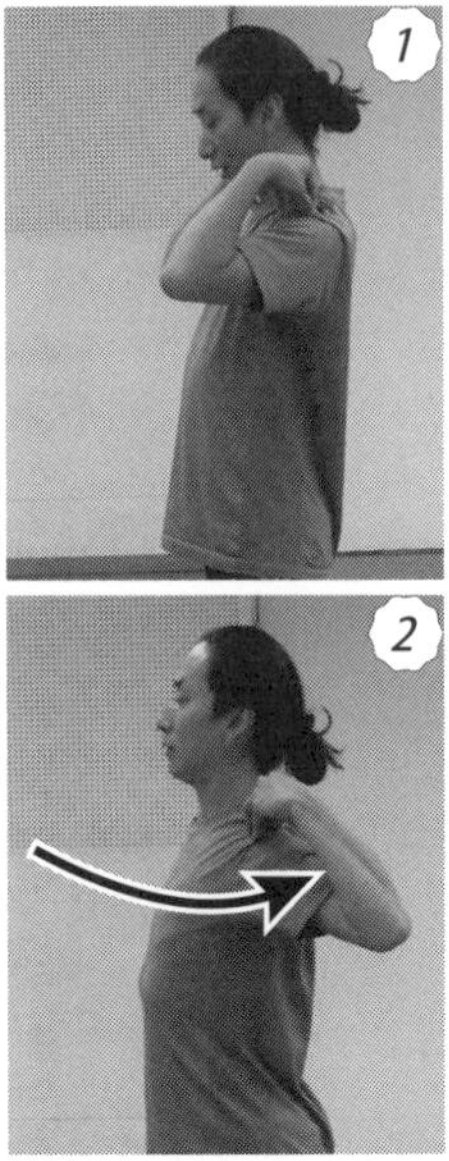

同じ肩ムドラで胸を開きます。

⑤側屈

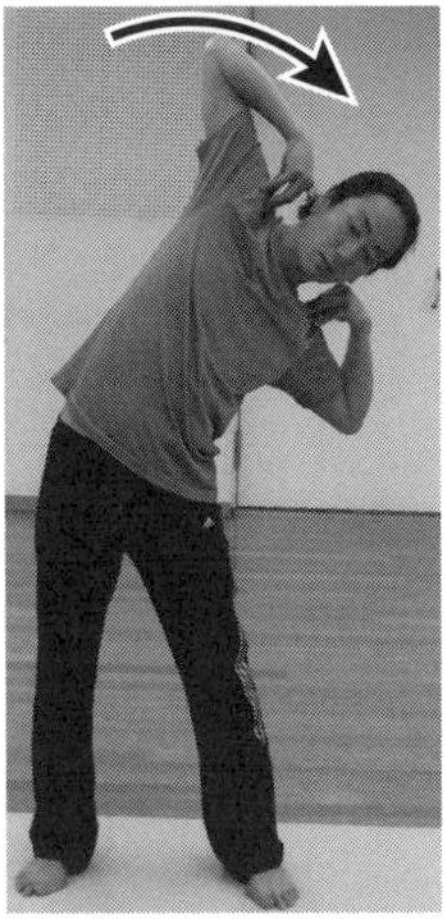

同じ肩ムドラで体を横に曲げます。背骨と胸の脇を柔軟にします。

⑥前後屈

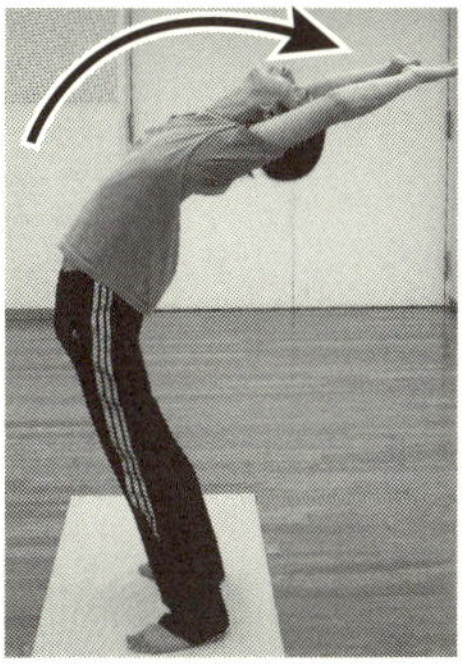

親指をかけるムドラで体を前後に曲げます。

⑦体ねじり

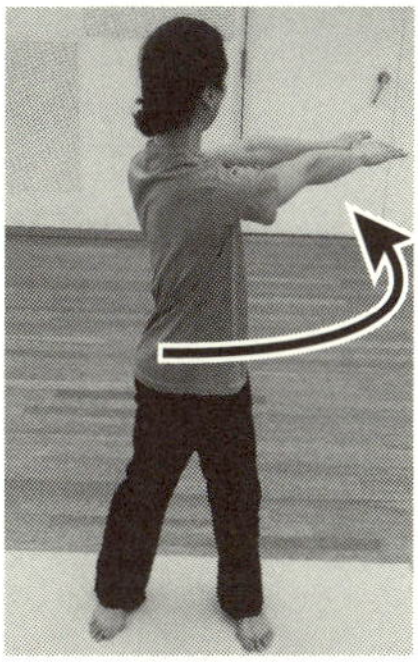

同じ親指ムドラで手を胸の前へ水平に差し上げ。左右にねじります。首と背骨を柔軟にします。

⑧腕伸ばし

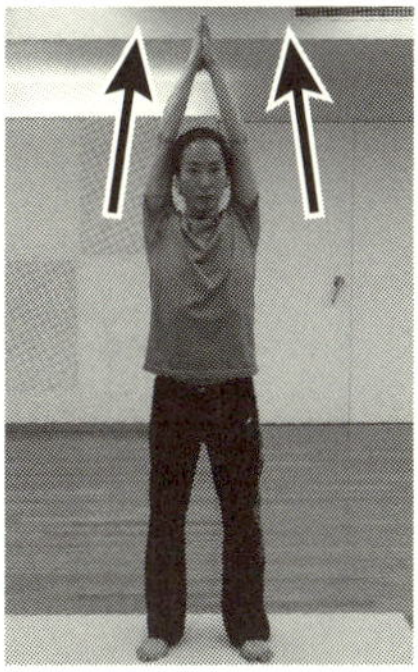

両手の平を合わせるムドラを胸の前で組み、バンザイをし、再び胸の前に引き戻します。

⑨腰ねじり

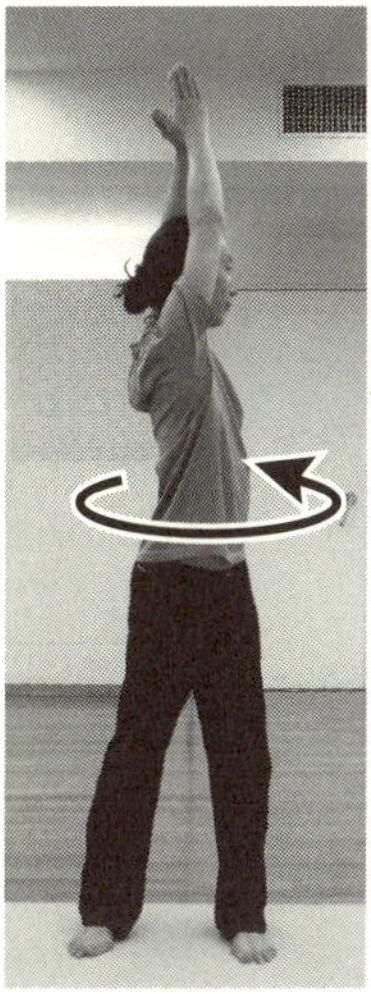

親指ムドラでバンザイをし、会陰を中心に腰を回転させます。

⑩腰送り

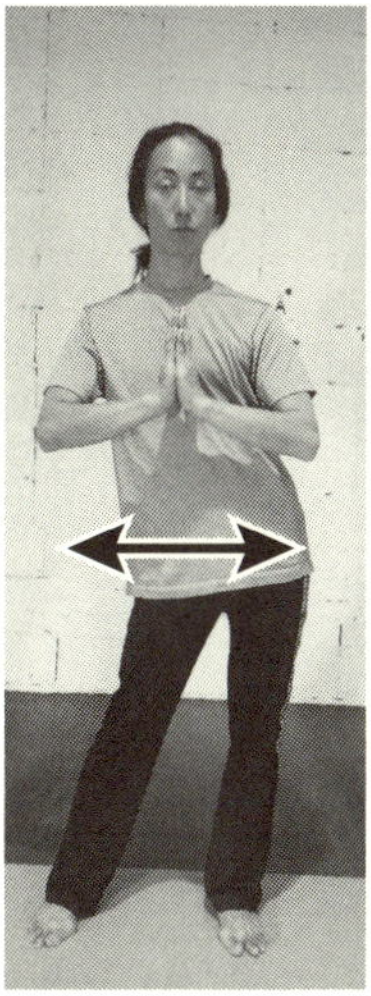

胸の前で手の平ムドラを組み、腰を左右にゆっくり移動させます。

⑪スクワット

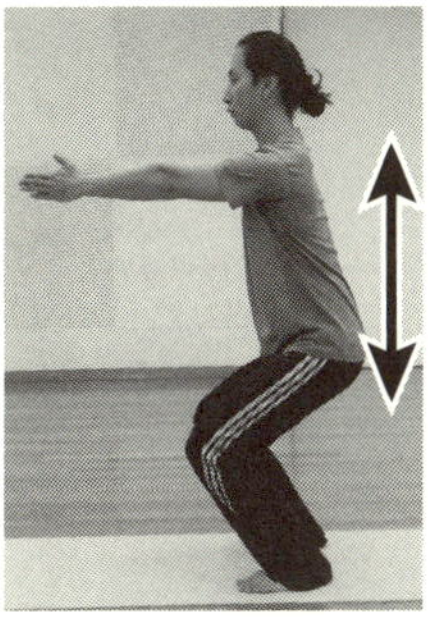

手の平ムドラを胸の前に組んで真直ぐ差し出し、膝の屈伸を行ないます。

⑫クールダウン

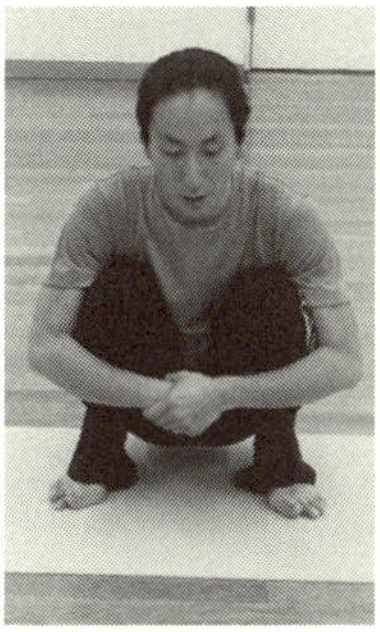

しゃがんで膝を抱えて片方の手首を握るムドラを組み、力を込めて腹部を圧縮した後、立って力を抜きます。

⑬深呼吸

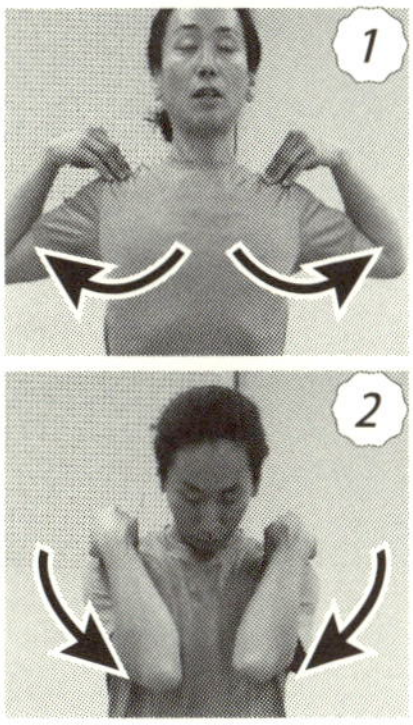

肩ムドラで胸を広げつつ息を吸い、胸を圧迫しつつ吐きます。

M３体操第二　（全 13 動作　各動作 15 秒 計約３分）

①全身ほぐし

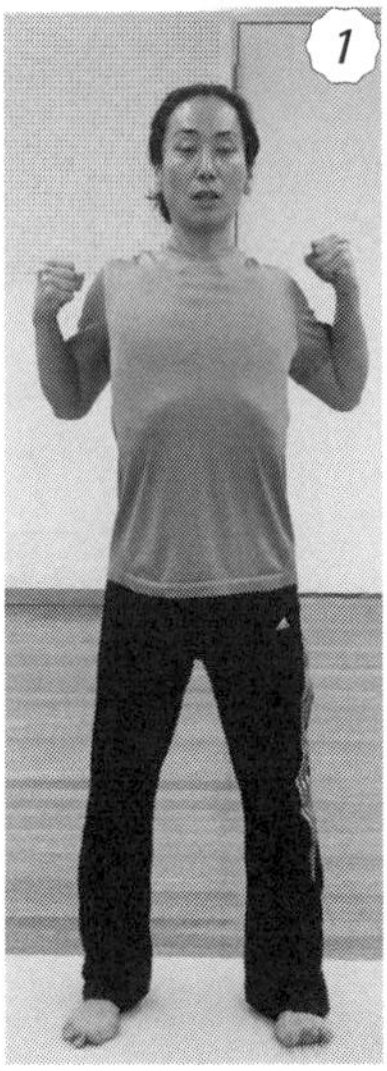

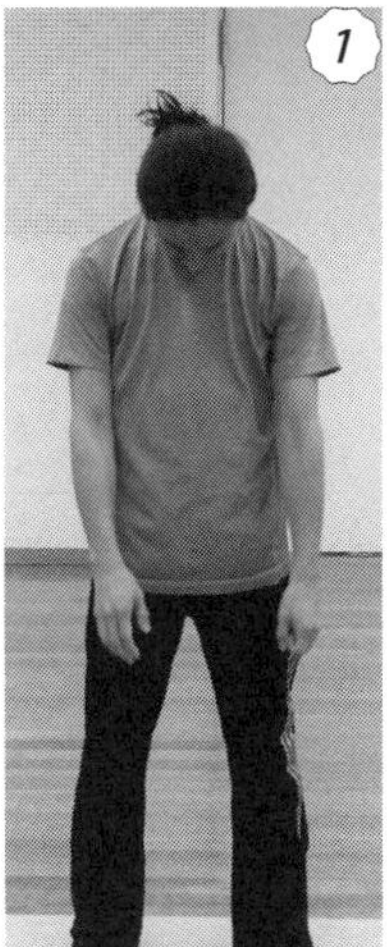

肩の高さで拳を握るムドラを組み、全身に力を込めてから急に緩める事で、全身の筋肉を弛緩させます。

②腕・脚伸ばし

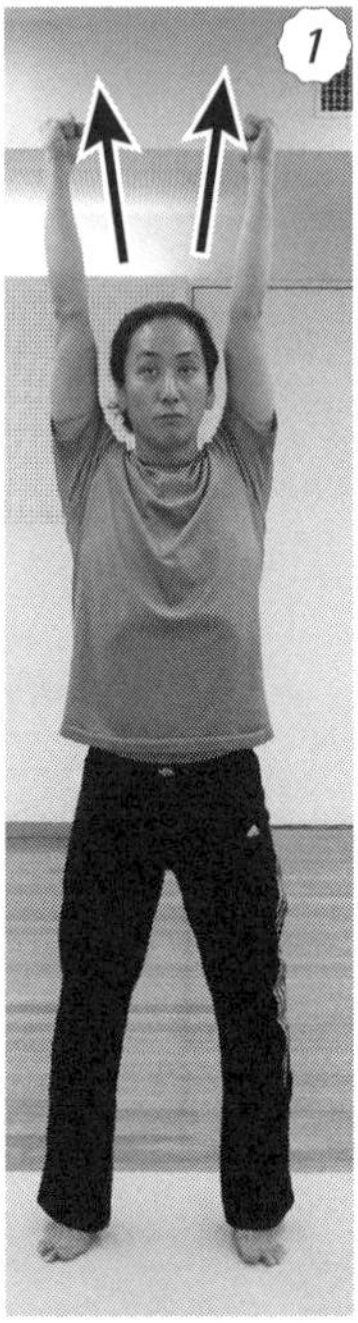

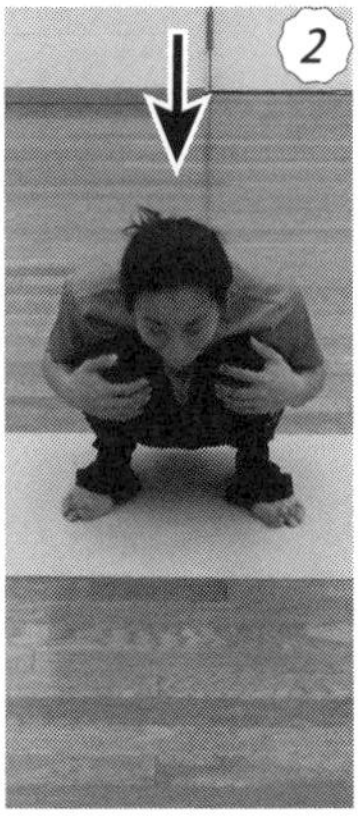

同じ拳ムドラで拳に力を込めてつま先立ちでバンザイ。その後、肩の位置にこぶしを戻してしゃがんでリラックスします。

③肩回し

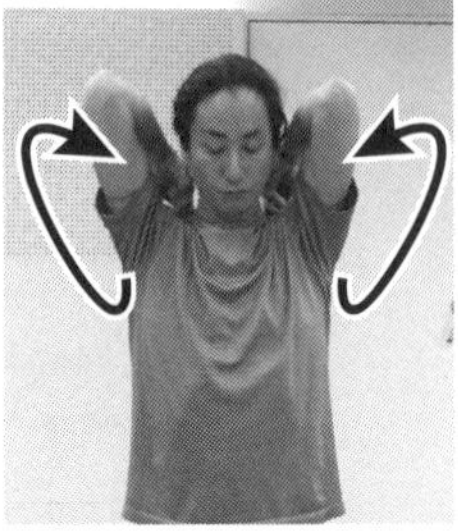

肩に手指を置くムドラで肩を回します。

④胸伸ばし

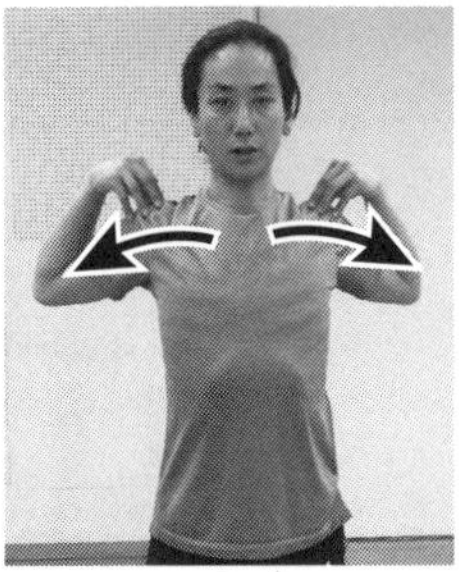

同じ肩ムドラで胸を広げます。

⑤側屈

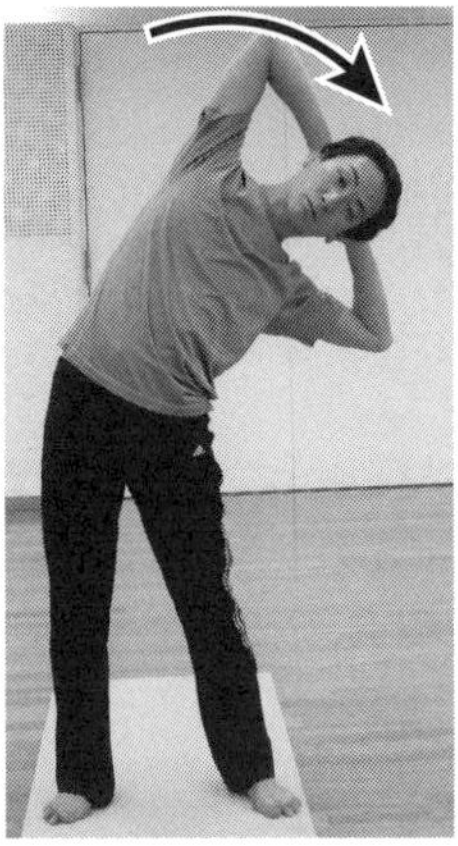

頭の後ろで両手を組むムドラで左右に体を曲げます。背骨と胸の脇を柔らかくします。

⑥前後屈

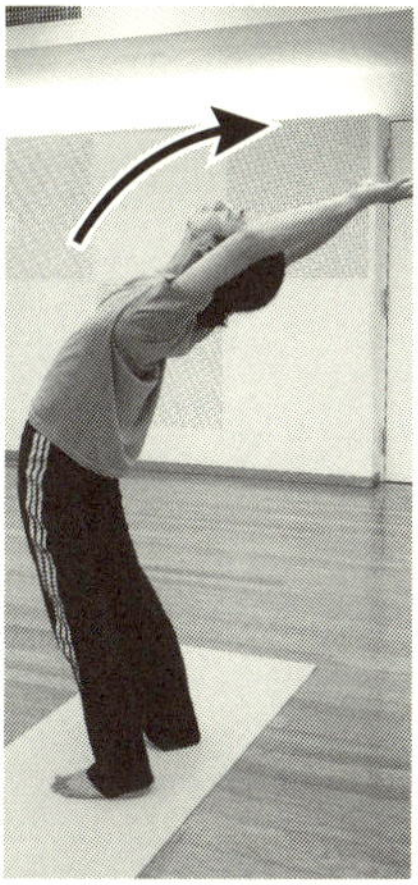

親指をかけるムドラで体を前後に曲げます。

⑦前屈背骨ねじり

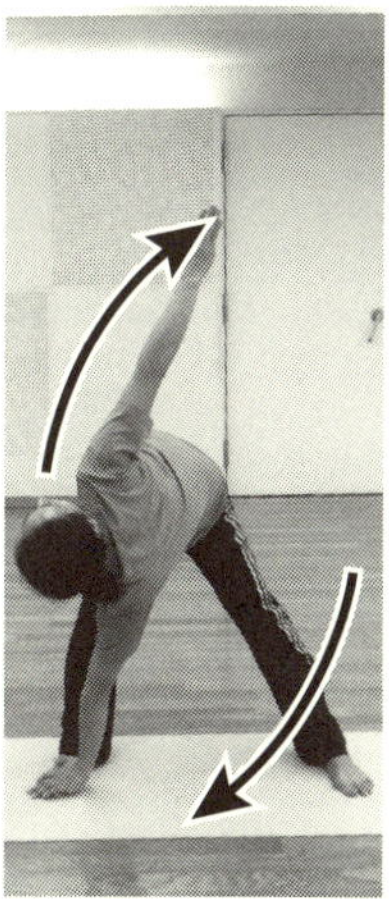

足を大きく広げて前屈し、左手を右足先か脛に、左手を右足先か脛に触れるムドラを繰り返し、背骨をねじります。骨盤内臓の血行を良くします。

⑧スクワット

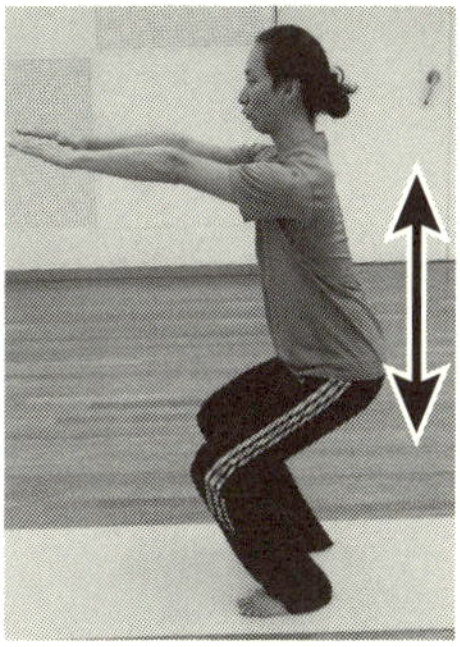

親指ムドラを組んで胸の高さに真直ぐ差し出し、膝の屈伸を行ないます。

⑨ねじるスクワット

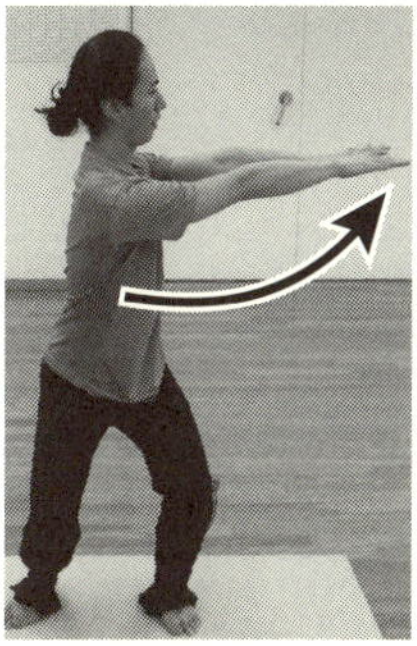

親指ムドラで腰を落とした状態で体をねじり、元に戻して膝を伸ばします。背骨全体を柔らかくします。

⑩屈伸

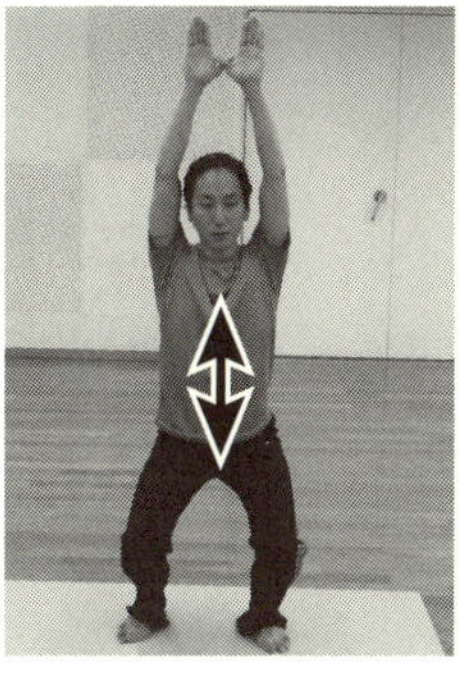

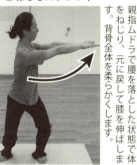

親指ムドラでバンザイし、膝の屈伸をします。背骨を引き締めます。

⑪ジャンプ

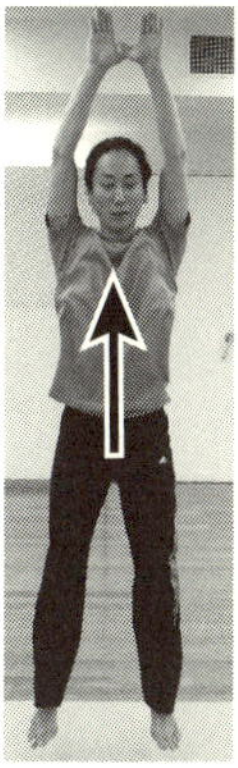

親指ムドラでバンザイした状態でジャンプして骨に衝撃を与えます。運動能力、呼吸・循環器官機能向上効果があります。

⑫クールダウン

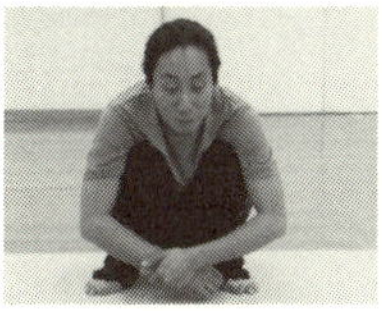

しゃがんで膝を抱えて片方の手首を握るムドラを組み、力を込めて腹部を圧縮した後、立って力を抜きます。

⑬深呼吸

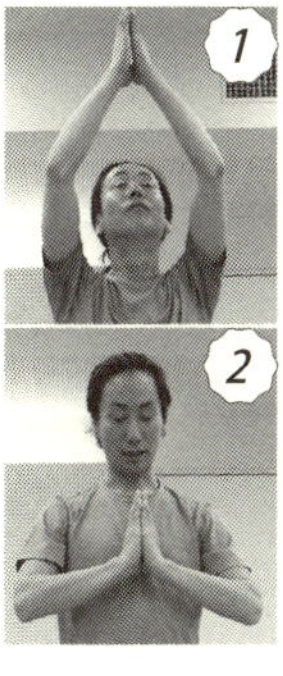

手の平ムドラで手を差し上げながら息を吸い、胸に下ろしながら吐きます。

楽なしでやるのであれば制約はありませんので、各ポーズを長くやってもかまいません。

❸ 〝笑い〟も体操

国際ヨガデーでヨガは世界の〝みんなの体操〟になったわけですが、近年「声を出して笑うと、息を長く吐き出す、だから、笑いはヨガの呼吸法と同じだ」という着想から「ラーフターヨガ」（笑いヨガ）なるものがインドで発生しました。ラーフターヨガが世に出た時点でヨガ体操はすでに、〝みんなの体操〟になっていました。

実は、インド人は笑いヨガにもムドラを使います。

笑っている時は、意識せずとも理想的な呼吸を行なっています。横隔膜が激しく動きますから腹部内臓がマッサージされ、脳を癒すことから、最も原始的な内臓と脳の体操であると言えます。リラックスしていない時は笑えません。また、笑うと、よりリラックスしてきます。笑いとリラックスは〝同体〟に近いほど隣り合わせの存在です。家族や仲間が仕事を終えて食事をした後に笑ってくつろぎます。先史時代も同じだったと思います。いわば「原始の体操」です。

インドの公園では、芝生の上で、主に、立って行なう体操の後に笑います。笑いについては特にテクニックはありません。リーダーがワッハッハと笑い、それに続けて全員がワッハッハと笑うだけですが、笑いは伝染しますから、そのうち自然に心から笑う自分を発見します。

仕事で疲れた時に休憩室で歓談した時の笑いが自然ですが、作為的に笑うわけで、サークルでやるの

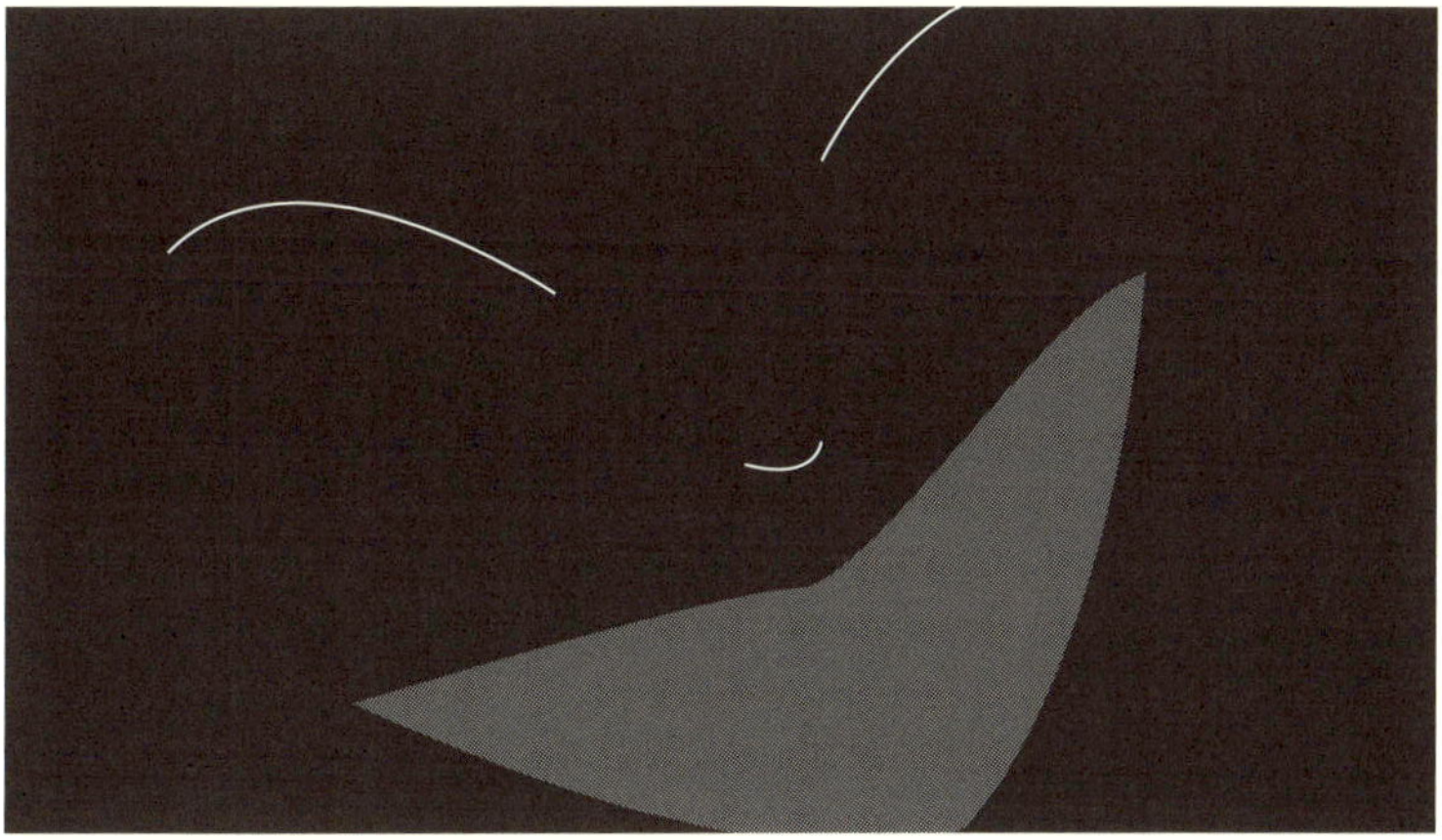

ですが、ひとりでもできます。作り笑いの医療効果は以下の便益の通り、非常に高いので一人でやってもいいでしょう。役者になったつもりで、一人でやってみてください。

【便益】

大きく長く笑うと脳内の二酸化炭素が増え、セロトニンが分泌されます。もって、ストレス抵抗力を強くします。いろんな筋肉を使います。横隔膜が激しく動きますから内臓をマッサージしホルモンの分泌を促します。体温が上がり、免疫力が高まります。

笑いによって幸福感に満たされると脳はモルヒネの数倍もの鎮痛作用と快感作用のあるベーターエンドルフィンというホルモンを大量に分泌し、免疫力を強くします。ケガをしたときは「何のこれしき」と言って、あえて作り笑いをしましょう。自己治癒力を向上させ、あるいは、痛みを緩和させます。あるいは神経伝達物質の神経ペプチドが生産され、ナチュラルキラー（ＮＫ）細胞が活性化して体の免疫力がアップします。癌と闘ってくれます。

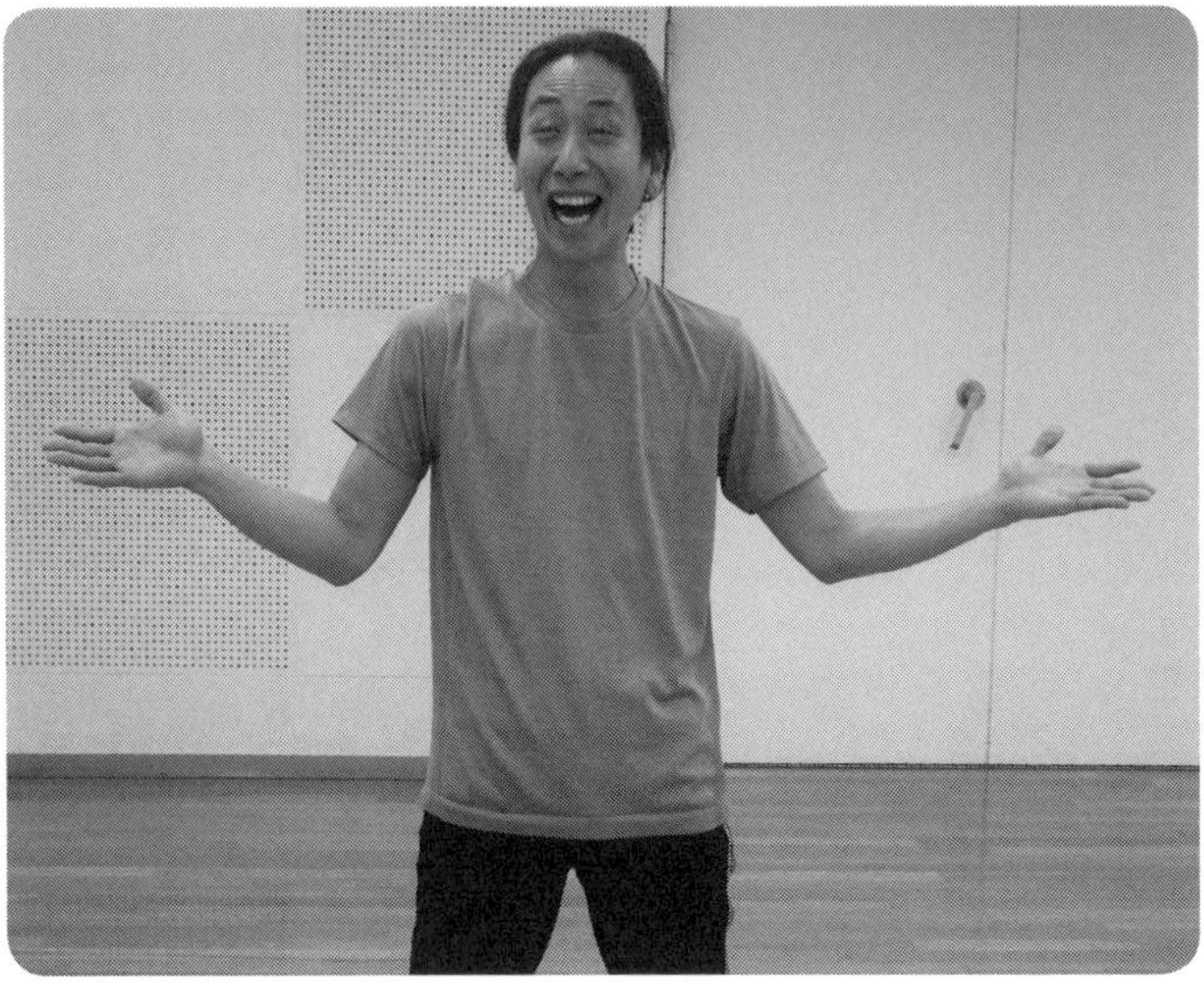

両手の平を上に、肘を曲げて脇の高さに。手を上下に動かし、身体を左右に動かしながら身体全体でおかしさを表現します。この手の使い方が「笑いのムドラ」です。

作り笑いをする行為なわけですが、日本ではすでに老人看護施設で活用され健康な毎日をサポートしていますから医療効果は期待していいと思います。私はストレスに悩むビジネスマン、集中力が要求されるアスリート、緊張を解いて微妙な表現をしたい演奏家やダンサーなどにやっていただきたいと思っています。

笑いの後は、内臓がマッサージされ体温が上がってそれだけで充分ですが、仕上げとして、最後に逆立ちをおすすめします。脳下垂体は視床下部と協働して全身のホルモンをモニタリングしホルモン分泌量の調整を指示します。

〈一人でやってみよう原始の〝笑い〟体操〉

① 座って笑う場合は、気道の通りを良くするため背筋を伸ばして座ります。そのためには腰回りの柔軟性が必要ですから前節のクリニックの体操から前屈、ねじり、後ろに反る体操をします。

ラジオ体操をやっている方は体操が終わった後、笑ったらいかがでしょうか。体操と笑いが相乗して医療効果が高くなります。

②正座や胡坐で座ると骨盤内臓の血行を良くします。胡坐の場合、座ったら身体を前後左右に動かし重心が会陰に来るようにし、姿勢を正します。座るだけで会陰を刺激します。

③両手を広げておかしさを表現する演技をします。これが手のしぐさ、ムドラです。両手の平を上に、肘を曲げて脇の高さに持ってきます。手を上下に動かし、身体を左右に動かしながら、身体全体でおかしさを表現します。

④以上の笑いを何度か繰り返した後、両手を広げたまま上半身を左右に揺すりながら、声を出さずに笑いをこらえる演技をします。顔の表情とお腹でおかしさを表現しますと横隔膜は大きく動いて腹部内臓をマッサージします。

⑤今度は立って全身で笑います。

〈大勢でやってみよう原始の〝笑い〟体操〉

インドの公園でグループでやっている笑いヨガの手順は以下の通りです。

①リーダーを決めます。

②座って笑う場合は、気道の通りを良くするため背筋を伸ばして座ります。

③座ったら身体を前後左右に動かし重心が会陰に来るようにし、姿勢を正します。座るだけで会陰を刺激します。

④両手を広げておかしさを表現する演技をします。両手のひらを上に、肘を曲げて脇の高さに持ってきます。手を上下に動かし、身体を左右に動かしながら、身体全体でおかしさを表現します。
⑤リーダーがワッハッハと声を出して笑います。それに続けて全員がワッハッハと笑います。
⑥以上の笑いを何度か繰り返した後、両手を広げたまま上半身を左右に揺すりながら、声を出さずに笑いをこらえる演技をします。顔の表情とお腹でおかしさを表現しますと横隔膜は大きく動いて腹部内臓をマッサージします。
⑦今度は立って全身で笑います。要するに一人の時と同じ事をやる訳なんですが、笑いは伝染性ですからほんとに楽しくなり自然におかしくなるものです。

④できたら追加したいひとつの体操

全ての体操の最後に、立って前屈したり、逆立ちなどで脳を逆さにすると効果的です。脳の内分泌腺も刺激され、ホルモンの分泌を命令するからです。

まず、骨盤内臓の中にある会陰や性腺を刺激する体操を行なってください。性腺は骨盤内臓を動かせば刺激されます。性腺を圧迫したり、伸ばしたり、はたまた圧力から解放させたりすることで刺激になります。圧迫や伸展に関してはコブラ、前屈、ねじるポーズなどがあります。

ここでは骨盤内臓は腹部内臓の圧力から解放するポーズ「逆立ち」をやってみます。

単独で逆立ちだけするときは、起きてすぐではなく体が温まって血行が良くなってから行なうことで

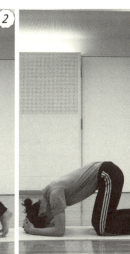

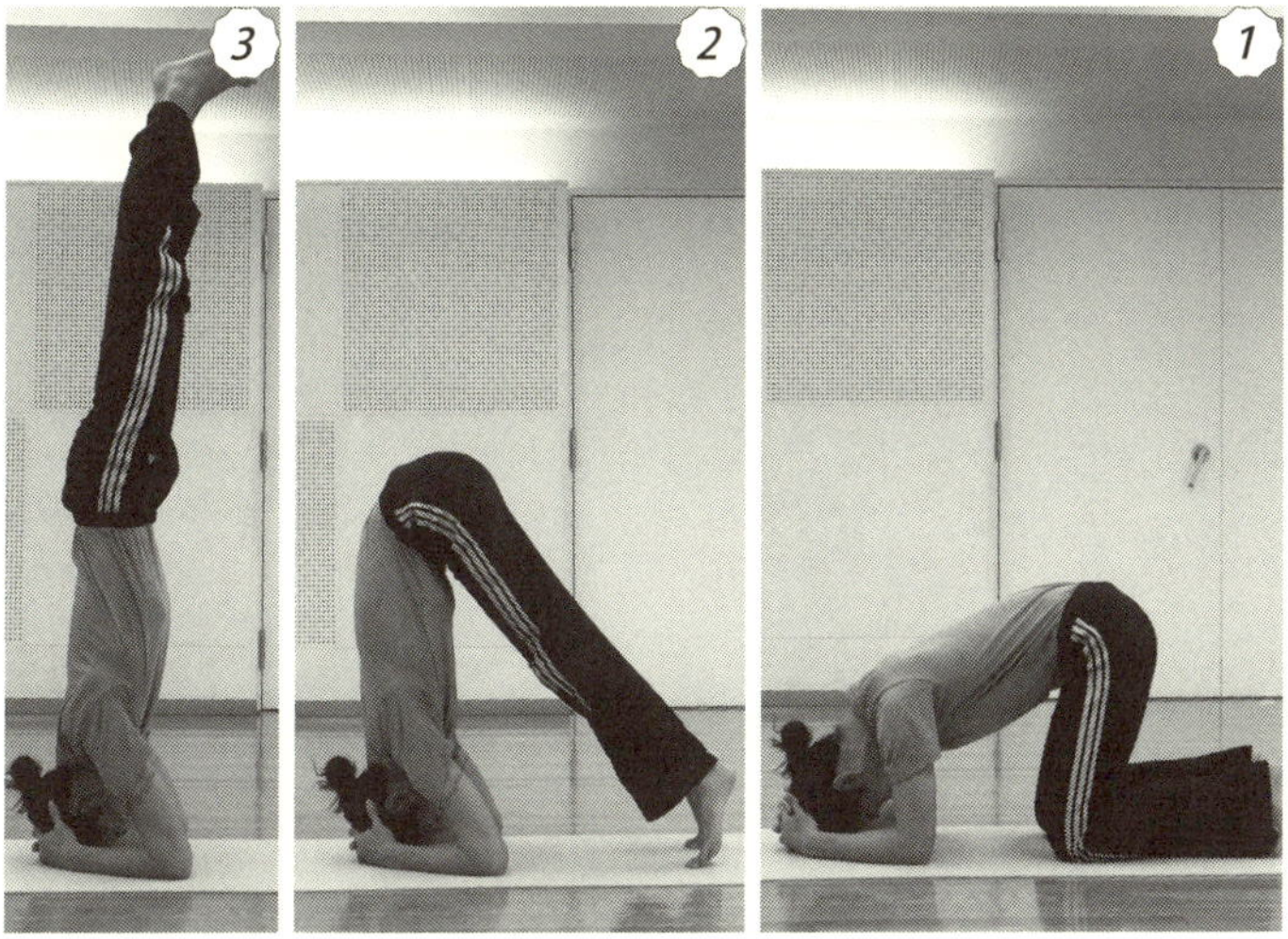

頭頂と左右の肘で三角形を作って床に着き、腰～足とゆっくり上げていくと、簡単に逆立ちができます。

効果を発揮します。

〈逆立ちの方法〉

頭頂と左右の肘で三角形を作り行ないます。足を床に着けたまま腰を上げて背中が垂直になるようにします。そして足で床を軽く蹴ると楽に足が上がり逆立ちになります。

姿勢を安定させるために肘と床の圧力で調節します。横方向には倒れることはありません。前に倒れそうになったら肘で強く床を押し、後ろに倒れそうになったら肘の圧力を弱めます。念のために壁の前で行なってください。

逆立ちの便益で注目すべきは垂体や松果体や脳神経の刺激です。垂体は全身の分泌腺に適切なホルモン分泌量を要求する命令ホルモンを分泌します。そして全身のホルモンのバランスを調整し体調を整えるわけです。また、成長ホルモンを出します。

即効性のある便益としては、肘と床の圧力で調節して踏ん張るので肩こりが治ります。セロトニンが分泌されストレス抵抗力がつくことです。直接的に脳神経を刺激して記憶力や集中力を高めます。

以下の適応症はインドの外科医の著書から引用しました。

〈適応症〉

性ホルモンや甲状腺ホルモン分泌障害／免疫性低下／視力、内耳力、その他の感覚の低下／脳力低下（記憶力・知性・集中力不足）／倦怠感／不眠症／偏頭痛／脚部静脈瘤／痔／内臓下垂症／股の付け根のヘルニア／子宮脱／肺活量の低下／慢性的な咳／風邪／扁桃炎／口臭／肉体的・精神的疲労／背中と背骨の固化慢性的な咳／風邪／扁桃炎

体操と内分泌腺の刺激の関係を整理すると次のようになります。

①健康の司令塔・脳下垂体や睡眠ホルモンを出す松果体は前屈や、逆立ちなどで刺激します。

②代謝や自律神経にとって重要なホルモンを分泌する甲状腺は、喉を伸ばしたり圧迫したりする体操でマッサージされます。

③心筋収縮増強、ストレス抵抗力増強、抗アレルギー作用、血圧調整、中枢神経、交感神経系の刺激、糖代謝などに関与する各種ホルモンや女性の性欲を刺激するホルモンを分泌する副腎は、腹部を圧迫したりウエストをねじる体操で刺激します。

④食事をすればインスリンを分泌し血糖値を適切な値に保つためのホルモンを分泌する膵臓内のランゲルハンス島は、腹部をマッサージする体操で血行を良くします。

⑤ 性器の成長や、男性・女性の魅力を象徴する体形をつくり、疲れをとり活力をつける生殖腺は、骨盤内臓を圧迫したり伸ばしたりするポーズや逆立ちなどで血行を良くします。

虚弱体質の私はヨガ体操の本を頼りに逆立ちだけは中学生の頃から習慣にしています。40年前からの事です。でも長く続けてみて、逆立ちだけ単独でやっても医療効果は小さい事を知りました。経験的には逆立ちを行なって肩こりや疲労回復には絶大な効果がありましたが、これ単独で風邪や扁桃炎など慢性病に対して体質改善をするまでには至りませんでした。

それは脳下垂体がホルモンの分泌を命令しても、各分泌腺の血行が悪かったり機能が低下しているとホルモンの調整がなされないためだと考えられます。

よって全身の血行を良くしてから最後に逆立ちをやると、その相乗効果によって便益が期待できるという事です。最低5つのポーズを組み合わせてください。あるいは体が温まっている時、お風呂の後、スポーツの後に最後に仕上げとしてやります。足の疲れが取れます。

コラム＊

ブラック企業にお勤めですか？

サッカープレイヤーのジーコは言いました。

「人は幸運の時は偉大に見えるかもしれないが、向上するのは不運の時である」

この言葉は、古代インド人が導いた宇宙の原理であるところの「運命は自分で切り開くものだ」という「カルマの法則」をよく言い当てています。

もし誠実に仕事をしている皆さんが不運に見舞われ、「時代が悪かった」とか「運が悪い、ブラック企業に勤めてしまった」とお考えなら、

「今は、パワーとしての知識を蓄えるときである」とプラスに考えて、ムドラ体操で活力を貯めていただきたいと思います。

近い将来、運命の女神は皆さまにやさしく微笑んでくれると信じ、情熱と努力を捨てないことです。

なお、カルマとは人の行為が因果の法則によって結果をもたらし、自らの運命を創造しているという思想です。カルマの法則は容赦ないものですが、努力によって聖なる恩寵が働く余地があります。苦行や努力は恩寵の対象ですが、神頼みや懺悔のような安易な行為はカルマの法則を変える力にはなりません。カルマを好転するには努力するしかないようです。

人生を「運命」と「偶然」と「選択」の観点から考えるとき、「選択」にパワーが潜んでいます。人は選択によって自分に可能なことに集中できるからです。限界を超えて集中することができます。結果として良い運命が形成されます。ヨガ体操を選択したからには継続してください。そして知識のパワーを身に着け、次は良い選択をしてくださることを願っています。

第5章

ヨガ体操が みんなの体操になった日

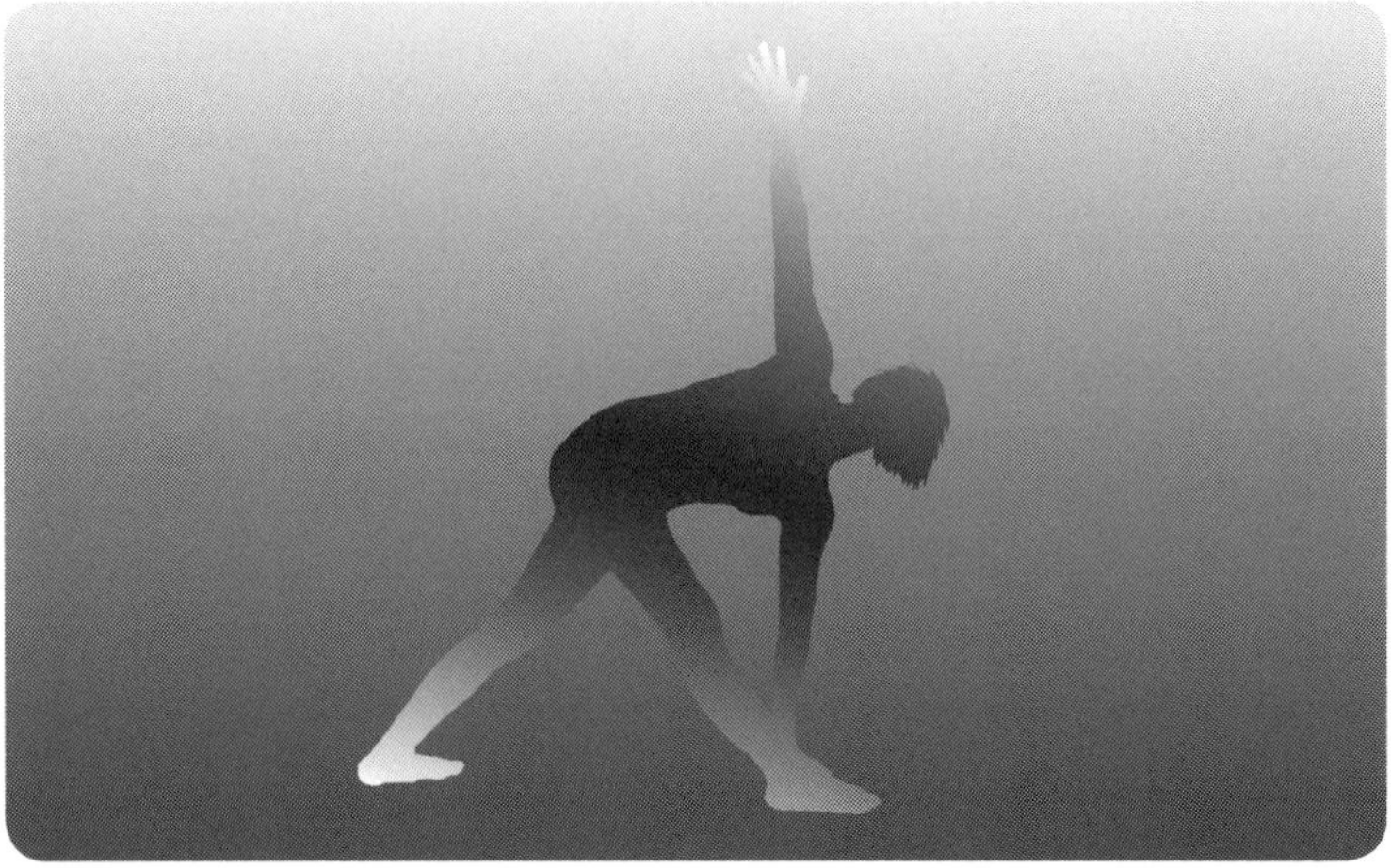

1 体操の定義

本書でお勧めし、ご紹介しているのは「ヨガ体操」です。これがいわば〝世界最古の体操〟なのです。ヨガにおける体操は主にアサナ（ポーズ）の実践です。ここにムドラが加わります。それらを効果的に行なうポイントが、体の動きに合わせて呼吸をすることです。肺が圧迫されたりねじられたときに空気を吐き、元に戻った時や肺が伸展したときに吸います。

そうすれば気の通りが良くなり、神経の情報伝導・伝達が良くなります。そしてポーズをやった後、満足感として現れます。

体操をやって疲れるようではいけませんから、リラックスしながらゆっくり行なって下さい。ですから狭義のヨガの5つの実践から食事法と瞑想を除いた①ポーズとムドラ、②呼吸法、③リラクゼーション、この3つの実践が〝世界最古の体操〟になります。

広義のヨガ ラージャヨガ（王のヨガ）	狭義のヨガ ハタヨガ	世界最古の体操 三要素
1　ヤマ：自己抑制や道徳などの5つの教え	菜食（非暴力）	
2　ニヤマ：心がけに関する5つの教え （一つに困難なポーズを行なう苦行）		
3　アサナ：ポーズ	ポーズとムドラ	ポーズとムドラ
4　プラナヤマ：呼吸法	呼吸法	呼吸法
5　プラティヤハラ：感覚の撤退		
6　ダーラナ：ヨガのポーズや瞑想に集中	瞑想	
7　ディヤナ：瞑想の習慣		
8　サマディ：崇高なゴール		
共通事項：リラックス	リラックス	リラックス

インド人にとってヨガは生き方で、日々、3つのヨガの要素をエクササイズと呼んで、公園で行ないます。日本のヨガ教室で行なわれている体操も、多くはこの3つの要素を取り入れています。ですから、日本のヨガ教室でやっている事は〝世界最古の体操〟です。

そしてハイデラバードのあるクリニックで採用されている難易度の低いポーズで組み立てるのが〝世界最古のみんなの体操〟という事になります。

インダス文明に源流を求めるヨガは世界最古の医療です。元気になれば目的を達成する活力が得られ、よく言う「ヨガは自己実現の手段」を実感するようになります。

コラム＊

ヨガ体操とスポーツの違い

ヨガ体操もスポーツも医療効果があり体力が得られます。スポーツは、主に競争が目的、怪我のリスクをともない、疲労度の高い運動、リスクがある分、面白いと言えます。その面白さをいつまでも行ないたいから、あるいは勝ちたいからヨガをやる、という方がいます。アスリートではイチロー選手や錦織圭選手などもヨガの体操を実践しています。プレッシャーを感じさせないマインドをつくり神経の伝達速度を上げると、パフォーマンスを改善します。故障も減り選手生命を延長します。

よって、若い方はスポーツとヨガ体操を併用すればいいでしょう。年を取ったら、世界最古のみんなの体操をやればいいと思います。

一つのポーズを長くやる陰ヨガは、体の弾性域を超えてゆがみが残る可能性がありますし、チベット体操の回転運動はくるぶしを傷めます。スピーディに連続ポーズをやるマイソールスタイルアシュタンガヨガは気を消耗します。

ヨガ体操は呼吸と連動した静的な動作が中心、競争とは無縁で自己と向き合うもの。一方、新しく開発されたヨガ体操の中には、運動強度や疲労度の点でスポーツとの境目がなく、反動や反復動作が要求されるようになり骨格や靭帯などを損傷するリスクが出てきましたので、特殊なヨガはおすすめできません。

2 『脳のヨガ』の背景

本書に先立ち『脳のヨガ』という本を書きました。それには深い理由があります。著者は13年間インドで仕事をしながら、ヨガで体質が改善されて帰国した時、日本におけるヨガの普及が今一つ進んでいないのを感じました。

ヨガはインダス文明に始まった「世界最古の医療」であり、「みんなの体操」である、と言えます。ところが中世にヨガが宗教における修行法の手段に活用され、ウルトラCのアクロバット的なポーズをやることがヨガである印象と、宗教色までも一緒に日本に紹介した人がいたためです。それでもヨガは二千年以上も経過した今でも、輝きを失っていないのですが、ヨガの本質があまり普及していない事が残念でした。

インドでは小学校で呼吸法を教えますし、インド人は健康オタクですからポーズの医療効果を知っています。このようにして、重要なところは国民にしっかりと受け継がれています。その上で日々、エクササイズを行ないます。エクササイズは日本語で体操です。日本人は呼吸法もポーズの医療効果も知りません。だから本書を書く前に呼吸法や医療効果について書く必要がありました。それが『脳のヨガ』でした。厚生労働省も呼吸法や医療効果を広報し、ヨガを統合医療に指定したことはすでにお伝えしました。次はエクササイズ、体操の本をご紹介する番になったときに、体操をきれいに行なうためのムドラを解説しなければならないと感じました。でも、文献が少ないこともあって、うまく表現できないで

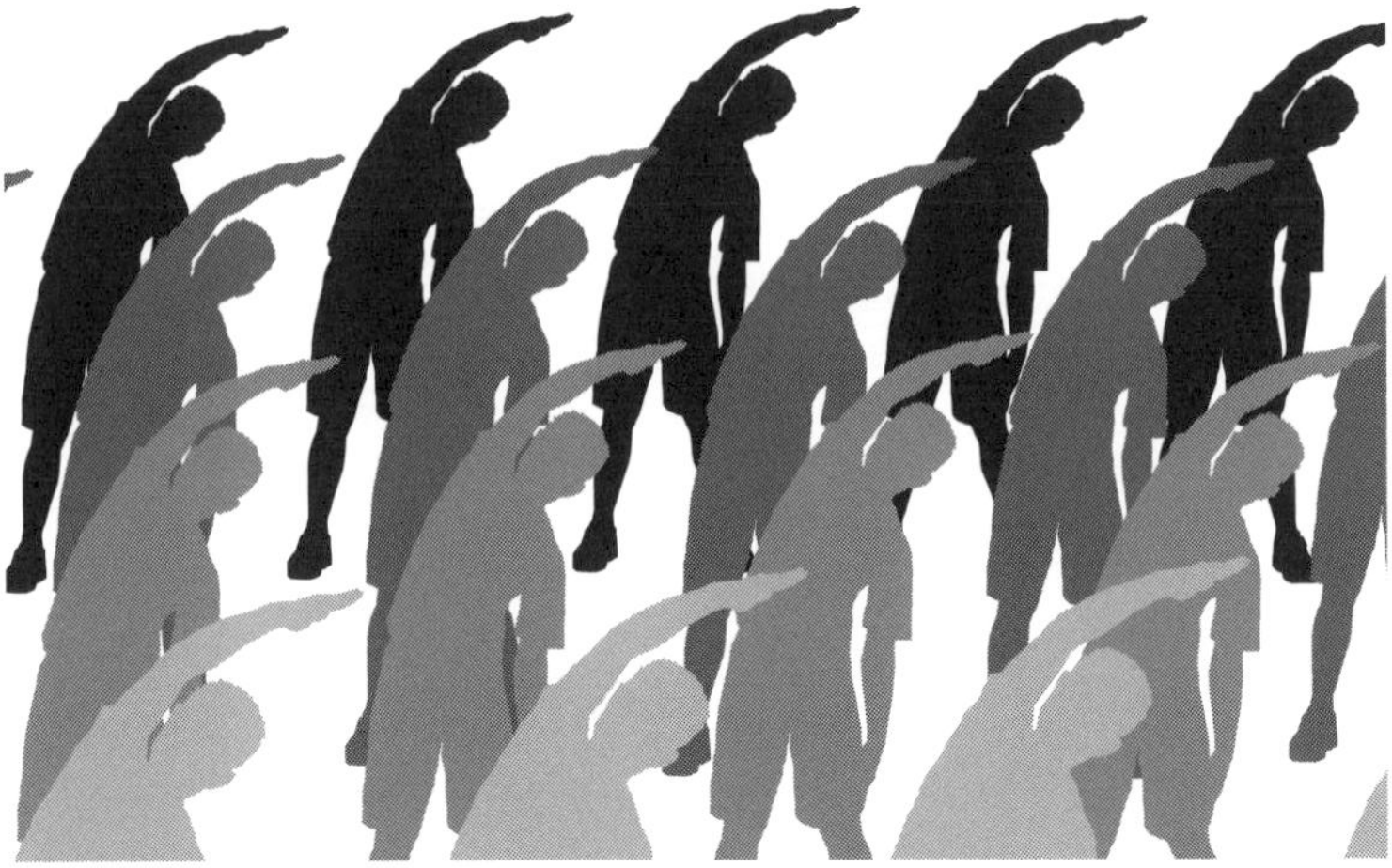

いました。そこに、怪我の功名があってまとまりました。

インド人にとってヨガは生き方です。ベジタリアン食や呼吸法やリラックスを実践しています。ポーズや瞑想に関しては、狭い家ではできないので、わずかながら公園で行なうサークルが散見されます。インド人に聞くとポーズや瞑想を実践している人は3割だといいます。地味な数字ですが世界最古の健康技術は確実に継承されています。

一方、日本は、歴史の浅いアメリカ製のラジオ体操を国がサポートしつつおもに高齢者が守り伝えていますが、世界最古の体操であるヨガは浸透しているとはいえません。日本は、同盟国アメリカを信奉し、メトロポリタン生命保険会社により健康増進・衛生思想の啓蒙を図る目的で考案された体操を改良し、１９２８年10月29日に「国民保健体操」の名称で発表、全国放送は翌１９２９年２月11日から実施されています。

日本は健康も憲法でさえも同盟国から輸入してきたと言えます。インド発祥のヨガもアメリカ経由で入ってきています。しかしヨガに関する限り、アメリカから入ってきたのは幸いでした。それはインド人の庶民が実践しているヨガに近いからです。

それ以前に、山に入って古いヨガをインドから導入した日本人がいたのです。そして宗教をも引きずってしまいました。それさえなく、インドの庶民に耳を傾けていれば、今頃、多くの方が公園でヨガをやっていたと思うのです。

今からでも、もしラジオ体操の時間を「世界最古のみんなの体操」の時間に充てたら、若い就労世代も参加して社会が活性化すると思うのです。

そのためにはまず医療としてのヨガの側面を知っていただく必要がありました。そういう意味で『脳のヨガ』の出版は、インド人の庶民が言うエクササイズの普及に至るためのひとつのマイルストーンだったのです。

❸ 国際ヨガデー

インドの首相がインド発祥のヨガをアピールする狙いで企画した国際ヨガデーが国連で承認され、ヨガは最古にして医療効果の高い〝みんなの体操〟になったのです。

２０１５年6月21日に第一回目の国際ヨガデーが開催されました。世界中のヨガ愛好家2億人が参加して世界各国で同時にヨガを行ないました。パリではエッフェル塔の周辺で、ニューヨークではタイムズスクエアの路上で、インド海軍の部隊は地中海、大西洋、南インド洋の3洋上でも参加し、ヒマラヤ山脈の氷河の上でも、インドのイニシアチブでヨガの祭典が開催されました。

ニューヨーク市民は雨の中、傘を差しながらインドの朝と同時刻の夜に行なうという徹底ぶりでした。

世界はヨガに湧きました。私はその日、インドにいました。ソウルやバンコックや北京のニュースは報道されましたが、日本から世界に発信されるようなユニークなイベントや国をあげての祭典がなかったことが印象的でした。日本人はヨガに関して言えば「ノリが悪い」と、残念に思ったものです。

ところが、ちょうどその時期、日本国は遅ればせながら、控えめではありますがヨガに注目し、厚生労働省はヨガを統合医療に指定するべく研究をしていたのです。非常に画期的な議論と研究がなされていたのです。ヨガはスピリチュアルな存在ではないことを厚生労働省は証明して見せました。日本においてもヨガは宗教から脱して、やっと「世界最古のみんなの体操」になりました。

世界を俯瞰するとグーグル社やアップル社などの大企業は創造脳を育むヨガを社内研修に取り入れ、ヨガは現代の教養になり、それを知る人は日本でもすでにヨガに取り組んでいます。ヨガは社会に惑わされないための現代の教養になった感があります。

このようにして大企業は人工知能AIの開発を進めていますが、移民が増え犯罪も増えている社会で、AIを真っ先に取り入れるのは組織的犯罪集団です。これに対抗するすべを持たなければいけません。

「世界最古のみんなの体操」を実践し、脳力を強化することが必要な時代になります。男性は体が固い人が多いのですが、固い人ほど効果が出ますので、クリニックヨガ体操をベースとした本書のムドラを使ったMC体操や、ラジオ体操のムドラ体操版としてのM3体操に取り組んでいただきたいと思います。

④ 中世チベットの〝みんなの体操〟

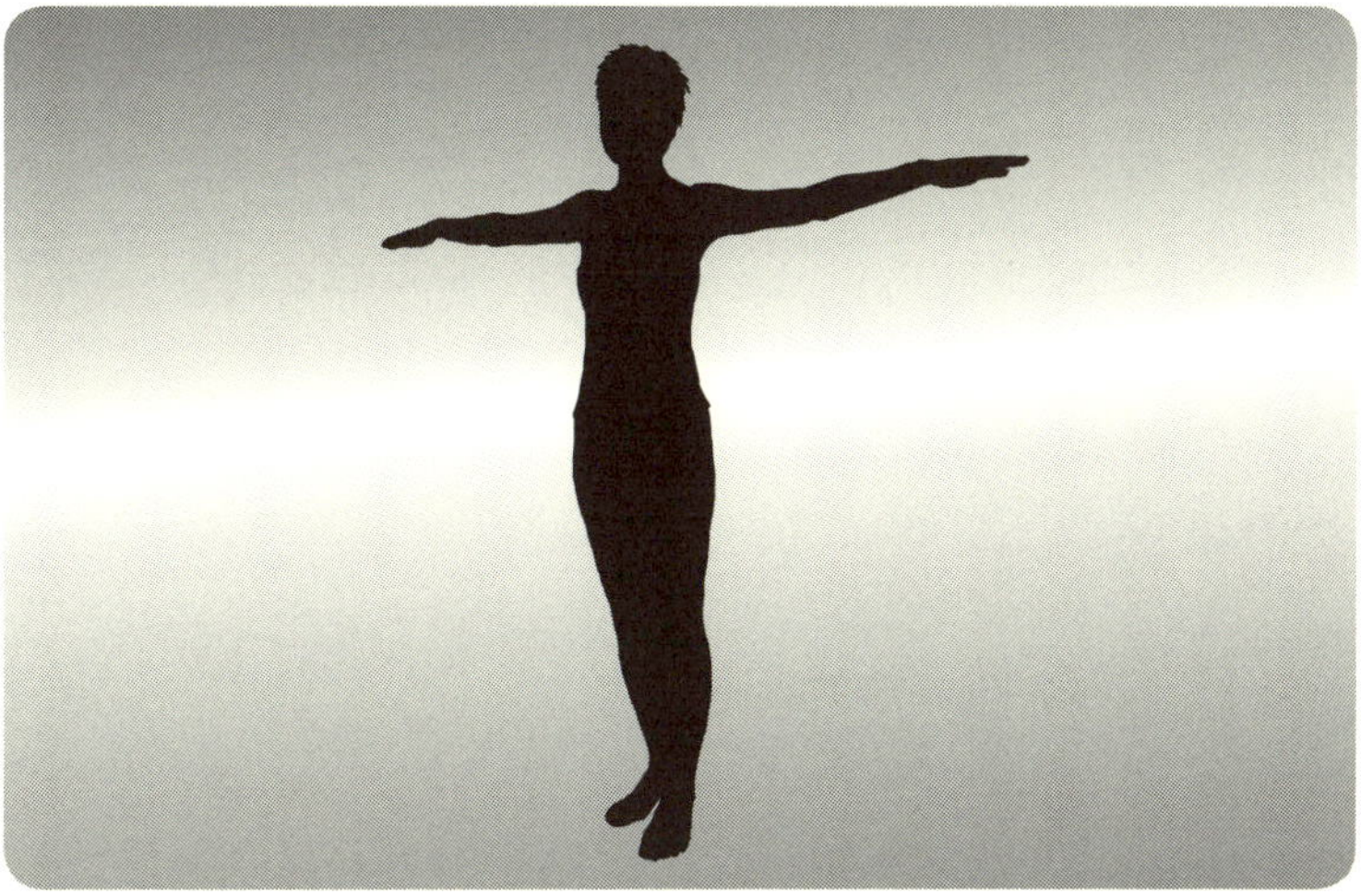

7世紀ごろ、インドからチベットに仏教（後期密教）が伝来したとき、儀式の一部としてヨガも同時に入ったことが、「チベット体操」に見ることができます。

「チベット体操」の特徴は、チャクラに回転を与えてからヨガのポーズを行なう事です。最初、手を広げて立ち、ぐるぐる回って、目が回ったら横になってヨガ体操をするだけの事です。そのヨガ体操たるや誰でもできる簡単なものでした。ですから当時、この体操は修行者のためではなく、〝みんなの体操〟だったと考えられます。

「チベット体操」を日本に紹介した本は翻訳版です。若返りをうたい文句にしていましたからずいぶん注目されました。その中に西洋人の口コミも書いてあって、大方彼らには効果があって、劇的に若返ったように書いています。

日本人もサイトでおびただしい数の口コミを書いています。だいたいが「よく眠れるようになった」というヨガ体操効果を書いています。日本人には若返り効果はあまりなかったようです。

日本人には効果がなくて西洋人には効果があった事……なぜでしょうか。

最初の回転体操はロクロを回しているようなもので、大きくて重いほど遠心力/向心力も大きく作用します。遠心力/向心力は加速度とモノの質量に比例します。からだの重い人はゆっくり回っても遠心力/向心力は大きいということです。これがチャクラ（エネルギーセンター、脳神経の束である脊髄の周辺に発達する神経叢に一致する）に作用しますから、脳神経によって体の器官がよくコントロールされ、器官がよく機能するようになり、アメリカ人やドイツ人は劇的な変化があったのかもしれません。チャクラに作用する力が西洋人では大きく、日本人では小さい、その差が効果の差として表れている可能性があります。

私も実践してみました。私は3か月間継続した結果、翻訳本ゆえに十分に書ききっていなかったのではないか、というのが私の感想です。そして発見がありました。あれは会陰を収縮させながら行なうべき体操だと思いました。著者が書かなかったのか、知らなかったのか、あるいは翻訳できなかったのか、のいずれだと思いますが、この、会陰の事はあまり伝わっていません。「チベット体操」は会陰を収縮しながら行なうと効果的です。

ただ、回転運動を何度もやると足首関節に負担がかかり関節を痛めます。私は、効き足のくるぶしが痛くなってやめました。回転のし過ぎには要注意です。注意を求める体操は完成度が低いと言わざるを得ませんので、私としては「チベット体操」はおすすめしません。

ひとつだけ、「チベット体操」の一つを少しアレンジした体操をご紹介します。全身のストレッチに非常に効果的ですからやる価値があります。

座位前屈と橋のポーズのリズム体操

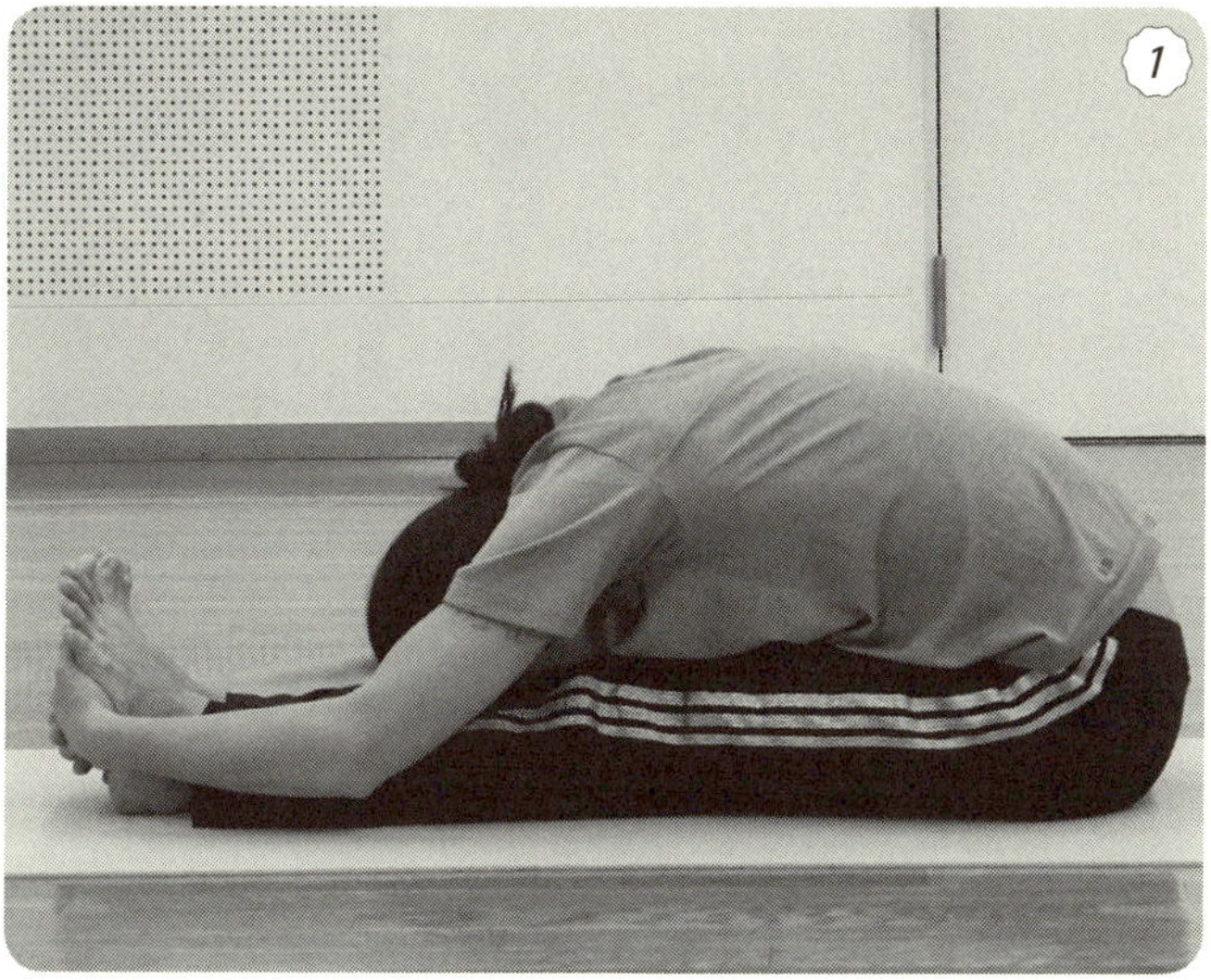

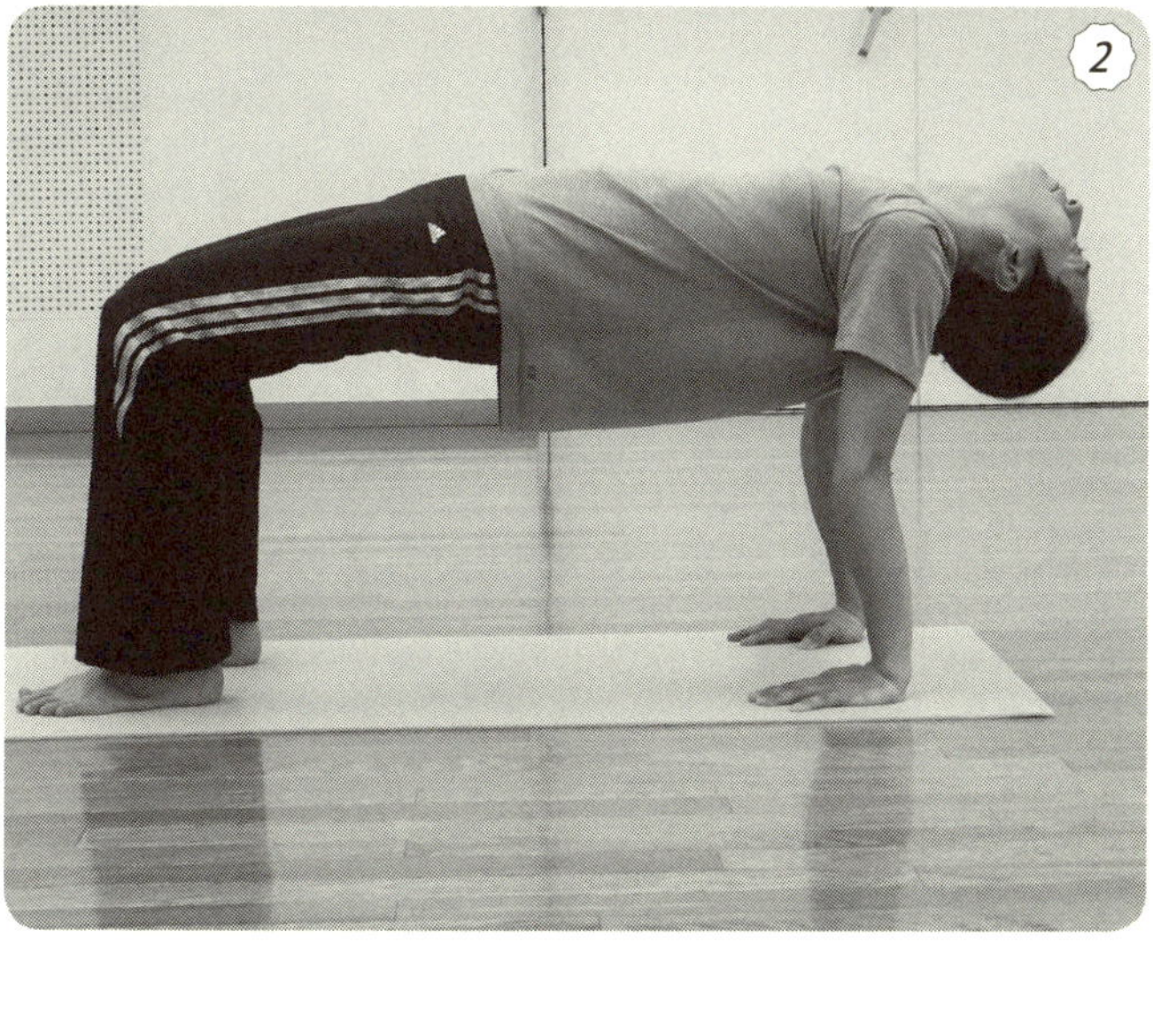

「チベット体操」の一つをアレンジした体操法。座った姿勢で前屈～腰を上げて反る（橋のポーズ）～という動きを繰り返す事によって全身のストレッチになる。このように動きが逆の関係にあるものを〝カウンターポーズの関係にある〟といい、正しい姿勢を体が思い出してくれる効果がある。

この頃のインドのヨガは性を昇華させてパワーを得るために性力にこだわった時代です。つまり「性」と「チャクラ」に深く踏み込んだヨガが実践されていました。「チベット体操」でポーズのことを「儀式」と呼んでいるように、後期密教の儀式そのものなのではないでしょうか。

「チベット体操」で若くなるという論理は、後期密教の特徴である性のチャクラのパワーに由来しています。性のパワーは非常に大きいものですからその処理に困ったり、それを昇華して大成功している人がいます。性のパワーをうまく活用すれば若さを保つこともできるでしょう。それは、色気があればいつまでも若く美しくいられる、ということに通じます。

シャクティという言葉があります。意味は「パワー」「エネルギー」「能力」「想像力」「潜在的な力」「性力」の意味です。シャクティを得るために座って息を吐いた時や吸った後に息を止めた時、会陰を収縮させるのです。

シャクティを高めるのが「チベット体操」です。人は輝きを増し若返るという謳い文句から「チベット体操」を行なう人が多かったのですが、「チベット体操は会陰に着目したヨガだ」と私は考えました。

性のチャクラはへその下にあるチャクラです。会陰の少し上です。会陰は意識して収縮できますが性のチャクラは意識できません。会陰がある仙骨神経叢と性のチャクラがある下腹部神経叢は近接していて神経でつながっていますから会陰を収縮させることで性のチャクラも刺激すると考えられます。

そこで、第1章で「会陰センター的生活で姿勢が良くなる」という項を書いた次第です。若返ったらうれしいですね。私は「いつまでも若い」と言われますが、会陰体操をしているからでしょうか。

コラム＊

モーツァルトの不幸

クンダリーニ・ヨガというものがあります。クンダとは深い穴という意味です。井戸の底（会陰、ベースチャクラ）に眠る大蛇が起き上がり奇跡を起こすのです。チャクラは各種修行によって活性化されます。生涯をかけて7つのチャクラを開き気の通りを良くすると、大蛇は頭頂のクラウンチャクラを押し開けて解脱に至るという解脱のモデルです。

性欲を昇華させたものがクンダリーニなので、性のコントロールが初期段階の修行です。クンダリーニが脳に到達し、覚醒すると、果てしない「イマジネーション」の拡大がもたらされるといわれます。

我々凡人はおそらく脳の5パーセントも使っていないと思われますが、クンダリーニに到達した時には脳が活性化し、使われる領域が広がり、天才の期待がかかるでしょう。恐らくモーツァルトは、クンダリーニを持って生まれた方なのでしょう。

大勢の修行者がクンダリーニを獲得するために苦行をしていますが、今世紀でそれに到達する人はせいぜい一人だと言われています。教室でクンダリーニ・ヨガを教えますが、クラスでやる意味は単なるデモでしかありません。

仮にクンダリーニを得たとしましょう。脳は体の器官でもっとも耐用年数が長いので持ちこたえるのですが、クンダリーニを頂いた日には耐用年数が短い心臓が持たないのではないかと推察します。モーツァルトは溢れる創造力に身体がついて行けず早逝だったと考えられます。

すべては心身のバランスが重要だということです。

お・わ・り・に（ムドラの歴史）

ムドラ発祥の国、インドは経済的にフランスとイギリスを抜き世界第5位に躍り出ようとしています。ドイツと日本を抜くのも時間の問題かもしれません。というのも、インドは人類の経済史始まって以来14世紀もの長期に渡って経済大国トップを維持したこと、その後も、19世紀初頭までインドと中国の二国だけで世界の富の50％以上を産生してきました。ですから潜在能力が高い国なのです。そういう大国の歴史から来る懐の広さや余裕や愛の深さは世界を変える力があるからです。

文化は購買力で決まります。かつてパリが文化の中心として芸術を育みました。その後、中心はニューヨークに移り、先進的な文化、世界の経済をけん引しています。そして、ぐっと古代に戻ると、文化の中心はインドでした。そして18世紀までのインドの時代、その購買力はいろんな文化を発展させました。舞踏やヨガや宗教儀式における心身をコントロールするためのテクニック「ムドラ」もそのひとつです。

インドは偉大な国だったため、イスラム文化が入り込み新たな文化を築くために財を浪費しました。さらに、あざとい西洋の小国に狙われました。イギリスがインドを搾取して産業革命で大量生産された物資をインドで売り、国力が疲弊しただけではなく伝統工芸や伝統医療が衰退し、インドの古典舞踊でさえ「わいせつ」とされ上演を禁止され、ムドラも消えました。そして、独立運動が始まるのです。

次の年表をご覧ください。座禅や踊りのムドラが4千年前に発生し、ブッダが精神修行や祈りに活用しました。以来、宗教儀式に取り入れられました。また、ヨガ体操のムドラは名前こそ残っていま

インド史におけるムドラの歴史

※『運動表現の民族的特性に関する研究Ⅲインド古典舞踊の様式と技術』（山田敦子、三好智子、本田郁子）を元に追記

経済大国時代のインド一般史		ムドラ史
B.C.2000	インダス文明:座禅の印章 踊り子の印章	座禅のムドラ、踊りのムドラ発明
1500		
	アーリア人侵入	
1000		（ヨガやムドラの発展）
500	カースト社会の成立 前563年ブッダ誕生 アレキサンダー大王西インドに侵入	ブッダの修行、座禅のムドラ 古典舞踊カタカリ発生 踊りのムドラの発展
0		
A.D. 200		
400		
600	後期仏教（密教）	
800	イスラム西北インド侵入	宗教儀式におけるムドラの発達 （ムドラが宗教儀式に埋没）
1000		
1200		
1400	イスラム北インドを支配 （経済衰退傾向）	
1600	英国東インド会社設立 （経済衰退に加速）	
		2009年筆者がムドラ体操を発掘 2015年第１回世界ヨガデー 2018年本書でムドラが主役になる

せんが、楽に体操を行なう技術として細々と伝承されたと考えられます。

２００９年著者は南インド・ハイデラバードに在住していました。五十肩の治療のために訪れたクリニックで、ムドラを使ったヨガ体操を先生が指導していたのです。これが庶民に伝承されたヨガ体操でした。

そしてインド国は国連の賛同を得て２０１５年に世界中の2億人が同時にヨガを行なうヨガの祭典を企画し、ヨガが〝世界最古のみんなの体操〟になったのです。

２０１７年、著者は怪我をしたため完全なムドラをできなくなった結果、不完全なムドラでは体が安定しないことを発見するに至り、ムドラの重要性を知る事となりました。これまでの歴史で文化の縁の下の力持ちだったムドラを発掘し、光を当てて主役にしようという企画が生まれ、本書が誕生したのです。

そして私は研究のために昼寝をする時もムドラを組みます。

スリー・チャクラバルティ女史によると、ムドラを45分やると、体を温め免疫力を上げるという事です。散歩しながらでも、テレビを見ている間、散髪をしてもらっている間、歯の治療をしてもらっている間にでもやり、その合計45分で効果が上がるということです。座禅も45分くらいです。それは線香が燃え尽きるまでの時間です。

瞑想のムドラの効果はよく知られています。ムドラによって姿勢を正して身体を安定させ、眠気を

チン・ムドラ

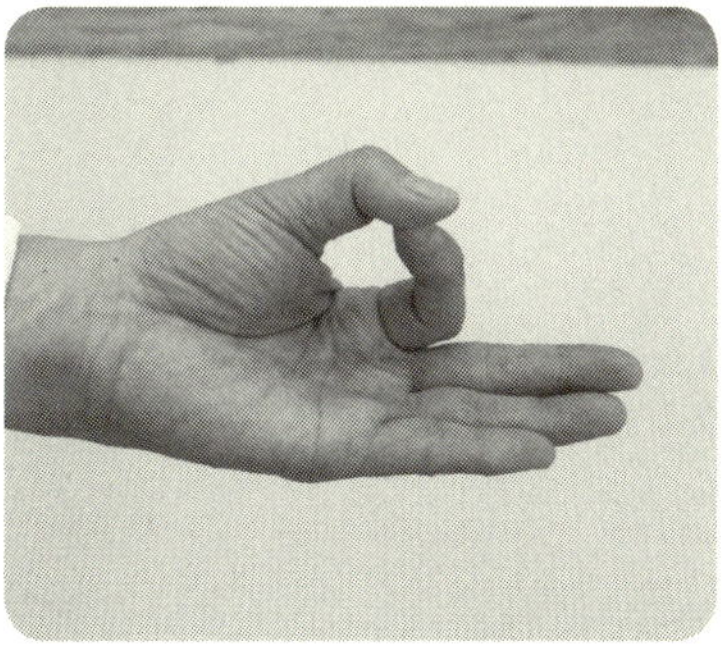

スリヤ・ムドラ

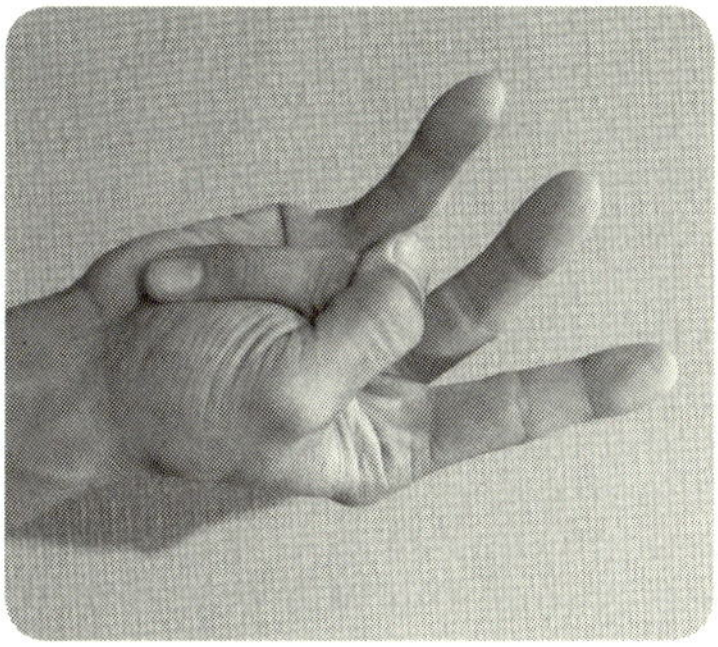

取り、手指の形とピラミッド形の座った形が気のエネルギーの流れを良くします。結果として体は温かくなり、脳は覚醒するわけです。

実のところ、忙しい毎日の中で瞑想を45分やるのは困難です。親指と人差し指の先端を軽く触れてチン・ムドラを組んで横になることはできます。

つまり、散歩も昼寝もヨガになるのです。

昼寝の時に使えるのは簡単なムドラです。写真のチン・ムドラをお薦めします。

チンムドラ（禅のムドラ）：親指と人差し指の腹を軽く触れる。大脳の血行を良くし、不眠症にも効果がある。

そして目覚めのムドラはスリヤ・ムドラです。

運転中に眠くなったら信号待ちでスリヤ・ムドラをお試しあれ。

類家俊明

２０１８年６月

参考文献

1) "Asana Pranayama Mudra Bandha（通称オレンジブック / ヨガのバイブル）" Swami Satyananda Saraswami 著（HarperCollins UK）
2)『脳のヨガ』類家俊明（BAB ジャパン 2017）
3)『聖なる旅路』スリー・チャクラバルティ（ＰＨＰ研究所、1995）
4) "Therapeutic Yoga(医療ヨガ)" 外科医 J.T.Fhah 著（Vakils Feffer & Simons Ltd）
5)『インドの力 おとぎの国脳』類家俊明（文藝書房）
6)『運動表現の民族的特性に関する研究 III インド古典舞踊の様式と技術』松本千代栄、山田敦子、三好智子、本田郁子
7)『現代人のためのヨーガ・スートラ』グレゴール・メーレ（ガイアブックス）

モデルプロフィール

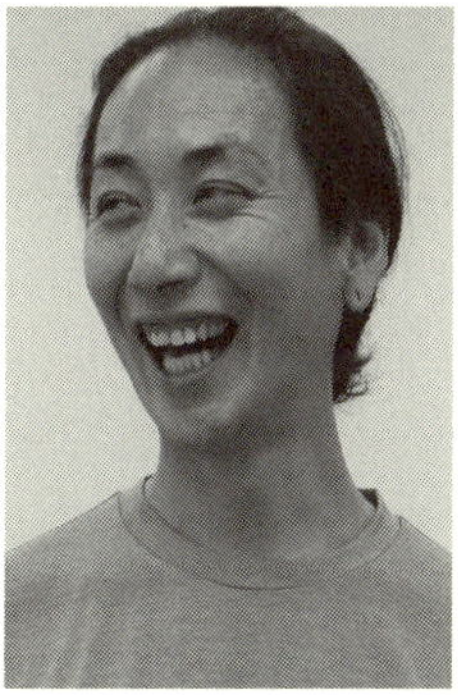

星 祐介（ほし ゆうすけ）

インドリシケシュヨガ教師福利協会登録ヨガ教師。ディジュリドゥ奏者、パーカッショニスト、ヨギー、演奏家。1981年、千葉県生まれ。イベントミュージシャンとして世界の音楽フェスティバルに出演。音楽とヨガによる「星ヨガ」を提唱し、星ヨガクラスと音楽生演奏ライブを精力的に活動している。

著者プロフィール

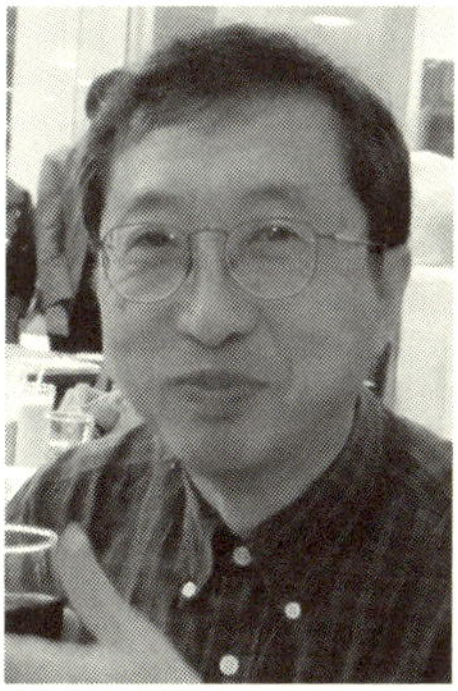

類家 俊明（るいけ としあき）

1954年青森県生まれ。中学生の頃よりヨガを学び始める。2003年にインドに渡り、インド政府との契約のもと、水不足と環境問題の改善事業に13年間取り組む。その間、南インドで医療ヨガ、北インドでハタヨガを学び、リシケシュ・ヨガ教師福利協会にヨガ教師登録される。著書：『インドの力 おとぎの国脳ー仕事も子育ても義務や責任でやるな』（文藝書房）、『ガンになったらヨガの呼吸法に挑戦』『ヨガの解剖新書』（Kindle）、『脳のヨガ』（BABジャパン）。

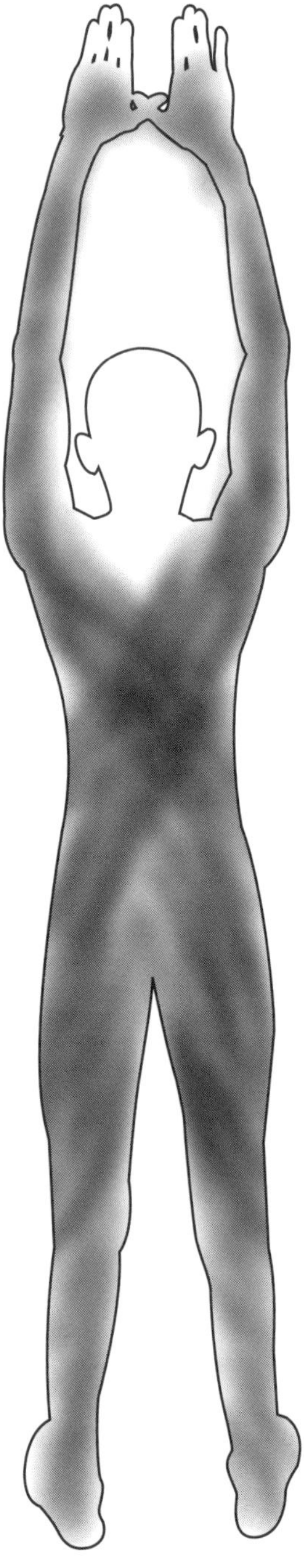

BOOK Collection

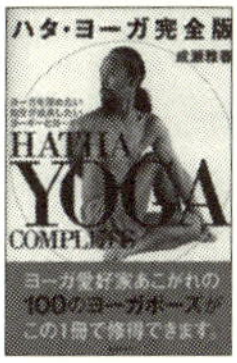

ヨーギーとヨーギニーのための

ハタ・ヨーガ完全版

ヨーガ愛好家あこがれの100のヨーガポーズがこの1冊で修得できます!! ハタ・ヨーガは「身体の操作」によって解脱を目指す、ヨーガ流派のひとつです。その特徴は「積極的な実践法」にあります。長い修行の伝統の中で生まれてきたさまざまなアーサナ（ポーズ）は、瞑想に頼らず自分から解脱に至ろうとするハタ・ヨーガの強さを象徴しています。

●成瀬雅春 著　●B5判　●240頁　●本体2,000円+税

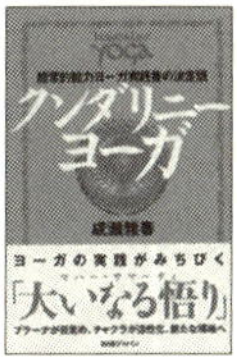

超常的能力ヨーガ実践書の決定版

クンダリニーヨーガ

先の見えない不安定な世の中に生きる私たちにとって、今もっとも必要なのは、身体と精神が一体であることを意識し、実感して、自己の安定をはかることではないでしょうか。本書では、具体的なヨーガ技法を丁寧に解説し、最終的には、生命の根元的エネルギーが人体内で超常的能力として活性化する「クンダリニー（エネルギー）の覚醒」を目指します。

●成瀬雅春 著　●四六判　●288頁　●本体2,000円+税

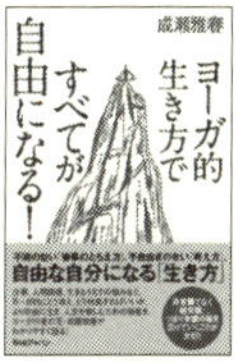

ヨーガ行者・成瀬雅春が教える「超常識」学！

ヨーガ的生き方ですべてが自由になる!

不満のない「物事のとらえ方」、不自由さのない「考え方」、自由な自分になる「生き方」。非常識でなく「超常識」、つまり常識の幅を広げていくことが大切! 仕事、人間関係、生きるうえでの悩みなど、ヨーガ的にどう考え、どう対処すればいいか、より自由に生き、人生を愉しむための極意を、ヨーガ行者の王・成瀬雅春がわかりやすく語る!

●成瀬雅春 著　●四六判　●180頁　●本体1,400円+税

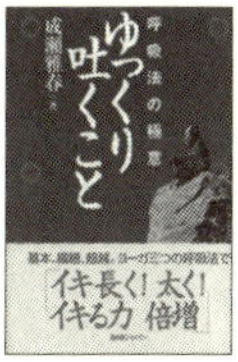

呼吸法の極意

ゆっくり吐くこと

人は生まれてから「吐く、吸う」を繰り返している。それを意識することは宝を手に入れたようなもの。身体は疲れにくくなり集中力が高まり活力がみなぎるという。ヨーガという枠にとどまらず、あらゆる分野に取り入れられる呼吸法。本書は初級、中級、上級のテクニックをレベル別に解説する。ヨーガ教典を越えた秘伝が今ここに。高樹沙耶さんとの特別を対談収録。

●成瀬雅春 著　●四六判　●281頁　●本体1,600円+税

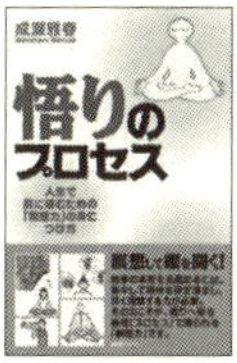

人生で前に進むための「瞑想力」の身に付け方

悟りのプロセス

いかに「悟り」へと到達するのか? 実践的な立場から、そのプロセスを解き明かす! 瞑想は、社会人にとって「必須」といっても言い過ぎではないぐらい大切な技能です。そして、悟りへ向かうプロセスの中で身につく瞑想力（集中力、精神力、判断力、洞察力）は、人生で悩んだり、壁に阻まれたりしたときに、飛躍的に前進させる助けになり、人生を楽しく豊かなものにしてくれることは間違いありません。

●成瀬雅春 著　●四六判　●192頁　●本体1,600円+税

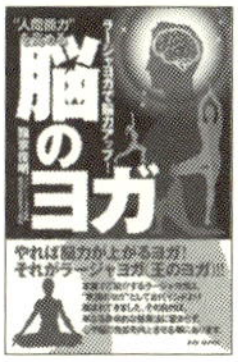

“人間能力”を高める **脳のヨガ**

～ラージャヨガで脳力アップ！～

元来ヨガの指導は、ポーズの形を細かく指示したりしませんでした。それは、手本を“真似よう”とするだけで効果があるものだからです。体が固い人ほど効果が出やすいとも言われます。本書でご紹介するラージャヨガは、“究極のヨガ”として古代インドより尊ばれてきました。その目的は、単なる身体的な健康法に留まらず、心や脳の性能を向上させる事にあります。イラストポーズを真似するだけで、誰でも簡単に効果が現れる本です。

●類家俊明 著　●四六判　●208頁　●本体1,600円+税

BOOK Collection

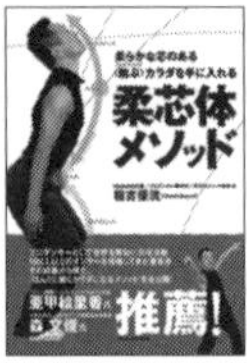

柔らかな芯のある〈跳ぶ〉カラダを手に入れる

柔芯体メソッド

「中心点」「表と裏のストレッチ」を意識して動くことで、自然にカラダのなかに生まれて、滑らかで、いつでも跳べるチカラのもととなる柔らかな芯〈柔芯〉を感じる方法をご紹介!プロダンサーとして世界を舞台に 30 年活動、5000 人以上のダンサーを指導してきた著者が、その体験から得た「ほんとに動くカラダになるメソッド」を全公開!

●稲吉優流 著　●四六判　● 212 頁　●本体 1,400 円+税

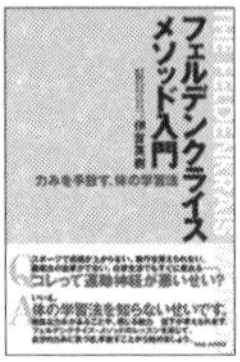

力みを手放す、 体の学習法

フェルデンクライス・メソッド入門

無駄な力みや、感じる能力の低下に気づき、手放すことから始める体の学習法。フェルデンクライス・メソッドは、人間の学習能力の仕組みに着目した「体の学習法」。独自のレッスンを通して、無駄に力んだ体や効率の悪い動作に気付き、無駄な力を使わない、効率の良い動作を学びます。本書では、フェルデンクライス・メソッドの基礎的な考え方から実践法について、初心者にも分かりやすく解説。体験レッスンも用意しました。

●伊賀英樹 著　●四六判　●187頁　●本体1,500円+税

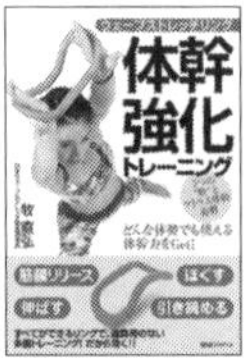

ウェーブストレッチリング

体幹強化トレーニング

～どんな体勢でも使える体幹力を Get ！～

筋膜リリース、伸ばす、ほぐす、引き締める、すべてができるリングで、過負荷のない多面トレーニングだから効く!! ウェーブストレッチリングだから手に入る、“アトラス体幹姿勢”とは?　口腔、胸腔、腹腔の“内圧力”を高めていく体幹強化の新システム誕生!

●牧直弘 著　●A5判　●160頁　●本体1,400円+税

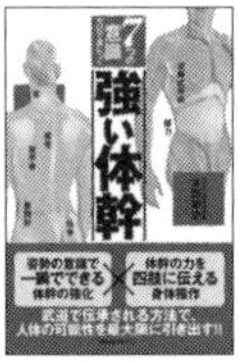

7 つの意識だけで身につく

強い体幹

武道で伝承される方法で、人体の可能性を最大限に引き出す!　姿勢の意識によって体幹を強くする武道で伝承される方法を紹介。姿勢の意識によって得られる体幹は、加齢で衰えない武道の達人の力を発揮します。野球、陸上、テニス、ゴルフ、水泳、空手、相撲、ダンス等すべてのスポーツに応用でき、健康な身体を維持するためにも役立ちます。

●吉田始史 著　●四六判　●184頁　●本体1,300円+税

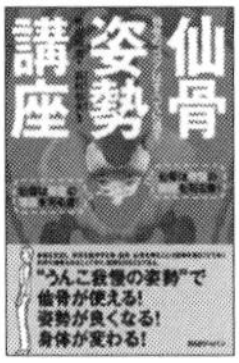

仙骨の「コツ」は全てに通ず

仙骨姿勢講座

“うんこ我慢”は、よい姿勢。骨盤の中心にあり、背骨を下から支える骨·仙骨は、まさに人体の要。これをいかに意識し、上手く使えるか。それが姿勢の良し悪しから身体の健康状態、さらには武道に必要な運動能力まで、己の能力を最大限に引き出すためのコツである。本書は武道家で医療従事者である著者が提唱する「運動基礎理論」から、仙骨を意識し、使いこなす方法を詳述。

●吉田始史 著　●四六判　●230頁　●本体1,400円+税

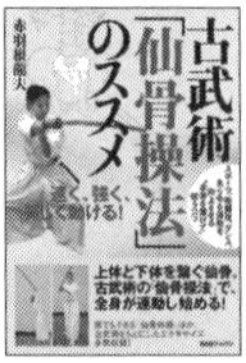

速く、 強く、 美しく動ける!

古武術「仙骨操法」のススメ

上体と下体を繋ぐ仙骨。古武術の「仙骨操法」で、全身が連動し始める!　あらゆる運動の正解はひとつ。それは「全身を繋げて使う」こと。古武術がひたすら追究してきたのは、人類本来の理想状態である“繋がった身体”を取り戻すことだった!スポーツ、格闘技、ダンス、あらゆる運動を向上させる“全身を繋げて”使うコツ、“古武術ボディ”を手に入れろ!　誰でもできる「仙骨体操」ほか、古武術をもとにしたエクササイズ多数収録!

●赤羽根龍夫 著　●A5判　●176頁　●本体1,600円+税

MAGAZINE Collection

武道・武術の秘伝に迫る本物を求める入門者、稽古者、研究者のための専門誌

月刊 秘伝

日本初の古流武術の魅力を探る専門誌。柔術、剣術、居合・武器術…現代武道のルーツである古流武術から合気武道・柔道・空手、さらに今話題の新しい格闘技、護身術を網羅して多角的に捉え独自の切り口で紹介していく。毎月14日発売(月刊誌)

A4 変形判　146 頁　本体 917 円＋税　定期購読料 11,880 円（送料・手数料サービス）

月刊『秘伝』オフィシャルサイト

古今東西の武道・武術・身体術理を追求する方のための総合情報サイト

WEB秘伝

秘伝　検索

http://webhiden.jp

武道・武術を始めたい方、上達したい方、そのための情報を知りたい方、健康になりたい、そして強くなりたい方など、身体文化を愛されるすべての方々の様々な要求に応えるコンテンツを随時更新していきます!!

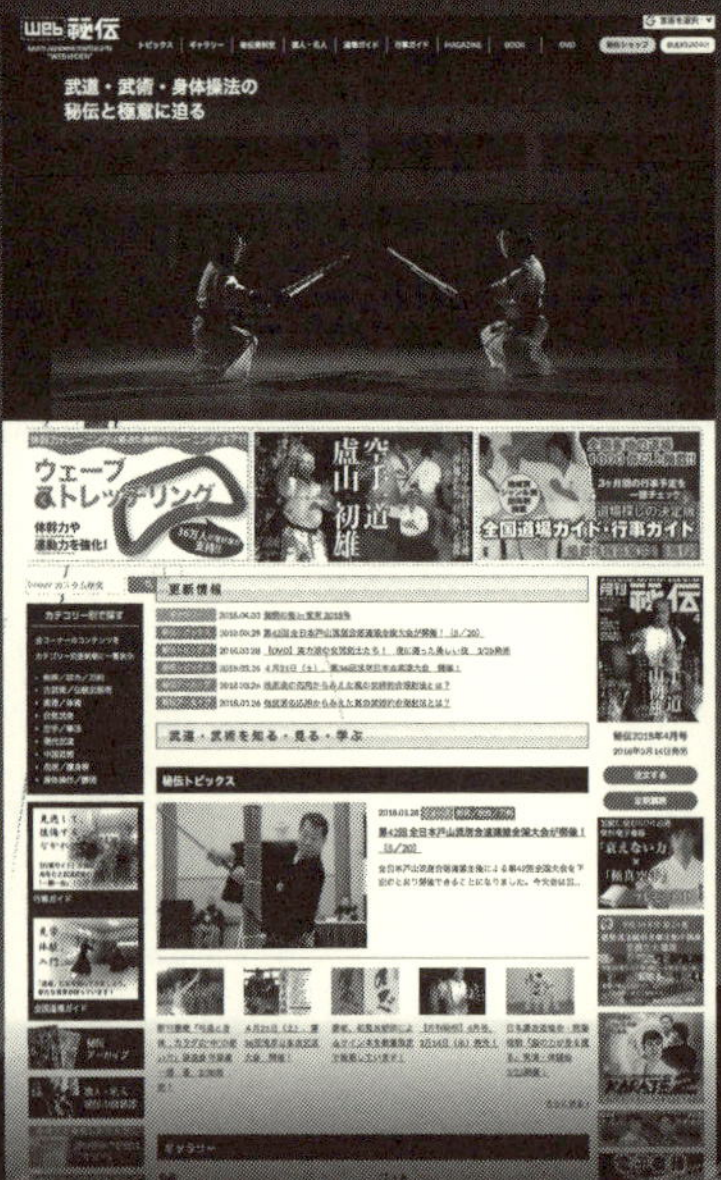

秘伝トピックス

WEB秘伝オリジナル記事、写真や動画も交えて武道武術をさらに探求するコーナー。

フォトギャラリー

月刊『秘伝』取材時に撮影した達人の瞬間を写真・動画で公開!

達人・名人・秘伝の師範たち

月刊『秘伝』を彩る達人・名人・秘伝の師範たちのプロフィールを紹介するコーナー。

秘伝アーカイブ

月刊『秘伝』バックナンバーの貴重な記事がWEBで復活。編集部おすすめ記事満載。

道場ガイド

情報募集中！カンタン登録！

全国700以上の道場から、地域別、カテゴリー別、団体別に検索!!

行事ガイド

情報募集中！カンタン登録！

全国津々浦々で開催されている演武会や大会、イベント、セミナー情報を紹介。